◇導入対話◇ による 医事法講義

佐藤　司　　田中圭二　　佐々木みさ
佐瀬一男　　転法輪慎治　　池田良彦

不磨書房

──────〔執筆分担〕──────────────────────

佐藤　司（亜細亜大学教授）　　　　　　第1章，第2章4（4.4），
　　　　　　　　　　　　　　　　　　　第3章5，第5章5

田中　圭二（香川大学教授）　　　　　　第2章1・2・4（4.1〜4.3,
　　　　　　　　　　　　　　　　　　　4.5），第3章3，第6章2

佐々木　みさ（前大蔵省印刷局東京病院看護婦）　第2章3，第3章1・2・4

佐瀬　一男（創価大学教授）　　　　　　第4章

転法輪　慎治（順天堂医療短期大学講師）　第5章1〜4

池田　良彦（東海大学文明研究所教授）　第6章1・3〜5

　　　　　　　　　　　　　　　　　──────〔執筆順〕──────

はしがき

　医事法は新しい法律の分野である。医学と法律学の学際的領域に生まれた嬰児である。患者と医師・保健婦・助産婦・看護婦・薬剤師・臨床検査技師，理学療法士・救急救命士，はり，きゅう師，マッサージ・指圧師とのかかわりをすべて対象としている。医事法学会がわが国に設立されたのは1969年である。やっと30余年の歳月が経過したところである。

　その間，新しい時代に向けての患者と医師との関係に思いもよらないことが頻出してきた。医療事故の多発，エイズ血清事故，医薬品の（サリドマイド，スモン，HIV 感染のような）副作用による患者の大量発生，『医療法』の改正，『臓器移植法』をめぐる脳死論争。末期医療のあり方。安楽死事件。尊厳死。薬害ヤコブ病などが，一大社会問題にまで発展した。

　一方，老齢化社会は介護保険法による対応を迫られ，世界の新しい医学の潮流はわが国の『精神保健福祉法』の改正を促し，患者と医師との新たな関係，インフォームド・コンセント（説明と同意）が，必要な権利と義務となってきた。

　また医師と看護婦には医事法に関する法的知識の必要性はますます要求されてきているが，医学部教育や看護婦養成機関としての学部・短大教育のカリキュラムに対応でき，水準をおとさず，わかりやすい標準となる教科書が少ない。

　そこで，「読みやすく」「わかりやすく」をモットーにした「導入対話シリーズ」の企画に賛同し，執筆者一同，心をこめて書き上げたのが本書である。本書は，医事法の最新の「海図」と「灯台」の使命をはたしているつもりである。医事法という海に出航される読者は，自分のコンパスで「海図」を計算し，「灯台」で難所をさけて，安全な航海をとげていただきたい。

　それでは読者諸君，ボン・ボェージ（Bon Voyage!）「安全なる航海を祈る」

　2001年（平成13年）1月

執筆者を代表して

佐　藤　　　司

本シリーズの特色

(1) 【導入対話】

学習の《入口》である導入部分に工夫をこらしました。

学習に入りやすい"導入対話"です。通常その項目で最初にいだくかもしれない「疑問」を先取りして、学ぶ者と教師との対話により、学習目標を明らかにしようとしています。いわば、《学習のポイント・予備知識》です。学習の入口となるものですから、必ずここから読み始めてください。

(2) 【基本講義】

基礎的・標準的な"基本講義"です。通常の講義で語られる《基礎的なツールを、スタンダード》に、条文の解釈を中心にしながら解説し、筆者の自説を「押し売り」することをできるだけ避けているはずです。この部分は必ず、『六法』の条文を参照しながら読んでください。授業では、講義を聞きながら、いわば《講義ノート》の役割をはたします。

(3) 【展開講義】

基本講義を抽象的に理解するだけでなく、実践的に・具体的にしかも現代的に《重要問題について展開》しています。基本講義を一通り理解し、より深い学習をしたい方は、これだけを抜き読みすることも一つの方法です。また、ゼミナールなどでの学習にも、使いやすく効果的です。

本シリーズでの学習方法

本シリーズの効果的な学習方法を提案してみましょう。

法律の勉強に限らず、どんな勉強でも、1回で分かることはないでしょう。最低2回以上は同じ本を読んで理解を深める必要があります。そこで、

① 1回目は、【導入対話】とそれに続く【基本講義】のみを読んでみる。

② 2回目は、【導入対話】→【基本講義】→【展開講義】と、全体を一通り読んでみてください。

《その際、できれば目次をコピーして、今自分がどのあたりを読んでいるかを確かめながら進むことも大切です。地図をたよりに、どこか知らない観光地に旅しているような気分になるでしょう。》

③ 3回目は、目次を見ながら、書かれてあった事柄が思い出せないところ、不確かなところをもう一度読んでみるといいでしょう。

このような順序をふまえながら、学習進度に応じて読み進むことにより、確かな実力を得ることができるように工夫されています。

〔参考文献〕

唄孝一『医事法学への歩み』岩波書店　1970年
飯田英男『医療過誤に関する研究』成文堂　1974年
穴田秀男『新編　医事法制学』　1975年
唄孝一＝宇都木伸也編『医事判例百選』有斐閣　1976年
野田寛『現代法律学全集　医事法』(上)(中)　青林書院　1978年，1988年
高木武『新診察室の法律』中央法規出版　1979年
高島学司＝磯崎辰五郎『医事・衛生法』(新版)　有斐閣　1979年
野村好弘『医療事故の民事判例』有斐閣　1979年
稲垣喬『医療過誤訴訟の理論』日本評論社　1985年
唄孝一編『医事法学叢書(3)』日本評論社　1986年
町野朔『患者の自己決定権と法』東京大学出版会　1986年
大野眞義＝中川淳『医療関係者法学』世界思想社　1986年
唄孝一『臓器移植と脳死の法的研究』岩波書店　1988年
厚生省・日本医師会編『末期医療のケア』　1989年
アルビン・エーザー，上田健二＝浅田和茂編訳『先端医療と刑法』成文堂　1990年
根本久編『医療過誤訴訟』(裁判実務大系17巻)　青林書院　1990年
大谷實『医療行為と法』(新版)　弘文社　1990年
立花隆＝NHK取材班・NHKスペシャル『脳死』日本放送協会　1991年
植木哲＝丸山英二『医事法の現代的諸相』信山社　1992年
植木哲＝山本隆司『世界の医事法』信山社　1992年
菅野耕毅＝高江洲義矩『医事法概論』医歯薬出版　1992年
中山研一＝泉正夫『医療事故の刑事判例』(2版)　成文堂　1993年
金川琢雄『現代医事法学』(改訂2版)　金原出版　1995年
大谷實『精神科医療の法と人権』弘文堂　1995年
大谷實『精神保健福祉法講義』成文堂　1996年
唄孝一＝宇都木伸也編『医療過誤判例百選』有斐閣〔第2版〕　1996年
勝野達喜監修『ナースのためのインフォームド・コンセント』廣川書店　1997年
立山龍彦『自己決定権と死ぬ権利』東海大学出版会　1998年
安全学研究会訳『Medical Accidents (医療事故)』ナカニシヤ出版　1998年

植木哲『医療の法律学』有斐閣　1998年
前田和彦『医事法講義』（全訂第4版）　信山社　1999年
塚本泰司『医療と法』尚学社　1999年
中谷瑾子『21世紀につなぐ生命と法と倫理』有斐閣　1999年
寺本松野＝村上國男＝水海正勝『自己決定を支える看護』日本看護協会出版会　2000年
加藤久雄『医事刑法入門』（2版）東京法令出版　2000年
川村治子編『事例から学ぶ医療事故防止』日本評論社　2000年
Deutsch, Arztrecht und Arzneimittelrecht, 1993, 2 Auf.
Klaus Ulsenheimer, Arztstrafrecht in der Praxis, 2 Auf., 1998.
Arztrecht, Zeitschrift für Rechts-und Vermögensfragen, 1999.
Deutsch, Medizinische Wochenschrift, 1999～2000.

目　次

はしがき
本シリーズの特色・学習方法

第1章　医事法の基礎
1　医事法とは ……………………………………………………………………3
　　◆ 導入対話 ◆
　　　1.1　医事法とは──総説 …………………………………………………4
　　　1.2　医師とは ………………………………………………………………4
2　患者・医師・医療従事者 ………………………………………………………9
　　◆ 導入対話 ◆
　　　2.1　患者の権利と義務 ……………………………………………………9
【展開講義　1】「患者の権利法」と薬害ヤコブ病 ……………………………12
　　　2.2　医師の権利と義務 ……………………………………………………13
　　　2.3　医療従事者(1)──看護婦・助産婦・保健婦 ………………………18
　　　2.4　医療従事者(2)──診療放射線技師・臨床検査技師・衛生検査技師・
　　　　　　　　　　　　理学療法士・臨床工学技士・救急救命士 …………19
【展開講義　2】アメリカの看護婦の業務権限 …………………………………21
3　診断行為・治療行為・看護行為 ……………………………………………22
　　◆ 導入対話 ◆
　　　3.1　診断行為とは──総説 ………………………………………………22
　　　3.2　診断行為の内容 ………………………………………………………23
　　　3.3　治療行為とは──総説 ………………………………………………27
【展開講義　3】「医事刑法」(Medical Criminal Law) とは何か ……………32
　　　3.4　看護行為とは──総説 ………………………………………………34
【展開講義　4】看護婦の看護事故と法的責任 …………………………………37
4　医療制度とは …………………………………………………………………39

◆ 導入対話 ◆
　　4.1　医療制度の概説——医療法 ……………………………………… *39*
　　4.2　社会保険医療制度 ………………………………………………… *41*
　　4.3　薬事保健制度——薬害問題と対策 ……………………………… *41*
　　4.4　老人介護医療——介護保険制度 ………………………………… *42*

第2章　医療プロダクション

1　医行為の概念 ……………………………………………………………… *46*
　◆ 導入対話 ◆
　　1.1　医　業 ……………………………………………………………… *47*
　　1.2　医行為にあたるとされた事例 …………………………………… *49*
　　1.3　医行為にはあたらないとされた事例 …………………………… *50*
　　1.4　絶対的医行為と相対的医行為 …………………………………… *50*
【展開講義　5】　医師は，「診療の補助」として，看護婦に静脈注射
　　　　　　　　をさせることができるか ……………………………… *51*
2　病院等の管理者の義務 ………………………………………………… *53*
　◆ 導入対話 ◆
　　2.1　病院の定義 ………………………………………………………… *55*
　　2.2　診療所の定義 ……………………………………………………… *57*
　　2.3　療養型病床群 ……………………………………………………… *57*
　　2.4　病院等の管理者 …………………………………………………… *57*
　　2.5　病院等の管理者の義務 …………………………………………… *58*
3　看護婦の看護行為 ……………………………………………………… *62*
　◆ 導入対話 ◆
　　3.1　看護婦の定義 ……………………………………………………… *63*
　　3.2　看護婦による診療の補助行為 …………………………………… *65*
【展開講義　6】　看護婦の法的責任の範囲 ……………………………… *66*
【展開講義　7】　病院現場における看護婦の注意義務 ……………… *67*
4　医療過誤 ………………………………………………………………… *69*
　◆ 導入対話 ◆

4.1　医療過誤問題序論 ……………………………………………… *70*
　　　4.2　看護婦による医療過誤 ………………………………………… *75*
　　◆ 導入対話 ◆
【展開講義　8】看護婦による「療養上の世話」の過誤 …………… *82*
　　　4.3　麻酔に関係する医療過誤 ……………………………………… *83*
　　◆ 導入対話 ◆
【展開講義　9】術後管理に関係する過誤 …………………………… *88*
　　　4.4　臨床工学技師による医療過誤 ………………………………… *91*
　　　4.5　医療過誤に対する刑事責任 …………………………………… *92*
　　◆ 導入対話 ◆
【展開講義　10】医師は，ベテラン看護婦の行為を信頼してもよいか … *99*

第3章　生殖医学

　1　出産・胎児の医療 ………………………………………………… *102*
　　◆ 導入対話 ◆
　　　1.1　胎児に与える薬害の問題点 …………………………………… *103*
　　　1.2　医学的胎児 ……………………………………………………… *103*
　　　1.3　胎児の薬物傷害に対する法的対応 …………………………… *108*
　2　生命の始期と法的保護 …………………………………………… *111*
　　◆ 導入対話 ◆
　　　2.1　生殖医学上の生命の始期 ……………………………………… *111*
　　　2.2　胎児の傷害（水俣病胎児） …………………………………… *116*
　3　母体保護法と人工妊娠中絶 ……………………………………… *117*
　　◆ 導入対話 ◆
【展開講義　11】「経済的理由」による中絶は，適正になされている
　　　　　　　　か ………………………………………………………… *123*
　4　体外受精（ドナーを含む）……………………………………… *125*
　　◆ 導入対話 ◆
　　　4.1　歴史的に体外受精をみる問題の所在 ………………………… *126*
　　　4.2　人工授精の種類 ………………………………………………… *126*

4.3　人工授精の危険性 …………………………………………… *128*
　5　外国における胚子保護法 ……………………………………………… *131*
　　◆ 導入対話 ◆
　　　5.1　ドイツにおける胚保護法 …………………………………… *132*
　　　5.2　イギリスにおけるHFE法 …………………………………… *134*
　　　5.3　フランスにおける人工生殖法 ……………………………… *135*
　　　5.4　スイス，オーストリアの胚子保護法 ……………………… *136*
　【展開講義　12】　フランス刑法における人の胚の保護 ……………………… *137*

第4章　患者の死亡

　1　死の判定と脳死説 ……………………………………………………… *139*
　　◆ 導入対話 ◆
　　　1.1　自然人の生命 ………………………………………………… *140*
　　　1.2　脳死とはなにか ……………………………………………… *141*
　　　1.3　全脳死，脳幹死，大脳死 …………………………………… *141*
　【展開講義　13】　脳死判定の基準 ……………………………………………… *142*
　　　1.4　除外例 ………………………………………………………… *144*
　【展開講義　14】　その他の判定 ………………………………………………… *145*
　【展開講義　15】　脳死判定の死亡時期 ………………………………………… *145*
　【展開講義　16】　法律上の問題点 ……………………………………………… *146*
　【展開講義　17】　脳死判定の信頼度 …………………………………………… *146*
　2　救急医療と脳死 ………………………………………………………… *147*
　　◆ 導入対話 ◆
　　　2.1　わが国の救急医療 …………………………………………… *148*
　　　2.2　救急医療とは ………………………………………………… *149*
　【展開講義　18】　臨床脳死 ……………………………………………………… *150*
　【展開講義　19】　脳死第1号〔高知赤十字病院〕 …………………………… *151*
　3　脳死と臓器移植法 ……………………………………………………… *153*
　　◆ 導入対話 ◆
　　　3.1　臓器移植法 …………………………………………………… *154*

3.2　臓器移植法の成立過程 …………………………………… *155*
　　　3.3　臓器移植法に反対する意見 ………………………………… *156*
　　　3.4　臓器移植法の問題点 …………………………………… *157*
　【展開講義　20】　病院の不手際 ………………………………… *160*
　【展開講義　21】　本人の承諾は必要か ………………………………… *161*
　4　移植治療 …………………………………………………………… *162*
　　◆　導入対話　◆
　　　4.1　日本の移植治療の歴史 …………………………………… *163*
　　　4.2　角膜腎臓移植法上の問題点 ………………………………… *164*
　【展開講義　22】　臓器移植法の下の検死 ……………………………… *165*
　【展開講義　23】　人権侵害の指摘 ………………………………… *167*
　【展開講義　24】　移植医療の今後の課題 ……………………………… *168*
　5　安楽死と尊厳死 ……………………………………………………… *169*
　　◆　導入対話　◆
　　　5.1　安楽死 ……………………………………………………… *170*
　【展開講義　25】　名古屋高裁の安楽死を認める6要件 ……………… *171*
　　　5.2　尊厳死（Death with dignity） …………………………… *174*
　【展開講義　26】　カレン事件 ……………………………………… *175*

第5章　患者と医師・介護士との対応

　1　患者のコモン・ウィルと自己決定 ……………………………… *179*
　　◆　導入対話　◆
　　　1.1　患者のコモン・ウィル ………………………………… *180*
　　　1.2　患者の自己決定権 ……………………………………… *182*
　　　1.3　ガン告知の問題 ………………………………………… *184*
　【展開講義　27】　死ぬ権利 ………………………………………… *186*
　2　インフォームド・コンセントとは ……………………………… *188*
　　◆　導入対話　◆
　　　2.1　インフォームド・コンセントの基礎概念 ………………… *189*
　　　2.2　医師の提供すべき情報の内容 ……………………………… *191*

  2.3 患者の同意 …………………………………………………… *193*
【展開講義　28】　医師の説明範囲の基準 ……………………………… *194*
【展開講義　29】　患者の同意能力の問題 ……………………………… *195*
 3 助産婦・看護婦の役割とインフォームド・コンセント ………… *197*
  ◆ 導入対話 ◆
  3.1 看護婦と患者の関係 ………………………………………… *197*
  3.2 インフォームド・コンセントにおける助産婦と看護婦の役割 …… *199*
【展開講義　30】　助産婦・看護婦のインフォームド・コンセント ……*202*
 4 医療行為と代諾 …………………………………………………… *204*
  ◆ 導入対話 ◆
  4.1 代　諾 ………………………………………………………… *205*
  4.2 エホバの証人による輸血拒否 ……………………………… *207*
【展開講義　31】　意思決定無能力者と医療契約者 …………………… *211*
 5 新生児の親子関係と法律上の問題 ……………………………… *212*
  ◆ 導入対話 ◆
  5.1 親子関係の確定 ……………………………………………… *213*
  5.2 嫡出性の認定 ………………………………………………… *214*
【展開講義　32】　外国の人工授精・体外受精の立法 ………………… *217*

第6章　精神医学と法的問題

 1 精神保健福祉法と患者 …………………………………………… *220*
  ◆ 導入対話 ◆
  1.1 精神医療法制の歴史 ………………………………………… *221*
  1.2 精神保健福祉法の制定 ……………………………………… *224*
【展開講義　33】　精神障害者の人権 …………………………………… *225*
 2 犯罪を犯した精神障害者の処遇 ………………………………… *227*
  ◆ 導入対話 ◆
  2.1 精神障害者と刑法 …………………………………………… *229*
  2.2 責任能力の判定 ……………………………………………… *230*
  2.3 精神障害犯罪者と精神保健福祉法 ………………………… *232*

【展開講義　34】　飲酒・酩酊犯罪者の問題 …………………………*234*
3　精神医療と患者の入院と社会復帰 …………………………………*236*
　◆ 導入対話 ◆
　　3.1　精神医療施設への入院とその手続 ………………………*237*
　　3.2　社会復帰 …………………………………………………………*239*
【展開講義　35】　インフォームド・コンセントと同意能力 ………*240*
4　薬物濫用者の処遇 ………………………………………………………*241*
　◆ 導入対話 ◆
　　4.1　規制対象薬物 ……………………………………………………*241*
　　4.2　麻薬及び向精神薬取締法と処遇 ………………………………*241*
　　4.3　覚せい剤取締法と処遇 …………………………………………*243*
5　エイズ患者と法的コントロール ……………………………………*243*
　◆ 導入対話 ◆
　　5.1　エイズ患者の実態 ………………………………………………*244*
　　5.2　エイズ感染行為と法的対応 ……………………………………*245*
【展開講義　36】　エイズ感染行為と刑法との関係 …………………*247*

事項索引…………………………………………………………………………*249*
判例索引…………………………………………………………………………*253*

導入対話による

医事法講義

第1章　医事法の基礎

1　医事法とは

─────── ◆　導入対話　◆ ───────

学生：医事法というのは，どんな法律なんですか。医師法とか看護婦に関する法をまとめたものですか。それとも医療行為を規定したものなのですか。医事法という言葉はあまり聞きませんが。

教師：それは，良い質問ですね。医事法は，新しい法分野ですから，聞きなれない言葉かも知れません。

　なにしろ，わが国で医事法学会が設立したのは，1969年でしたからね。医学部の一部で講義されていた程度でしたから，あまり知られていませんよ。

　医事法は，この医療関係者と患者との関係に，すべてかかわる法律です。大変広い法律の専門分野ということになります。しかも，最近の医学の進歩にともなって，医事法の領域はどんどん拡がっています。

学生：最近，新聞などで，医師が左手と右手を間違えて手術をした事件とか，点滴ミスで患者が死亡した事件で，民事事件として訴えられたとか，刑事事件で起訴されたとか報道されていますが，医事法と民法や刑法とは，どのように関係があるのですか。

教師：それは医療事故による法律上の責任の問題ですね。医療事故と，一言でいっても，内容が多岐に分かれていますしね。医師や看護婦の単純な人的ミスなのか，診断がまちがって死亡したのか，治療方法がまちがって死亡したのか，手術が失敗して死亡したのか，検査上の手法を誤って傷害を発生させたのか，注射薬の性質と患者の体質的素因によって副作用が生じて，死亡したのか，麻酔の静脈注射によるショック死なのかによって，法律上の責任が異なってきますよ。だから，医事法を知らないと大変なことになるんだよ。

学生：先生あまりおどかさないでくださいよ。医事法って，そんなに大切な法律の領域だったんですね。

1.1 医事法とは──総説

「**医事法**」とは，人（患者）が，医療行為を受け，健康を維持，増進するための法の総体（体系）をいう。これが，医事法の定義である。医事法は新しい法律分野として戦前の最初の本格的体系書といわれる山崎佐『医事法制学』(1920年)や『医事法制学の理論と実際』(1931年)の系譜に続くもので，野田寛『医事法』(上)(1978年,1988年)，そして，穴田秀男『新編医事法制学』(1975年)がある。医事法は，今日では「人が医療行為を受け，健康を維持，増進させるための法の総体（体系）をいう」ということにはなっているが，「医療」の概念が広く，予防医学，治療，診断，看護行為はもちろん，医療の当事者である医師，歯科医師，薬剤師，保健婦，助産婦，看護婦，理学療法士，作業療法士など免許を必要とする医療関係者だけでも，20種類を超える。そのうえ病院や診療所の医療施設や医療法人，保健所，薬事行政，食品衛生にまでかかわっており，先端医療技術（ハイテク・メジカル・テクノロジー）による諸々の問題も発生してきて，医事法の領域は拡がっている。人は出生の時から，死亡の時まで，医療の処置を受ける。人の生存中は病気のつど，医療行為の当事者（患者）である。したがって，「**患者と医療行為**」には，深いかかわりがある。現代の医療は，「**チーム医療**」または「組織医療」で患者の病気にあたる。その「医療関係者」の中心は，なんといっても「**医師**」で，医療の現場で重要な役割を果たしているので，資格が法定されている（医師2条）。その任務も，疾病の診断や治療およびその予防にとどまらず，公衆衛生の向上および増進に努めるという積極的かつ社会的使命が課せられている（同1条）。

医師は，臨床上の必要から，医学および公衆衛生に関して，医師として具有すべき知識および技能について，「**医師国家試験**」が行われる（同9条）。1993年（平成5年）の改定で，試験科目は，内科，外科，産婦人科，小児，公衆衛生の5科目と精神科，皮膚科，放射線科，整形外科，耳鼻咽喉科，泌尿器科，眼科の7科目の計12科である。後者7科目のうち内科系2科目，外科系3科目は，基本的問題に限るものとしている。基本的臨床知識，技能を重視するため，医学・医療総論が設置され，内科，外科，小児科の各論が統合された。

1.2 医師とは

医師の資格を得るためには，厚生大臣から医師の免許を受けることが必要で

ある（医師2条）。これには，①実質的要件と②欠格事由の不存在の要件が必要である。前者の実質的要件としては，医師国家試験に合格することである（同2条）。この試験を受けるための一定の受験資格（学校教育法にもとづく大学において，医学の正規の過程を修めて卒業した者）が必要である。後者の欠格事由の不存在の要件とは，たとい国家試験に合格しても，(a)絶対に医師としての免許が与えられない事由（「**絶対的欠格事由**」ともいう）と，(b)事情によって免許が与えられないことがあるという事由（「**相対的欠格事由**」ともいう），の2つに分けられる。

(a) 絶対的欠格事由　本人が，未成年者，成年被後見人，被保佐人，目が見えない者，耳が聞こえない者，口がきけない者である（医師3条）。免許を取得した後で，事故で目が見えなくなったとか，あるいは成年被後見人に裁判所から決定されたような場合は，医師の免許が取り消される（同7条1項）。

(b) 相対的欠格事由　麻薬中毒者になったり，大麻や向精神薬物の中毒患者になったり，精神病者であることが判明した者，犯罪によって刑法上の罰金以上の刑に処せられた者も免許は与えられない（もっとも，この場合は，刑が確定した者のことで，上訴や訴訟中の者は含まれない）。医師になったあとで，このような事由に該当すれば，免許は取り消される。そのほか，医師として品位を毀損するような行為（たとえば，女性の患者に，麻酔をかがせ姦淫したような場合は準強姦にあたるので）をした時も，医師免許は取り消される（同7条2項）。この場合は，それだけではすまなくて，刑法178条の準強姦罪で2年以上の有期懲役に処せられる。

これらの事件や事故が起きたとき，医師か看護婦と患者とのかかわりと内容の事実を，まず医事法で判断して，その解決方法が，民法上の責任となるか，刑法上の責任を問うのかに分けられている。医療事故の場合は，民事責任なら，損害賠償請求事件で，解決するなら民法の不法行為（民709条以下）で解決し，医療事故の刑事責任を問うのなら，刑法の業務上過失致死傷罪（刑211条）に，該当するかどうかを争うことになる。またそれだけではなく，医療事故を起した医師は，医師法7条によって，事故の重さにしたがって，厚生大臣から「免許取消」の処分，「医業停止」処分，等の行政処分に処せられることになる。

さらにそのうえ，その病院および診療所に対して，厚生省から行政指導が強

力に行われる。このように，患者の生命・身体に対する医療行為の重大性から，医事法は，医師や看護婦の行為を，法律的に規制している。

また，**『医療法』**（平成4年（1992）大改正）でも，「医療」は生命の尊重と個人の尊厳の保持を旨とし，医師，歯科医師，薬剤師，看護婦その他の医療の担い手と医療を受ける者（患者）との信頼関係にもとづくことが重視されている（医療1条の2第1項）。これを**「患者と医師の信頼性の原則」**という。そのうえ，医療を受ける者（患者）の心身の状況に応じて行われることが大切で，その内容も，「治療」のみならず，「疾病の予防」のための良質で適切なものでなければならない。病後のリハビリテーションも当然これに含まれる。これを**「高度医療の適切性の確保の原則」**という。「医療」は，国民自らの努力を基礎として病院，診療所，老人保健施設，その他，医療を提供する施設，医療を受ける者の居宅等において，医療提供施設の機能に応じ，効率的に提供されなければならない（医療1条の2第2項）。これを**「医療の効率的提供の原則」**という。

これらの原則をふまえて，医学教育や看護養成課程にどのような「医事法」の教育を施すか。さらに，最近の「医療事故例」の多発現象の対策として，**「医事法」の教育**をどのように講義するか。緊急にして，重要な使命を担う講座として要請されてきたのである。

そこで，医事法学会は，1991年，3年の歳月をかけて『医事法』の講義内容の必要度を調査したところ（『年報・医事法学』（6巻）），表1—1に示すような調査結果を得た。そこで，その順位を見ると，①医師（歯科医師）の身分・業務について学生は知りたがっており，以下，②医師と患者の関係，③インフォームド・コンセント，④医行為と医療行為，⑤医療事故・医療過誤，⑥病院，診療所，その他の医療施設，⑦患者の権利，⑧診療録，その他の医療文書，⑨死の判定・脳死，⑩診療契約の順序になっている。もっとも，法医学の学生と衛生学，公衆衛生学，教養課程，看護婦課程では，その関心の度合も順位も変わってくるが（表1—2参照），ほぼ，これらの項目は，すべて含まれている。本書は，これらの調査結果をふまえて，体系化したものであるが，もう一度，目次を見ていかに学生の要求度と必要性に苦心して，体系化したかを知ってほしい。

表1―1　過去3年間に授業でふれた医事法およびそれに関連する項目

（複数回答可）（N＝149）

	件数	%	順位
1. 病院，診療所，その他の医療施設	99	66.4	⑥
2. 医師（歯科医師）の身分・業務	128	85.9	①
3. その他の医療関係者の身分・業務	83	55.7	⑪
4. 医師―患者関係	117	78.5	②
5. 診療契約	89	59.7	⑩
6. インフォームド・コンセント	109	73.2	③
7. 患者の権利	98	65.8	⑦
8. 受診拒否・受療拒否・輸血拒否	77	51.7	⑫
9. 医行為・医療行為	104	69.8	④
10. 診療録，その他の医療文書	95	63.8	⑧
11. 人体実験・臨床治験	45	30.2	
12. 精神保健・医療	56	37.6	⑳
13. AIDS	34	22.8	
14. 健康権	38	25.5	
15. 公衆衛生と個人	44	29.5	
16. 薬事行政・医薬分業	29	19.5	
17. 薬禍・薬害・予防接種	63	42.3	⑯
18. 医療事故・医療過誤	101	67.8	⑤
19. 紛争処理・鑑定	58	38.9	⑱
20. 倫理委員会・倫理相談	41	27.5	
21. 人工授精・体外受精等出生に関する問題	53	35.6	
22. 避妊・中絶	60	40.3	⑰
23. 胎児診断	20	13.4	
24. 重症障害新生児	22	14.8	
25. 医療保障・医療保険	58	38.9	
26. 救急医療・診療拒否	64	43.0	⑮
27. 地域医療	57	38.3	⑲
28. 在宅医療・老人医療	49	32.9	
29. ガンの告知・ターミナルケア	57	38.3	
30. 安楽死・尊厳死	73	50.0	⑬
31. 死の判定・脳死	90	60.4	⑨
32. 死体・献体・解剖	57	38.3	
33. 臓器移植・人工臓器	67	45.0	⑭
34. 医用電子・医療工学	6	4.0	
35. バイオテクノロジーと法	15	10.1	
36. 遺伝相談	21	14.1	
37. 遺伝子診断・遺伝子治療	18	12.0	
38. 親子鑑定	48	32.2	
39. ライフサイエンスと法学	11	7.4	
40. バイオエシックスと法	31	20.8	
41. その他	10	6.7	

8　第1章　医事法の基礎

表1-2　過去3年間に授業でふれた医事法およびそれに関連する上位20項目

(複数回答可)（項目は一部簡略表示）

	法医学（n＝63）	(%)	衛生学（n＝16）	(%)	公衆衛生学（n＝30）	(%)	その他（n＝18）	(%)	教養課程（n＝22）	(%)
①	医療事故・医療過誤	96.8	医師の身分・業務	81.3	病院等の医療施設	93.3	病院等の医療施設	83.3	医師―患者関係	100.0
②	医行為・医療行為	90.5	病院等の医療施設	75.0	医師の身分・業務	93.3	医師の身分・業務	83.3	インフォームドコンセント	90.9
③	死の判定・脳死	90.5	公衆衛生と個人	75.0	地域医療	83.3	医師―患者関係	77.8	医療事故・医療過誤	90.9
④	医師の身分・業務	88.9	健康権	62.5	その他の医療関係者	80.0	その他の医療関係者	72.2	安楽死・尊厳死	90.9
⑤	医師―患者関係	88.9	医師―患者関係	50.0	精神保健・医療	73.3	地域医療	72.2	死の判定・脳死	90.9
⑥	診療契約	85.7	インフォームドコンセント	50.0	医療保障・保険	70.0	医行為・医療行為	66.7	臓器移植・人工臓器	81.8
⑦	診療録，医療文書	84.1	その他の医療関係者	43.8	在宅医療・老人医療	66.7	診療録，医療文書	66.7	患者の権利	77.3
⑧	インフォームドコンセント	82.5	患者の権利	43.8	公衆衛生と個人	43.8	医療保障・保険	66.7	診療契約	72.7
⑨	患者の権利	81.0	地域医療	43.8	インフォームドコンセント	60.0	インフォームドコンセント	61.1	医師の身分・業務	72.7
⑩	受診・受診拒否等	74.6	薬害・予防接種	37.5	医師―患者関係	56.7	医行為・医療行為	61.1	医行為・医療行為	72.7
⑪	親子鑑定	71.4	医療保障・保険	37.5	医行為・医療行為	50.0	精神保健・医療	61.1	人工授精・体外受精	59.1
⑫	紛争処理・鑑定	69.8	診療録，医療文書	31.3	薬害・予防接種	50.0	在宅医療・老人医療	61.1	病院等の医療施設	59.1
⑬	死体・献体・解剖	61.9	医行為・医療行為	25.0	診療録，医療文書	43.3	安楽死・尊厳死	50.0	受診・受診拒否等	59.1
⑭	安楽死・尊厳死	60.3	人体実験・臨床治験	25.0	AIDS	43.3	臓器移植・人工臓器	50.0	避妊・中絶	59.1
⑮	緊急医療・診療拒否	54.0	精神保健・医療	25.0	救急医療・診療拒否	43.3			診療録，医療文書	54.5
⑯	臓器移植・人工臓器	52.4	AIDS	25.0	患者の権利	36.7	同率6項目略		薬害・予防接種	54.5
⑰	病院等の医療施設	49.2	在宅医療・老人医療	25.0	医療事故・医療過誤	36.7			ガンの告知・ターミナルケア	54.5
⑱	その他の医療関係者	47.6			以下同率4項目略				救急医療・診療拒否	45.5
⑲	避妊・中絶	44.4	以下同率4項目略						医療保障・保険	40.9
⑳	ガンの告知・ターミナルケア	41.3							死体・献体・解剖	40.9

2 患者・医師・医療従事者

―――――――― ◆ 導入対話 ◆ ――――――――

学生：患者さんといっても，産婦人科の「自然分娩」（出産）も，交通事故で搬入された救急患者もあり，予防注射の患者さんから，健康診断だけの患者さんもいるし，重患のガン患者まで種々ありますが，それにどう対応すべきなんでしょうか。

教師：患者と医師との医療行為の開始の問題ですね。君が，いま例を上げた，種々いろいろの患者さんに対する医療行為も，原則的には，一種の契約といえるんですよ。

学生：ですけど，交通事故で意識不明となり，救急車で病院に搬送されてきた時など，契約する意思どころではないでしょう。

教師：いいところに気がついたね。そのとおりですよ。このような場合は，**「契約によらない診療の開始」**といって，**緊急事務管理**ということで，法律上の義務はないけれども，患者本人の生命や身体などを守るための応急の手当または救急医療ということになるんだ。

学生：先生。患者本人が診断・治療をいやがっても，本人の意思に反しても，強制的に行う場合もあると思うのですが。

教師：精神障害者があばれていたり，伝染病やエイズにかかった人など，いろんな患者さんがいますね。

2.1 患者の権利と義務

患者が病院または診療所の受付窓口において，口頭または診療申込書の提出をすることによって，通常は，診療の申込があり，被保険者証を提出しただけでも申込であるとみなされ，また医師の診療の承諾は，診療を開始すれば，事実上の承諾があったものとみなされる。診療所の窓口で診療券を交付した行為も承諾である。

医療は，患者と医師および看護婦の協同行為であるから，患者は，医師の医療方法などの指導（医師23条）に従う義務がある。したがって，患者は，医師の問診に，正確に健康状態や症状を報告する義務がある。これを**「診療協力義

務」という。

　それぞれ，診察行為や検査行為，薬物処方行為，手術行為，バイタルサインの集中治療行為，分娩介助行為など，診療には多様性があり，これを**「患者の多様性」**という。これを医師のサイドから見れば，**「診療行為の多様性」**ということになる。

　法律的には，医師と患者の関係には，原則として**「診療契約」**が成立する。しかし，その契約内容や性質については学説・判例は分かれる。「胸部の痛みを訴えて，受診に来た患者と医師との間には，症状の医学的解明とこれに適する治療行為を目的とする準委任契約が成立したとみるべきである」（大阪高判昭47・11・29判時697号55頁）として，**「準委任契約」**説を採用する判例もある。これは，医師が患者に対して，その時点の医療水準で，最善の努力をなすべき債務を負ったことを意味する法的契約である。

　これに対して，手術行為などは，一定の結果（縫合の結果）の達成を約束したものだから**「請負契約」**（民632条）と解する学説・判例が多い（高知地判昭41・4・21医民集2042頁）。

　交通事故等，患者の意思が確認できない場合，契約によらない診療の開始（緊急事務管理）として民法（698条）が適用されることになる。

　患者の意思に反しても強制的に行われる医療には，**「法の強制による診療の開始」**といって，4種類ある。①精神障害者（内因性・外因性）が，あばれていたり，放浪している者であれば「措置入院」や「緊急措置入院」（精神保健及び精神障害者福祉に関する法律29条・29条の2）で，強制的に直接身体を拘束して入院させることができる。法定伝染病患者も，この強制入院させられる種類に入る。これは，公衆衛生の見地から，これらの疾病から国民全体の健康と安全をまもるためである。

　②エイズ患者や性病患者，結核患者のように伝染性の強い疾病についても，公衆衛生の見地から**「受診義務」**を強制しており，性病患者については治療命令で**強制治療**を義務づけている（旧性病予防法10条1項・2項・32条2項）。エイズ患者も旧後天性免疫不全法8条2項・16条1項で受診義務を強制されており，これに違反すれば罰金が科せられる。③妊娠した者の健康診断は母子ともに性病を予防する見地から，受診義務が法定されている（同法9条）。1998（平

成10）年10月2日「感染症の予防及び感染症の患者に対する医療に関する法律」が新設されて、従来の性病予防法や関連する法律は、そこに含まれた。

そのほか、定期の予防接種も法定されている（予防接種法8条）。これらは、すべて国が国民の健康をまもるために行っている処置である。④県や市町村が住民に対する社会福祉的な見地から、義務づけているものとしては、3歳児健康審査（母子保健法12条）や身体障害者の健康審査（身体障害者福祉法18条4項）などがある。

判例は、「レントゲン検査の結果、一応、胃潰瘍と診断された患者が、精密検査の胃カメラを拒み、入院の勧告にも従わなかったが、その後、死亡した場合、医師が開腹手術をしなかったのは、医師の過失とした患者遺族の主張を斥けたのは、この診療協力義務に反し、症状の特質からみて、医師の指示に従わない義務違反があれば、『患者の責に帰すべき事由』があったのだから、医師の過失とはならないのである」（東京地判昭47・8・8判時690号964頁）。

患者は、自己の身体に医学侵襲（medizische eingniffe）を伴う治療行為を実施される場合には、医師から、予めその治療の目的や方法、その危険性の度合や副作用、その必要性などの説明を受け、患者がそれについて同意することが必ず必要である。これを「**インフォームド・コンセント**（informed consent）**の原則**」という。

この原則の上に立って、患者が自ら身体に何がなさるべきかを、自ら決定する権利、これを「医療における**患者の自己決定権**（Self-determination）」という。アメリカでは、1991年12月1日よりSelf-determination Act（自己決定権法）として施行されている。このようにインフォームド・コンセントは患者に対する**医師の説明義務**と**患者の同意権**がセットになっている。医師の「説明義務」といっても大きく3種類に分けられる（詳細は、第5章2．インフォームド・コンセント参照のこと）。

(1) 患者の有効な同意を得るための説明。これは、とくに、患者の生命・身体に重大な影響を及ぼすような治療行為を行う場合に重要である。医師は、患者に、予め①この治療の必要性、②治療の方法と内容、③この治療の危険性、④この治療の予後、⑤この治療の副作用、などを説明することが必要である。そして、この説明にもとづいて、患者の同意を得なければならない。この説明

は，患者に治療上の選択の機会を与えるためのものである（これを「**患者の治療選択権**」という）。そして，それは当然に，患者の自己決定権の保障のためのものである（図1−1参照）。

(2) 療養方法などの指示指導としての説明。これは，患者の現在の症状について理解させ，治療上，療養上の注意事項を説明することを指す。これは，診療過程の説明である。

(3) 患者に対して転医勧告を説明する場合は，①自己の専門医としての臨床医学の水準や医療設備の関係から，専門スタッフの揃っている医療機器の完備する医療機関への転院または他の医師への転診療をうながす説明を指す。

図1−1

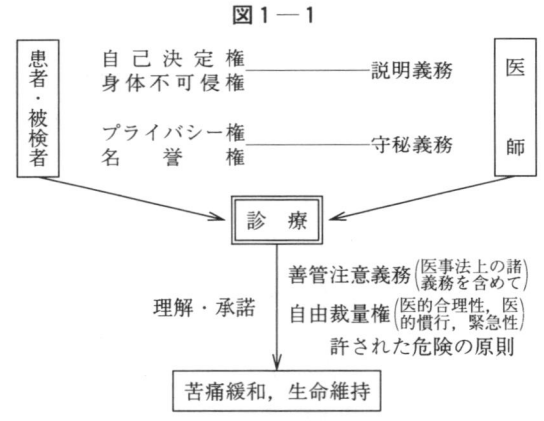

||||||||||||||||||||||||||||||||||||||||||||||||||||||||||||||||||||||||||||||||||||||||||||||||

【展開講義 1】 「患者の権利法」と薬害ヤコブ病

「ヤコブ病」は，病原体に汚染された乾燥硬膜を脳外科手術に広く使用したことによって発生した感染症である。もともとは，ドイツのB.ブラウン社製の1987年からの乾燥硬膜に端を発する。同社が，病院の解剖助手に金を渡し，遺体から採取した硬膜をこっそり集めて大量処理していた。その中の遺体に，病原体による汚染があったのが広がったものと見られる。

「ヤコブ病」に感染すると，脳がスポンジ状となり，物が二重に見える。真すぐに歩けない，という症状が突然始まり，あっという間に「痴ほう症状」が進む。やがて，体を動かすことも，話すこともできなくなって死に至る。この悲惨な病気の発症が，ヨーロッパ，イギリス，アメリカで相次ぐようになると，アメリ

では1987年2月に，連邦政府の疾病対策予防センターの週報で，警告し，4月には，食品医療品局が，ブラウン社製の「乾燥硬膜」の廃棄を命じた。6月には輸入禁止の措置までとられた。

日本では，このアメリカの疾病対策予防センターの「週報の警告」を，脳外科医と感染症学者の手によって，医学専門誌に翻訳して1987年8月と10月に掲載された。ところが，厚生省も多くの病院も，この情報を深刻に受けとめず，1997年まで，この危険な乾燥硬膜を輸入して，年間2万人に及ぶ患者に，ずっと脳外科手術で移植してきた。1996年に至って，狂牛病がきっかけで，「ヤコブ病」を厚生省が調査したところ，日本でも，数件発見され，問題の乾燥硬膜を使用禁止した。それはブラウン社が製造を中止した9カ月後，すなわち1997年のことであった。この病気は，感染から発症まで，患者によっては，30年かかることもあるので，これからも新たな患者の発生が続くのではないかと専門家の間では心配されている。

1999年秋に，薬害の被害者の患者や家族が，「薬害被害者団体連絡協議会」をつくり，2000年8月24日，この全国協議会は，①患者を主体とする医療基盤を整備すること，②薬事法には，国および製薬企業の正確な情報の提供をすること，③薬事法に説明義務を明記すること，④徹底した情報公開をもりこんだ**『患者の権利法』**を制定するよう要請を行った。

諸外国においては，すでに，1970年にアメリカで「患者の権利章典」が採択され，イギリスは『患者の健康記録アクセス法』(1991年)，スウェーデン，デンマークでも，それぞれ『患者の権利擁護法』が制定されていて，インフォームド・コンセントが確立し，カルテ開示権が保障されている。

2.2 医師の権利と義務

医者は，人の生命・身体に対する医療行為を行う者であるが，その業務の高度の技術性と危険性から，医師の免許を得て，臨床研修を経た者のみが医業として**「医行為」**を行うことができる（医師17条）。法律上は，「医業」は「医行為」を「業」として行うことで，判例では，反復継続して「医行為」を行う意思が認められることが要件である（東京高判昭42・3・16高判刑特報18巻3号82頁）。これを**「反復継続意思説」**という。今日，これが通説である。「医行為」とは，「医師の行う人の疾病の診断，治療もしくは予防を目的とする行為」で

あるとする見解と「医師の医学的判断および技術をもってする人の生命・身体に危害を及ぼすおそれのある行為」(最判昭56・11・17判タ459号55頁)に分かれるが,「無免許医業禁止」の立法趣旨からみて判例の立場が妥当である。

それでは,「医行為」とは,具体的にどのような行為なのであろうか。

まず,「患者の病名または容態を聞き,その病状を判断し,これに適応する薬品を調合,供与する行為である」からはじまって,多くの判例は,事件を通して「医行為」を確定しようとしている。たとえば,富士見産婦人科病院事件(東京高判平元・2・23判タ691号152頁)のように,「無資格で,超音波検査(ME検査)結果から,患者に特定の疾患があり入院,手術を要する旨判定し診断し,これを患者に告知した行為は,医師法17条にいう『医行為』に違反するもので,本罪が成立する」とするものから,「『麻酔行為』は医行為であるから,医師,歯科医師,看護婦,歯科衛生士でない者が,医師または歯科医師の指示の下に,業として『麻酔行為の全過程』に従事することは,医師法,歯科医師法に違反するものと解される」(厚生省医務局長昭40・7・1医事48号)まである。本来「医師」の医学的判断および技術は,日進月歩し,最近のハイテク・メジカル・テクノロジー時代では,この「医行為」の変化は,免れないところであろう。

「医師の義務」には,**「診療義務」**がある。医師法は19条1項に,「診療に従事する医師は,診察治療の求めがあつた場合は,正当な理由がなければ,これを拒んではならない。」と規定している。医師は国民の健康な生活を確保する任務を負う。診療義務は,医師が国家に対して負う公法上の義務である。診療を拒否しうる「正当な事由」とは,厚生省の見解は,①医業報酬が不払いであっても,直ちに,これを理由として,診療を拒むことはできない,②診療時間を制限している場合でも,これを理由に急患の診療を拒むことではできない,③天候の不良であっても,事実上往診の不可能な場合を除いて,「正当な事由」には該当しない。④医師が自己の診療科目名以外の疾病について診療を求められた場合でも,応急の措置をしなければならない。

判例は,「急を要する心臓患者の入院依頼に対して,当日の当直医が,外科医一人で,重症者を含む他の患者の診療に追われていることを理由に,医師が入院を拒絶したのは,『正当な事由』にあたる」としたものがある(名古屋地

判昭58・8・19判時1104号107頁）。これとは反対に、気管支炎の幼児が、救急車で救急病院に運ばれたが、病院の小児医が満床を理由に入院を断ったので、他の収容病院発見と搬送に手間どり、患者の幼児が死亡した事案については、正当の理由がない診療拒否にあたるとされた事例がある（千葉地判昭61・7・25判時1220号118頁）。

次に、「**診療拒否**」した場合の法的責任は、どうであろうか。診療拒否が正当な事由がない場合に、患者が死亡したり、身体に傷害が残った場合は、患者に対し医師に損害賠償の民事責任が生ずる。さらに、医師法19条違反として、場合によっては、医師の免許の業務停止または取消になることもありうる。

次に、医師には、「診断書、検案書、出生証明書、死産証書の交付義務」がある（医師19条2項）。これを「**診断書交付義務**」という。「**診断書**」とは、医師が診察の結果に関する判断を表示して、人の健康上の状態を証明するために作成する文書のことである。「**診断書**」には、診察の結果知り得た疾病、創傷、健康、状態などについて、①その病名、②創傷の部位程度、③健康状態の良否などを記載するのが一般である。普通の診断書は、その様式が定められてはいない。その使用目的に応じて、記載内容や記載の医師の裁量行為に委せられている。ただし、裁判所に提出する「**裁判用診断書**」は（患者の出廷・保釈などや殺人の死体検案書など）、①病名、②症状、③公判期日に出頭できる精神状態や身体の病状かどうか、④出頭、審理に立会い、拘置所に収監できるのに、健康状態に著しい危険を招くかどうか、などを具体的に意見まで記載されていなければならない（刑事訴訟規則183条3項）。

「**死亡診断書**」とは、生前から診療に従事していた医師が記載することになっている。その患者が死亡したときは、死因、死亡時期など、医学的判断を証明する文書である。これらの「診断書」は、患者の社会生活上の重要な権利や義務の得喪変更に深く関係するので、刑法で、この「診断書」を虚偽で作成した場合は、厳しく刑罰を科している。これを「**虚偽診断書作成罪**」といって刑法160条で、診断書の外に、検案書、死亡証書（死産証書も含む）の虚偽記載をしたときは、3年以下の禁錮または30万円以下の罰金に処せられる（平3法31号本条改正）。

「**検案書**」とは、死後に初めて死体に接した場合に、医師が書くもので、死

因，死期，死所などに対する医学的判断を証明するための文書である。「検案書」には，「死体検案書」と「死胎検案書」がある。前者は，通常の検案書だが後者は，診療中の妊婦が，死産した場合に，その死産児に対する検案書である。

「死産証書」（死産証明書）とは，診療中の妊婦が死産した場合に，死児に対する医学的判断を証明するための文書である（「死産届書，死産証書及び死胎検案書に関する省令」昭和27年厚生省令12号）。これらは，助産婦も作成・交付することができる。「死産」とは，妊娠4カ月以降における死児の出産という。「死児」とは，出産後において，①心臓搏動停止，②随意筋の運動停止，③呼吸停止のものをいう（厚生省令42号「死産の届出に関する規定」）。

「出生証明書」は，出生の事実を証明するための文書である。出産に立ち会った医師，助産婦が作成する。出生届の様式は法定（出生届の様式を定める省令1条）されている。「出生証明書」は，戸籍法により出生の届出に添付すべき，きわめて重要な文書である（戸籍法43条3項）。「診断書」が①詐欺や恐喝などの民事・刑事の犯罪の目的に使用される恐れがあるとき，②圧力や強制によって診断書の内容を不当に変更する交付請求者の場合，③他人が，正当の事由がないのに患者の秘密を知ろうとして，あるいは病名が不正に漏れるおそれがあるとき，④診療上患者に知れると重大な支障がある場合は，診断書の交付を拒否することができる。そのときは，医師は「正当な事由」があることになる。「診断がつかないとき」や「病名不明」の場合なども，交付拒否にはならない。

「病院到着時死亡」いわゆる DOA（Dead on Arrival）の場合は，死亡診断書を書くべきか，死体検案書を作成すべきか問題となる。蘇生可能性があるかどうか，応急措置を施し，蘇生しないときは，その時点を死亡時とする死亡診断書を作成すべきだと思う。「異状死体の届出義務」とは，医師が，死体または妊娠4カ月以上の死産児を検案して，異状があると認めるときは，直ちに24時間以内に所轄の警察署に届け出なければならない（医師21条）。これは，殺人（刑199条），傷害致死（同204条），死体損壊（同190条），業務上過失致死傷（同211条）などの犯罪の疑いがあるので，犯罪の発見を容易にし，または，犯罪やその証拠を隠すことを防止するため，医師の司法警察への**「協力義務」**を定

めたものである。

　わが国は，現在，「**医薬分業**」制度を採用しているので，医師は患者に対し，治療上，薬剤を調剤して投与する必要があると認めた場合は「処方箋」を交付しなければならない（これを「**処方箋交付義務**」という）。医師が患者に交付する「処方箋」は，①患者の氏名，②年齢，③薬名，④分量，⑤用法，⑥発行の年月日，⑦使用期間，⑧病院または診療所の名称，⑨所在地，⑩医師の住所，⑪記名押印をしなければならない。医師法33条により処方箋交付義務の違反には罰則がある。

　次に「**療養方法指導の義務**」がある。医師は診察をしたときは，本人またはその保護者に対し，療養の方法その他保健の向上に必要な事項の指導しなければならない（医師23条）。本条の義務は行政法上の義務である。したがって，これに違反した場合は，医師法19条違反と同様，行政処分として医師免許の停止または取消がありうる。もっとも，医師が予見できず，これについて過失がないときは，医師は本条の説明指導の義務を負わないとする判例（福岡高判昭52・5・17判時860号22頁）がある。

　次に，医師は，診療をしたときは，延滞なく，診療に関する事項を診療録（カルテ）に記載しなければならない。その診療録は，5年間保存しなければならない（医師24条）。これを「**診療録（カルテ）記載・保存義務**」という。カルテには次の事項が記載されていなければならない。①診療を受けた者の住所，氏名，性別，年齢，②病名，主要症状，③治療方法（処方および処置），④診療の年月日（規則23条）。社会保険診療の場合には，以上のほかに，①既往歴，②原因，③経過，④保険者番号，⑤被保険者証の記号・番号・有効期限，⑥被保険者の氏名・資格取得年月日，保険者の名称・所在地，⑦診療の点数，⑧その他，社会保険に必要な事項となっている（厚生省・社会保険様式1号）。

　さらに，最近の輸血やペニシリンショックなどの医療事故を契機に，公衆衛生上の重大な危害が生ずるおそれがあるところから，医師法24条の2に新設されたのが，**厚生大臣の指示**である。

　「**歯科医師**」は，歯科医師法（昭23法202号）によって規定され「歯科医行為」を行う。歯科医師の歯学的判断および技術をもってするのでなければ，人体に危害を及ぼすおそれのある行為である。具体的には，抜歯，う歯の治療，口腔

内注射，歯肉切開，印象採得，咬合採得，試適，装着，矯正治療等をいう（医発261号医務局回答参照）。

「歯科医行為の範囲」について，判例は，「急性扁桃腺炎に対する投薬・治療のような歯牙・歯根の疾病以外の口腔内のほかの疾病の治療や手術も歯科医師の業務の目的の一つである」（東京地判昭4・7・3新聞3014号8頁）。また「下顎骨膜炎または歯槽膿漏と診断した患者に対し，クロールカルシウムの静脈注射をしたことは，歯科医師の業務範囲に属するものと認むる」（東京地判昭13・2・25新聞4262号5頁）。

「**口腔外科**」は，歯科医行為であり医行為でもある（厚生省・医発61号）。

2.3 医療従事者(1)——看護婦・助産婦・保健婦

「**看護婦**」は，厚生大臣の免許を受けて，傷病者もしくは「じょく婦」（分娩終了後，母体が正常に回復するまでの期間——通常6週間——の女子をいう）に対する療養上の世話，または診療の補助をなすことを業とする女子をいう（保健婦助産婦看護婦法（保助看）5条・31条。看護士（男子）については60条参照）。看護婦および准看護婦の2種に分けられる。

「**准看護婦**」は，知事の免許を受けて，「医師・歯科医師又は看護婦の指示を受けて」傷病者または「じょく婦」に対する療養上の世話または診療行為の補助を業としてなす女子をいう（保助看6条・32条）。

看護婦は国家試験に合格し，准看護婦は資格試験に合格し，免許申請をして「欠格事由」のない限り，看護婦は厚生省に登録され，准看護婦は都道府県に登録される（同11条・12条）。

「**助産婦**」とは，厚生大臣の免許を受けて，「助産」（分娩の介助行為をすること）または，妊婦，「じょく婦」もしくは新生児の保健指導をなすことを業とする女子をいう（保助看3条・30条）。助産婦は，妊婦に分娩の徴候（Prognostikon）が現れてから，後産が排出分離して，分娩が終了するまでの間の介助行為と，産婦の身の回りで，分娩の世話をすることである。「妊婦」とは，妊娠後，分娩開始までの女子であり，「じょく婦」とは，分娩終了後，母体が正常に回復するまでの期間（通常6週間）における女子である。「新生児」とは，出生後，28日を経過しない乳児をいう。

「**保健婦**」とは，保健所法の制定によって生まれた者で，「**訪問看護**」事業の

発展とともに重要性をまし，保健婦の名称を用いて，厚生大臣の免許を受けて，保健指導に従事することを業とする女子をいう（保助看2条・29条）。保健婦は，傷病者の療養上の指導を行うにあたって，主治医師または歯科医師があるときは，その指示を受ける義務がある（同35条）。また保健婦は，その業務に関して，就業地を管轄する保健所長の指示を受けるときは，これに従う義務がある（同36条）。これを「**保健所長の指示に従う義務**」という。

看護婦も助産婦，保健婦は，その業務の性質上，他人の秘密を知る機会が多い。そこで，職業倫理の上からも，これを漏してはならない。刑法134条から「**秘密漏泄罪**」として，6カ月以下の懲役または10万円以下の罰金に処せられる。ただし，この罪は，親告罪で，告訴がなければ公訴を提起することができない（刑135条）。

2.4　医療従事者(2)──診療放射線技師・臨床検査技師・衛生検査技師・理学療法士・臨床工学技士・救急救命士

「**診療放射線技師**」（昭58年法83号）とは，厚生大臣の免許を受けて，医師または歯科医師の指示の下に，放射線を人体に対して照射（撮影を含む）することを業とする者をいう（医療2条2項）。「放射線」とは，次に掲げる電磁波または粒子線をいう。①アルファ線およびベータ線，②ガンマ線，③100万電子ボルト以上のエネルギーを有する電子線，④エックス線，⑤その他政令で定める電磁波または粒子線をいう（同2条1項）。放射線技師は，主たる業務のほかに，診療の補助として，磁気共鳴画像診断装置，超音波診断装置，眼底写真撮影装置による検査を，医師または歯科医師の指示の下で行うことを業として行うことができる（同24条の2，同法令7条）。他の者は，医療法にいう「診療放射線技師」という名称，または，まぎらわしい名称を用いてはならない（同25条）。

「**臨床検査技師**」は，「臨床検査技師，衛生検査技師等に関する法律」（昭45法83号）にもとづき，厚生大臣の免許を受けて，臨床検査技師の名称を用いて，医師の指導監督の下に，微生物理学的検査，血清学的検査，病理学的検査，寄生虫学的検査，生化学的検査および政令で定める生理学的検査を行うことを業とする者をいう。政令の定める生理学的検査は，次に掲げる検査とする。①心電図検査（体表誘導によるものに限る），②心音図検査，③脳波検査（頭皮誘導に

よるものに限る），④筋電図検査（針電極による場合の穿刺を除く），⑤基礎代謝検査，⑥呼吸機能検査（マウスピースおよびノーズ・クリップ以外の装着器具によるものを除く），⑦脈波検査，⑧熱画像検査，⑨超音波検査，⑩磁気共鳴画像検査，⑪眼底写真検査（散瞳薬を投与して行うものを除く），⑫毛細血管抵抗検査，⑬経皮的血液ガス分圧検査（同法施行令1条）。

「**衛生検査技師**」とは，厚生大臣の免許を受けて，衛生検査技師の名称を用いて，医師の指導監督の下に，微生物的検査，血清学的検査，血液学的検査，病理学的検査，寄生虫学的検査および生科学的検査を行うことを業とする者をいう（同法2条1項・2項）。衛生検査技師については，業務の独占はない。臨床検査技師・衛生検査技師ともに，業務上知りえた秘密を他に漏らしてはならない（同法18条・19条）。

「**理学療法士**」は，現代医学の要請である「予防から治療そしてリハビリテーション」という**包括的医療**（Comprehensive Medicine）の充実から生まれた制度である（「理学療法士および作業療法士法」（昭40法137号制定））。

理学療法士は，厚生大臣の免許を受けて，理学療法士の名称を用いて，医師の指示の下に，身体に障害のある者に対し，主として，その基本的動作，能力の回復をはかるために，治療体操その他の運動を行わせ，電気刺激，マッサージ，温熱その他の物理的方法を加える療法を行うことを業とする者をいう（同法2条1項～4項）。これらの者の紛らわしい名称の使用は禁止されている（同法17条）。

「**臨床工学技士**」は，先端医療技術（ハイテク・メジカル・テクノロジー）の1つとして誕生した職種である。昭和62年法律60号をもって，制定されたもので，現在は，人工透析装置，人工心肺装置，人工呼吸装置などの生命維持管理装置の操作，保守点検には，医学知識の外に，工学的な専門知識が必要とされてできた専門職種である。今後この領域がますます拡大されていくであろう。「臨床工学技士」とは，厚生大臣の免許を受けて，「臨床工学技士」の名称を用いて，医師の指示の下に，生命維持管理装置の操作および保守点検を行うことを業とする者をいう（同法37条）。生命維持管理装置の先端部の身体への接続または，身体からの除去について同法施行令1条には，次のとおり定めている。①人工呼吸装置のマウスピース，鼻カニューレその他の先端部の身体への接続

または身体からの除去，②血液浄化装置の穿刺針その先端部のシャントの接続またはシャントからの除去，③生命維持装置の導入電極の皮膚への接続または皮膚からの除去。

　その業務を行うにあたっては，医師その他の医療関係者との緊密な連携をはかり，適正な医療の確保に努めなければならないと規定されている（同法39条）。もちろん医師と同様に，その業務上，知り得た人の秘密を漏らしてはならない（同法40条）。

　「救急救命士」は先進国（イギリス・フランス・ドイツ・アメリカ・オランダ）などの医療の現場では，救急医療の搬入患者の搬入途上で，救急ジェット航空機中，救急ヘリコプターの中，救急自動車の中，救命艇上で，救急救命処置を施して，生命の危険を回避する相当の効果を上げているところから，わが国も，その一部を採用して制定されたのが，この「救急救命士」（平3法34号）である。

　わが国では，医師の具体的指示を受けて，「重度傷病者」（その症状が著しく悪化する恐れがあり，または，その生命が危険な状態にある者をいう）のうちの，心肺機能停止状態の患者に対して，次の3つの処置をするだけである。①半自動式除細動器による除細動，②厚生大臣の指定する薬剤を用いた静脈路確保のための輸液，③厚生大臣の指定する器具による気道確保（同法規則21条）。

【展開講義　2】　アメリカの看護婦の業務権限

　アメリカにおいては「看護婦の業務権限」が最近とみに拡大の傾向が各州で見られる。1938年頃までは，看護婦は「登録看護婦」と「実務看護婦」に分けられMandatory Practic Law, 1938（「委任業務法」）により看護業務が行われていた。

　ところがアメリカも，「高齢化社会」と「医師の偏在」「広大な土地」などから，死亡しても，「死亡宣告」をする医師がいないため，埋葬できない事態が多発し，ニュージーランド州を初めとしてペンシルバニア州などで1993年までに，43州において看護婦が「処方の権限」を与えられ，アメリカ看護婦協会（ANA）の定義によって，全州の看護業務法が改正され，各州ごとにそれぞれの地域特性を認めることになった。1991年には，看護婦が在宅の患者に対して「死亡宣告」（Death Declaration）を認めるペンシルバニア州が法律を成立させた。また，「医師のいない僻地」に限って，Community Health Nurse（地域看護婦）の行為に対して，医療費を医師の90％で償還した州や100％で支出した州など，20州

(1993年時点)がある。

「看護診断」制が採用されはじめて,そのマニュアルを北アメリカ看護診断協会(NANDA)が出している。それによれば,およそ11項目につき,利用しやすいリストにまとめてある。①健康管理パターン,②代謝パターン,③排泄パターン,④運動パターン,⑤睡眠―休息パターン,⑥認知―知覚パターン,⑦自己知覚パターン,⑧役割―関係パターン,⑨性―生殖パターン,⑩コーピング―ストレス耐性パターン,⑪価値―信念パターン,がそれである。さらに,この内部を細分類して,看護診断項目を決定している。日本でも「専門看護婦」制度の動きがあり,「看護の独自性」を求めて,患者の世話に際して「看護診断」をして,看護計画を立てて,病症の結果を評価できる看護を導入しようとする際の,なんらかの指標となれば嬉しい限りである (Haw Each State Stand no Legislative Issues Affecting Advanced Nursing Practice, 1993)。

3　診断行為・治療行為・看護行為

――――――――◆　導入対話　◆――――――――

学生:医療行為といっても,その内容は広いんでしょうね。
教師:そうですよ。医療行為という概念は抽象的概念ですが,中心は,医師による「診断行為」と「治療行為」,そして看護婦による「看護行為」があり,医療はそれぞれの具体的な場面で相互にかかわってくるわけですよ。
学生:「医行為」と「看護行為」のかかわりと,さきほどいわれましたが,医師本来の行為と看護婦の独自の業務行為もあるんでしょうね。
教師:君は優秀な学生だね。そこに気がつくとは!
学生:先生!　おだてないでくださいよ。そこを,もっと説明してくださいますか。

3.1　診断行為とは――総説

医療行為とは医師の「医行為」と「看護行為」に分類されて,この二種の行為が具体的場合に相互にかかわっている。具体的場合とは,大きく分けて,①診断行為,②治療行為,③予後判定行為,④在宅医療行為,⑤予防医学行為,

⑥死亡診断行為，⑦証明書交付行為，が類型化される（表1－3「医行為」と「看護行為」参照）。

医療行為を，医師の「医行為」と看護婦の「看護行為」の関係だけで見ると（他の医療従事者との関係もあるが）図1－2，図1－3に示すとおり，Ⓐ医師本来の診断・治療・処方行為（これを**「医師の絶対的医療業務行為」**という）と，Ⓑ検査や治療における医師の指示や報告，連絡によって行う行為は医師サイドからは相対的医療行為であり，看護婦サイドからは看護行為の相対的看護行為である。図1でいうとⒷの領域である。医師の指示による看護の知識や技術で行いうる医行為である（これは**「医師の相対的医行為」**といい，**「看護婦の相対的看護行為」**である）。Ⓒが，看護婦の知識や技術によって行う独自の看護行為ということになる。看護診断と看護行為が中心となり，**「絶対的看護行為」**という。

3.2 診断行為の内容

医師が患者に対して，有効にして適正な治療を行うためには，患者の病状について正確な認識と判断が必要である。**「診断」**は，そのためにも重要なものである。したがって，診断行為は，患者の治療の基礎となるので，

(1) まず，**問診（診断時問診という）**によって，①現病歴（現疾患とその後の経過），②既往症のほか，③家族歴，④社会歴，⑤アレルギー体質の有無，必要によっては，⑥CTスキャンにも及ばなければならない。

(2) 問題は，患者は，通常は医学的知識に乏しく，病状に対する理解力も十分でない上に，それを的確に表現する能力もないし，患者にも個人差があるので，的確に返答を引き出す，臨床経験豊かで質問技術の秀れた医師とでは，問診の成否が大きく分かれてしまい，今後の治療に大きな影響を及ぼすことになる。問診の内容や，範囲について，標準化の動きも医学会のなかにあることはあるが，主観的要素が多いので実現には，まだ時間がかかるだろう。とはいえ，患者の疾病の状況，それに対する治療方法の種類に応じて，的確な問診によって，信頼する病状の情報を引き出すことが重要である。

「問診の不適切さ」について，判例は，「問診は，医学的な専門知識を欠く，一般人に対してなされるものであるから，質問の趣旨が正確に理解されなかったり，的確な応答がなされなかったり，素人的な誤った判断が介入して，不充

表1—3　医行為と看護行為

	医行為	看護行為
診　断	医学診断 　情報収集 　　（現病歴，既往症，家族歴，アレルギー体質） 　診察・検査 　　（身体所見，検査成績） 　推定 　　（病態，病名，原因）	看護診断 　情報収集 　　（生活歴，家庭環境，経済状況） 　看護診察 　　（バイタルサイン，体重，身長身体所見）
治　療	薬物療法 　薬剤の選択・処方 　療養の指示 手術療法 　手術時期・手術法の選択 　術中の手術法変更 　術後の指示 　予測される合併症 　注射薬の指示	看護計画 　ケア計画，注射の実施 　服薬指導，生活指導 手術介助 　手術機械の準備 　機械渡し 指示の実施 　バイタルサイン 　異常所見の早期発見 　医師への報告
予後判定	期待される治療効果 改善の時期 末期の判断 　DNRの決定 　対症療法 　鎮痛療法	患者・家族の気持の把握 自立の援助 ターミナルケアへの移行 　指示の徹底 　症状把握 　痛みの程度の判定
予防医学	定期検診 人間ドッグ 集団検診 健康診断 児童健康診断	保健婦活動 学校保健婦
在宅医療	往診	訪問看護，在宅看護・処置
死亡診断	死亡確認・時刻 死亡診断書	死亡時刻の確認
障害認定	身体障害 精神障害 後遺症診断 就業可能性判定	障害程度の判定 精神機能の判定 日常生活の自立程度の判定

出所：『年報医事法学』1994，9号，福間誠之（報告）より引用。

3　診断行為・治療行為・看護行為　25

図1―2　看護婦の業務

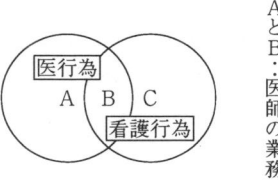

A：絶対的医行為：診療の補助として行い得ない医行為
　　①診断，処方，治療方針の決定などの医学的判断行為
　　②高度の知識，技術を要する医行為
B：相対的医行為：医師の指示により看護婦の知識・技術で行い得る医行為
C：療法上の世話：看護婦の知識・技術において行う看護行為

AとB：医師の業務
CとB：看護婦の業務

出所：日本看護協会『看護業務その法的責任・看護婦の社会経済福祉に関する指針・医療事故編』2頁，日本看護協会出版会，1976。

図1―3　看護業務

医療			
絶対的医行為	相対的医行為	相対的看護行為	絶対的看護行為
医師の診断・治療	検査・治療における看護		看護診断・看護行為

医師の業務 ←―――――――→
　　　看護婦の業務 ←―――――――――――――――→

〈従来〉
補助的業務 ←―――――――――――――――→
　　　　　　　　　　　　　　　　主体的業務 ←―――→

出所：『年報医事法学』1994，9号，石井トク（報告）より引用。

分な応対がされたりする危険をもっているものだから，禁止者を識別するに足りるだけの具体的質問，すなわち，この場合は，予防接種実施規則4条所定の，①症状，②疾病，③体質的要因の有無および，④外部的な徴表する諸事由の有無，を具体的に，かつ被質問者に的確な応答を可能ならしめるような適切な質問をする義務がある」（最判昭51・9・30民集30巻8号818頁）。

抗生物質（ピロプチンやストマイシン）によるショック死を防止するための問診が不充分だったとされ，義務違反に問われた判例もある（仙台地判昭56・3・18判タ443号124頁．東京高判昭58・7・20判時1078号70頁）。しかし，問診義務違反があると認められた場合でも，そのことから直ちに「医師の業務上過失致死傷罪」になるわけではない。結果の発生を回避しえなかった事情や問診義務違反と結果との因果関係がなければ，医師の業務上過失とはならない（大阪地判昭58・6・30判タ507号262頁）（なお，詳細は第2章4参照）。

次に，**「診察」**と**「検査」**であるが，診察は問診のほかに，視診，聴診，打診などがあり，「身体所見」を得る最近では，各種の臨床検査が行われ，高度先端医療機器の導入によるCR，DR，CT，SPECT，US，の「検査」が重視されている。その**「不適切な検査」**は，診断を誤り，治療に悪い影響を及ぼすことになる。質の高い医療を効率的に提供するだけではなく，患者の安全性を十分に配慮した検査が要求されてきている。①一般放射線撮影，②造影検査，③血管造影検査，④CT検査，⑤MR検査，⑥核医学検査などが施行されるが，これらは，いずれも，ハイ・リスクをもっている。①検査薬剤・造影剤の副作用，②検査手法による合併症，③検査機による外傷，④妊娠時の放射線被曝，⑤MRI検査のペース・メーカ装着患者・強磁性体止血クリップ患者の事故が，不注意や技量の未熟さ，医療機器の保守点検の不良，によって多発する可能性をもっている。これが医療事故につながる。

最近，アメリカの各州では，たとえば，薬の処方を医師がコンピューターに入力する「オーダリング・システム」で行う場合に，IT（情報技術）を導入して，単に，量や相互作用を点検するだけではなく，腎機能が低い人には，危険な薬の処方が入力されるとアラームで警告するシステムを導入する病院がふえている。わが国でも，重層的な事故防止システムが必要であると思う（Barbara J. Youngberg, The Risk Manager's Desk Reference, 1994）。

3.3 治療行為とは――総説

医師は，自ら診察しないで治療したり，治療をしないで，処方箋を交付したり，産婦人科の医師が，自ら出産に立ち会わないで，出産証明書を交付することを禁じられている（医師20条）。このように，治療行為は，医師の**主体的**「**絶対的医療業務行為**」である。医事法では，これを「**無診察無治療の禁止の原則**」といっている。とくに「**無診察による治療**」が古くから問題になっていたので，裁判例も多い。そもそも，医師が診察を全然しないで治療を始めることは考えられないので，どの程度の診察が必要か。その範囲はどこまでかに焦点は絞られることになる。判例は，「医師が，治療前に一度診察し，これによって，将来の病状を判断し一定の期間連続して，数次にわたり一定の薬剤を授与して，治療する計画を立てた場合は，そのつど診療しなくても，『診察をしないで治療した』ことにはならない」（大判大3・3・26）。しかし，また，こんな判例もあった「医師が患者を治療した後，一時中断した期間が数カ月を経過した場合は，その後，患者の病状に変化がありうるので，必ず，診察しなければならないので，「無診察治療の責任」をまぬがれることはできない」（名古屋区判大3・9・4新聞970号26頁）。最近は，「従前の診察の結果，患者の要望，看護婦の報告などに基づいて治療したとしても，『無診察治療の禁止』にはあたらない」（大阪高判昭59・8・16判タ540号272頁）などがある。

「治療行為」の主体的内容は，(1)**薬物療法**と(2)**手術療法**と(3)**術後管理**の3つが主なものである。

(1) 薬物療法

患者に対し治療上，薬剤を必要とするときは，医師の診断と検査結果，看護診察の報告などを総合的に判断して「**薬剤の選択**」をして，「**薬剤の処方**」をしなければならない。現行医師法は，医師の治療行為としての「処方」については，広い医師の裁量権を認めている（医師22条）。その主要な場合は，①病状の短期ごとの変化に即応して薬剤を投与する場合，②診断または治療方法の決定していない場合，③治療上，必要な応急の措置として薬剤を投与する場合，④覚せい剤を投与する場合，⑤薬剤師が乗り組んでいない船舶内において医師が薬剤を投与する場合など，広く例外を認めている。

ついで，治療行為として，「**療養の指示**」を看護婦および患者にする。

「**注射**」(点滴を含む)は，すべての診療科で行われる医療行為である。「注射」行為は，今日では，チーム治療の典型といってもよい。**「注射業務のプロセス」**をわかりやすく図解したのが図1—4である。これによれば，医師から看護婦に注射の指示をする(指示簿，注射箋)。指示を受けた看護婦は，注射箋を薬剤師に渡し受領を確認し，看護婦が注射器を並べ，混注，作成という注射の準備行為をして，看護婦，または医師が患者に注射し，実施後，患者を看護婦が観察して異常がなければ，注射行為は完了する。医師，薬剤師，看護婦という複数の医療従事者によって組織されているシステム治療の場合である。

医師から指示を受けた看護婦が，カーデックスに転記する際に転記ミスが起きやすい。また，看護婦の注射準備(混注の際)に類似薬剤の認知エラーが誘発しやすい。また，複数の点滴ボトルから取り出すときの，確認行為の不確実性からエラーを発生しやすい。すべて，不完全な注射準備手順にある。そのため，刑事事件になったものも多い。判例には，「看護婦が医師の処方箋によって，静脈注射をするに際し，注射液の容器に貼付してある標示紙を確認せず，ブドウ糖液と誤信して，劇薬ヌペルカインを注射して患者を死亡させた場合」(最判昭28・12・22刑集7巻13号2608頁)，また，高圧酸素治療実施中の点滴に際して，点滴回路から空気が静脈に流入し，空気塞栓症から中枢神経障害を発生させた場合(千葉地判平3・6・26判タ771号201頁)などがある。なお，注射のショック死事件について，①その薬剤によるショック症例を，どの程度知っていたか，②予備検査そして，アレルギー反応の有無を調べ，問診をするなどの事前の安全確認を充分にしたかどうか，③薬剤投与時において，ゆっくり注射し，患者のアレルギー発症の兆候を監視するなどの注意をしたか，④患者の特異体質が発生原因になっているか，⑤いったんショック症状が生じた後に，その回復のための適切な措置をとったかどうか，が「注意義務」の問題点となる(『医療過誤判例百選』171頁〔野村〕)。

(2) 手術療法

①まず，この患者のこの病症には，手術の必要性があるかどうか，②手術にはどの方式の手術がよいのかの選択，③手術は，今すぐ施行すべきか，それとも細菌感染の危険がなくなった後がよいか，④手術に際して異物残存がないかどうか，⑤術後の患者の看視や管理体制は万全か，などは，手術を完全なもの

3 診断行為・治療行為・看護行為　29

図1－4　注射業務プロセス

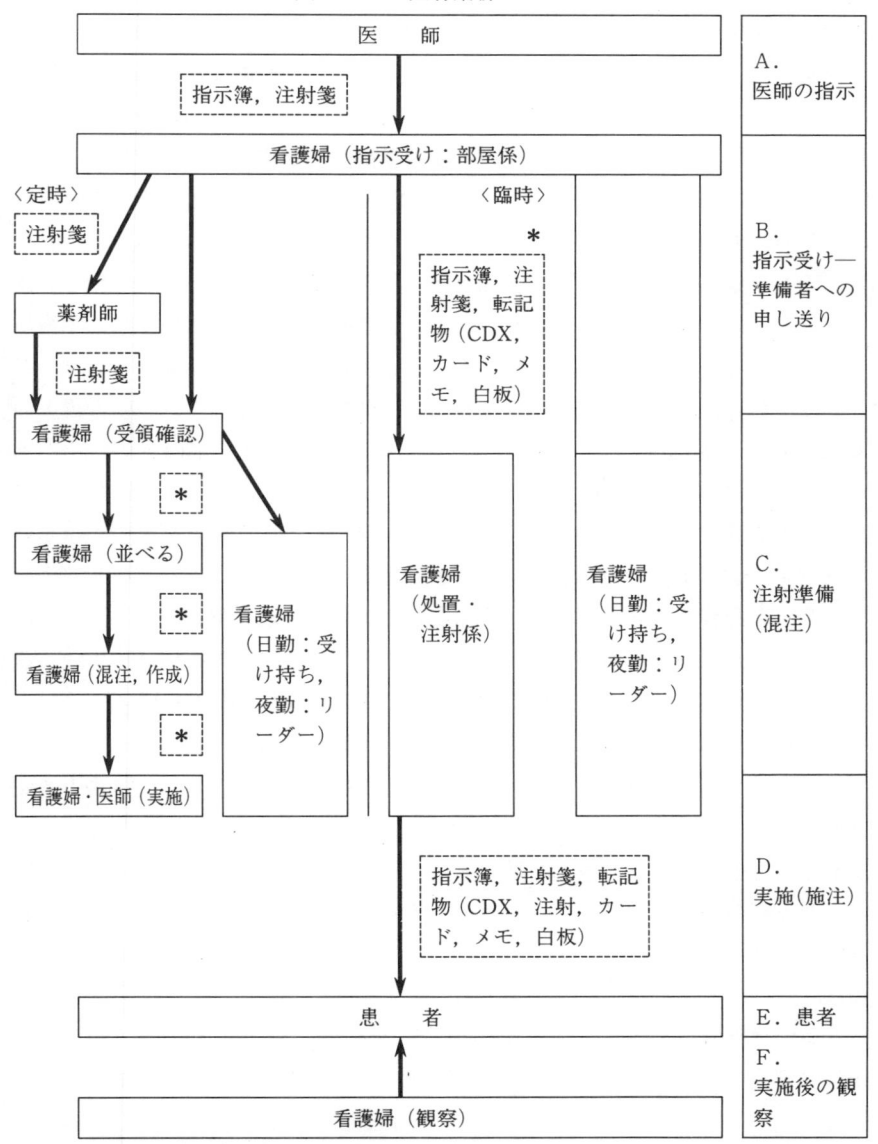

```
┌─────────────────────────────────┐  A.
│            医　師                │  医師の指示
└─────────────────────────────────┘
      │ 指示簿, 注射箋
      ↓
┌─────────────────────────────────┐
│   看護婦（指示受け：部屋係）      │  B.
└─────────────────────────────────┘  指示受け―
〈定時〉           〈臨時〉            準備者への
 注射箋             *                 申し送り
   ↓          指示簿, 注
 薬剤師        射箋, 転記
   │ 注射箋    物（CDX,
   ↓          カード, メ
看護婦         モ, 白板）
（受領確認）
   │ *
   ↓
看護婦                                C.
（並べる）      看護婦      看護婦     注射準備
   │ *       （日勤：受  （処置・   （混注）
   ↓         け持ち,    注射係）
看護婦        夜勤：リ                看護婦
（混注, 作成） ーダー）               （日勤：受
   │ *                                け持ち,
   ↓                                  夜勤：リ
看護婦・医師（実施）                   ーダー）
                                      D.
              指示簿, 注射箋, 転記    実施（施注）
              物（CDX, 注射, カー
              ド, メモ, 白板）
      ↓
┌─────────────────────────────────┐  E. 患者
│            患　者                │
└─────────────────────────────────┘  F.
      ↑                              実施後の観
┌─────────────────────────────────┐  察
│       看護婦（観察）             │
└─────────────────────────────────┘
```

（注）川村治子『事例から学ぶ医療事故防止』2000年より引用。

にするためには不可欠な要請でもある。

　重症患者や救急患者にとって**「手術」**（Operation）は最大の治療手段である。しかも，最近のハイテク・メジカル・テクノロジーは，高度な精密医療としてのコンピューターを内蔵した手術機器の導入によって，多くの生命が，死から救助されている。ところが，人間の高度の手術技法と精密医療機の組合せは，大きな恩恵を患者にもたらしたが，このMan-Machine systemは，その操作の技術修得が高度なだけに，ハイ・リスクをともなうものでもある。

　しかも手術は緊急時の判断が要請されるだけに，手術医師（執刀医）も看護婦も最も緊張するときである。そのうえ，患者の容態により手術中に，手術法を変更せざるをえない事態が発生することもまれではない。手術チームは，そのような場合，心電図による，異常所見の早期発見と看護婦の**「手術介護」**の敏速な対応が要求される。表1—3「医行為と看護行為」，図1—2〜3（24〜25頁）の治療のところを，もう一度見てもらいたい。このように医師の「医行為」と看護婦の「看護行為」は，密接な関係にあることを忘れないでほしい。

　判例は，①第1回目の胃切除後，通過障害の除去を目的とする，第2回手術により，全身衰弱状態を契機として死亡した場合，危険を冒してまで，第2回の再手術を必要とする理由があったのかとして，訴訟になったもので，「業務上過失」が判決された（横浜地判昭39・2・25下民集15巻2号360頁）。

　②舌癌に対する治療法の選択について，新鮮癌の段階で外科手術を行わず，プレオマイシン局注療法を選択したが死亡した場合は，そのことに業務上過失はないとされた場合がある（東京地判平元・3・13判タ702号212頁）。また，食道静脈瘤塞栓手術中に，患者が呼吸停止を起して，死亡した場合，診療担当病院が塞栓術の実施を相当とした判断が，その必要があったかどうか，の前提所見を欠いており，不相当だったと判断された（高松地判平3・12・9判タ783号197頁）。

　③急性腸炎の患者が，急性汎発性腹膜炎を発症して死亡した場合，担当医師が，腹膜炎の所見を見落とし，早期に開腹手術すべきところ，その時期を遅延してしまったのは，「業務上過失」にあたるとした（那覇地判平4・1・29判タ783号190頁）。

　④手術の技法，そのものに過失があるとされた判例（最判昭43・7・16判時

527号51頁）は、「左主気管支狭窄に対する気管支形成手術によって患者の左肺動脈本幹に損傷を生じ、左肺葉が上下とも全剔された事案について、結核性気管支狭窄にあっては、気管周辺の結締子および淋巴腺に生じた炎症が肺動脈に波及して、気管支と肺動脈が癒着するとともに、肺動脈が脆弱化しているのが常であり、執刀医師としては、ことにその癒着状態および血管壁脆弱化の程度に、注意をはらい、これらの点を仔細に検討し、剝離の可否を判断して、手術を進めるべき注意義務があったにもかかわらず、これをつくさなかった」と判断して『業務上過失』とされたのである。また、手術中に過失によって、手術用絹糸やガーゼを体中に残留してしまった場合の判例もある（大阪地判昭54・9・10判タ401号142頁）。

また、「手術後の患者の看視や管理」は、手術を完全なものに成功させるために欠くことのできない重要な医行為であり、看護行為である。判例は、「人工妊娠中絶手術後において、患者が血液循環不全による、心臓麻痺により死亡した場合に、手術前の身体状況の検査、手術後の患者看視体制に、医師の注意義務違反があった」と判断し、『業務上過失致死傷罪』の成立を認めた（福岡地判昭52・3・29判時867号90頁）。

最近は、治療方法の一種類として、「**放射線照射**」がある。放射線療法は、とくに、悪性腫瘍細胞の増殖機能を失わせるために使用される場合が増加してきた。それは、良性の血管腫等にも適応があるとされてきた。しかし、放射線療法は、その方法については、正常細胞にも及び、いわゆる放射線障害を与える危険性をもっている。そこで、放射線療法を行う場合には、その疾患の状況、程度を検討したうえ、本療法実施の必要性と危険性、代替的治療法の治療効果なども比較して、放射線量、部位、方法などの許容限度を総合的に判断して実施すべきであろう。

放射線療法実施についての効果と危険性についての判例がある。「顔面の毛細血管拡張症などの非悪性皮膚疾患の美容的な治癒を目的として、放射性同位元素ストロンチウム90のベーター線の外面照射治療を行ったところ、放射線皮膚炎が発症し、その治癒後瘢痕を残した場合に、まだ我国では、適応症なども、臨床的に確認されていない段階で、担当医師自身、いまだ十分な研究と経験もないまま、許容限度をはるかに超える照射をしたのは、業務上過失があったも

のといわざるを得ない」とされた（大阪高判昭41・6・29高刑集19巻4号407頁）。

(3) 術後管理

医療行為の最終課程（プロセス）で，最も大切な医行為である。これによって，診断行為が正確で適性をもったものであり，治療行為の成功を確認し，期待される治療効果があったかどうかの効果の判定にかかわる重要な行為である。もし，改善途上であれば，改善の時期を予測・決定しなければならず，治療行為としての効果が上がっていない場合や手術が効果を上げていなければ，他の治療方法に移らなければならず，あるいは再手術をしなければならない。さらに，医師の治療努力や延命努力にもかかわらず，回復の見込みがなく，死が不可避と考えられる患者であれば，「末期医療」へ移行の判定をしなければならない。そこでは，①**「ターミナル・ケア」**（Terminal Care）へ移行，痛みの治療，すなわち「鎮痛療法」や対症療法が必要になってくる。また，②患者の精神的ケアや，③**緩和療法**（Blliative Care）によって，治療の目的に反応しなくなった患者に，痛みやその他の症状のコントロールによる積極的な全人的ケアを行うことになる。さらに，進行すれば，治癒不能の患者に，「生命の質」（Quality of life）を最大限に享受できるようなケア——**ホスピス・ケア**（Hospice Care）の充実と施行が行われなければならない（厚生省・日本医師会編『末期医療のケア』1989年）。

医療行為，とくに「診断行為」と「治療行為」（とくに手術）「判定行為」には，一定の常例の手順があり，これを乱してはならない。とくに，「死の判定」を下す『臓器移植法』では，これが，厳重に法律で規定されている（臓器移植法施行規則，無呼吸テストの手順）。

【展開講義 3】「医事刑法」（Medical Criminal Law）とは何か

『医事刑法』は「医療」や「医事」に関する事項や事件に関連するケースを刑法的視点から整理，分析，解釈した領域をいう（加藤久雄『医事刑法入門』（2版）2000年）。『医事法』を集成して体系化されたのは唄孝一教授の『医事法学への歩み』（1970年）であるが，医事法を定義づけて，「医療の在り方に関する法規範のかかわり合いを体系化し，理論化することである」とのべている（「はしがき」）。そこからすれば，医事刑法は，その一領域ということになろうか。

「医事法学」も初期の頃は，もっぱら異状な死体の死因の究明や犯罪者の責任

能力の判断に主たる関係が向けられていた。したがって，名称も Medical Jurisprudence と称されていた。1990年以降，バイオエシックの問題や（「臓器移植法」をめぐる「脳死」論争），医業先端技術の導入，「遺伝」情報（DNA型鑑定），トリプルX型症候群（染色体異常）など，「医事紛争」や「医事過誤」の解決にあたって，従来の伝統的な基準や法解釈では，とうてい処理できないことが多発してきた。そこで，この解決と対応のために急速に発展してきた研究・学問領域が『刑法の領域では，医事刑法である』。とくに，平野龍一，中山研一，中谷瑾子，甲斐克則，加藤久雄，町野朔，高島学司，宮野彬，浅田和茂，上田健二ら諸教授の先駆的研究と論争が，医事刑法を充実させるに大きな貢献をした。

「治療行為」の正当性の要件は，①治療の目的，②医学水準上，一般に承諾された方法，③患者の同意，この３つの要件を具備した医師の治療行為が，刑法でいう「正当業務行為」（刑35条）に該当する。この治療行為には，相当な高度の技術を尽くして患者の利益を侵害する結果を回避する義務を尽くしても，治療行為に失敗する場合がありうる。そのような場合，医事刑法では，「患者の利益が不当に侵害された場合にのみ，患者を守る必要性の範囲のみ」介入すべきである」（町野朔『患者の自己決定権と法』32頁，1986年）としている。しごく，もっとも妥当な見解である。

そこで，医事刑法の技術論から，①不可抗力であったかどうか（これも客観的不可抗力論と主観的不可抗力論があり，両方検証することが必要），②医師に現代医学の水準からみて，その結果を予見することが可能だったかどうか，③医師にそのことを「期待することができたかどうか」（期待可能性の理論），④医師の細心の注意をもってすれば，患者が死亡するという結果を避けえたかどうか，を検討することになる。

そこで，患者は自己の治療につき「治療の選択権」があり，医師の治療方法，内容，危険性につき報告を受けて同意するわけであるが，これが，いわゆる「患者の自己決定権」である。これについて医師法で，「臓器移植法」に，①「本人同意」と「他者同意」としての，家族および医師の決定権までを含めて，『同意の原則』（Consent）を確立することが重要であろう。さらに，一方，末期患者および救急患者の救命権の**不可侵の原則**（nonmalefieience）を保障することが大切であり，これらを医師法か『患者の権利法』（仮称）に規定すべきであろう。こうした，患者の保障法とあいまって，刑法上の保護が機能するとき，「医事刑法」は，さらに充実したものになるであろう（アルビン・エーザー，上田健二＝浅田和茂編訳『先端医療と刑法』1990年参照）。

3.4 看護行為とは——総説

看護婦の看護行為は，(1)診断場面における**「看護診断」「看護診察」**，(2)治療場面における**「看護計画」「手術の介助」**，(3)術後管理場面における「バイタルサイン」の管理（集中治療），(4)注射行為，(5)予後判定の**「効果判定」**，(6)ターミナル・ケアでの看護行為，(7)健康診断における診療介助，(8)在宅医療の訪問看護，(9)出産時介助行為，に分類される。すでに前述したとおり「看護婦の業務（看護行為）」については，保助看法5条に「傷病者若しくは，じょく婦に対する療養上の世話または診療の補助」とされている（**2.3**医療従事者(1)看護婦の項参照）。

しかし，最近の病院現場では，「看護の独立性と専門性」の立場から，先進各国において，看護婦が患者の世話をする「看護診断」をして，「看護計画」を立て，「結果を評価する看護行為」をするのが一般的になりつつある。最近の医療行為は「チーム医療」であるから，医師との協同作業であり，反面，「絶対的看護行為」と「相対的看護行為」があり，前者は，独自性と専門性をもち，後者は，医師の治療行為の介助性をもつものである。

(1) 看護婦の「看護診断」は，患者について家族から，生活歴や家庭環境，経済状況などの情報を収集するところから始まる。アメリカの看護診断の診断内容の収集よりはるかに少ないが，医師に報告することによって患者の病態診断がより可能になる。将来は，コンピューターによって，より詳細なデーター項目が入力されて，看護診断もより収集が容易になり，正確に診断ができるようになるであろう。次に，「看護診察」は，看護婦の場合においては，生理機能上の診察が中心で，患者のバイタルサインや，体重，身長の計測や，患者の活動性を見て，さらに，生活環境などから診察をするものである。

(2) 治療場面での看護婦の看護計画は，患者の入院後の薬物療法についての，これからの服薬指導や入院中の生活指導を中心に行われる。なお，手術による治療の場合は，外科の執刀医，麻酔科医とチームを組んで，ベテラン看護婦（3名）と新入看護婦（2名）の組合せによる手術介助が理想であるが，現実に問題の発生した事例は，開業医の医師1名で，看護婦3名の体制で，12歳の男児が虫垂炎となり，夜間，手術が開始されるような場合である。麻酔は腰椎麻酔で，手術開始までに10分。麻酔の効果の判定のためのレベル判定をしないで，

手術が開始されている。モニターとしては，血圧を看護婦が5分ごとにカフで測定したが，それ以外のモニターはない。手術がはじまると患者の男児は，不安のためか泣き叫ぶので，医師は，看護婦に鎮静薬を静注するように指示。鎮静薬の静注後，患者の男児はおとなしくなった。しばらくすると術野の血液の色が悪いことに医師が気づく。同時に，看護婦は，患者の男子が呼吸していないことに気づく。その後，心肺蘇生術を試みたが患者の男児は死亡した。

この事例で，医学的に問題が指摘されるのは，①このような人的環境での手術計画に無理がある。②モニターの不備があげられる。パルスオキシメータが装着されていたら，心停止や呼吸停止に陥る1分以上前に，低酸素血症の異常が判明し得た。③腰椎麻酔時のチェックポイントの欠如である。専門ベテラン医師によれば，高位麻酔の事故である，とされる。このように緊急なバイタルサインや手術機械渡しなど，手術介助の看護行為は，ハイ・リスクに満ちている。したがって，正確な看護知識とモニター機械などの手順や規則を守り，正確ですばやい医師の指示を行使することが望まれる。

(3) 術後管理場面における「バイタルサイン」や異常所見の早期発見と医師への事前・事後の報告と指示を受けることが看護行為として求められる。判例となった事例は，新生児の臀部の清潔保持が不充分だったために，黄色ブドウ球菌に感染し，これを治療するため，カナマイシンを投与したところ，その副作用により，強度の難聴の発症をみたもので，「業務上過失」が認められたものである（京都地判昭48・10・19判時765号89頁）。また，「虫垂炎の手術」後，呼吸抑制をうかがわせる初期症状の段階で把握し，医師への連絡等，適切な措置をとらなかった，看護婦の「業務上過失」を認めた判例が多い（東京地判昭53・10・27判タ378号145頁）。

(4) 看護婦の注射行為については，すでに述べたところである（注射行為のプロセス参照のこと）。

(5) 予後判定の場面の看護行為は，医師の指示をあおいで，患者の治療効果の判定をすることである。治療の改善の効果が現われて，退院できるように**「自立の援助」**をすることは，この時期に看護行為としては大切なことである。

(6) それとは反対に，医師の治療努力や看護努力にもかかわらず，回復の見込みがなく，死が不可避の患者には，看護婦は，ターミナル・ケアへの移行が

行われる。看護婦は，医師の指示を徹底させ，正確に症状の変化を把握して，患者の痛みを判定して，鎮痛のための注射と点滴を医師の指導の下で行わなければならない。

(7) 健康診断における診療介助

(8) 在宅医療として，患者の居宅へ訪問して看護する**「訪問看護」**がある。看護診療である。身体の機能が向上するように看護し，患者を世話して，自立の可能性を増大させることが，この時の大切な看護行為である。保健婦の主たる業務ではあるが，医師の往診に従って看護婦が行うこともできる。

(9) 最後は，**出産時の介助行為**とじょく婦と新生児に対する**看護行為**である。分娩や助産行為は，本来，主たる業務は，助産婦が行う業務であるが，産婦人科の看護婦は，出産時の介助行為やじょく婦と新生児の世話も看護行為である。分娩にともなう事故も多く，医師の指導の下，助産婦と協力して，この対応にあたらなければならない。

事故の内容は，①弛緩出血による母体死亡が一番多く，以下の順になっている，②子宮破裂，③分娩時の急死，④帝王切開，⑤胎盤早期剝離，⑥頸管裂傷，⑦子癇が主なものである。とくに多いのは，**「分娩時出血事故」**で，出血と輸血の関係で，看護行為が要請される。産科出血には，止血が根本的措置であるが，それに先立って，暫定的に子宮を圧迫して止血をはかり，十分な量の輸液と輸血を実施しうる条件の下で，止血措置に着手するという慎重な態度が要求される。また，分娩にともなう新生児の事故も多い。最も多いのは，①脳性麻痺，②分娩直後の児死亡，③上腕神経叢麻痺，④分別中の児死亡の順になっている。

判例は，27歳の初産婦で，陣痛がはじまり，入院した。正常に経過していたところ，夜半より100bPm以下の高度徐脈が発生し，いったん回復したが，再び徐脈となった。内診の結果，第二前方前頭位という「児頭回旋異常」が発生していた。医師はクリステレル胎児圧出法を選択して，助産婦や看護婦に介助させ，その後さらに，吸引分娩を実施し，滑脱したため鉗子分娩によってAは出生した。Aは出生直後のアプガースコアは3点で，重症仮死の状態にあり，蘇生術を実施した結果，自発呼吸が出現した。その後，B病院に転送されたが，脳性麻痺と診断され，ほどなくして，けいれん，重積による呼吸不全で死亡し

た事例で,「徐脈が一旦回復したことで,子宮収縮剤の投与を実施したことに誤りはない。しかし,その後,再度徐脈が出現し,その回復が遅延したときは,胎児低酸素症の疑いと診断し,ただちに,子宮収縮剤の投与を中止すべきである。そして,急速遂娩を実施するか,不可能な場合は,体位交換を行い,母体への酸素投与,ブドウ糖の点滴などによって回復をはかり,帝王切開の実施を準備すべきだった」として,民事事件として6,100万円の損害賠償責任を認めた(平11・12・15民事事件)。

ところで,組織医療やチーム医師で,医師と看護婦そして検査部,手術部と機能を分担しあっている場合には,誰が過失を起したのか判明しないため,共同行為者に,連帯責任が認められることになる(民719条後段)。刑事事件でも,診療過程で過失があったが,その帰責を明らかにして行われたのでないかぎり,全員について「業務上過失」を認めた(広島高判昭32・7・20高刑特報4号696頁)。

【展開講義 4】 看護婦の看護事故と法的責任

看護婦の看護行為は,前述のとおり,「絶対的看護行為」と「相対的看護行為」があり,医師と共同して検査・治療における看護行為を遂行するチーム医療においては,看護事故の法的責任の所在は複雑である。いったい,看護事故はどう扱われるべきであろうか。

看護婦だけの単独責任なのか。医師と看護婦とが共同責任をとるのか。それとも,その事故については,医師と看護婦は個別の責任を追及されるのか。あるいは,看護婦のミスは医師の責任に含まれるのか,または,その病院の責任となるのか。看護業務の実態は,医師の指導の下で,医師の業務と密接に従属的な関係において行われている。

そこで,看護行為の「治療看護」と「診療の補助」「助産業務」「保健婦指導業務」について,看護婦の事故判例を通して考察してみよう。

看護婦の過失は,医師の責任であるとする判例は古くから多い。これは,医師が看護婦を指導監督して,治療を補助させる看護行為に着目して,診療補助行為をする「医師・看護婦一体論」にもとづくものである。しかも,それは,医師の優位性と看護婦の従属性という形でとらえる「ドクター優位の原則」に立脚するものであった。「硬膜外血腫の観察に過誤のあった看護行為」判決(岡山地判昭

58・8・31）や「看護婦の過失による脳動脈瘤破裂による死亡事件」（東京地判昭57・11・29民事事件）がそれである。
　次に，看護婦の補助行為に過失があったのは病院の使用者責任とするものがある。「高圧治療点滴の看護婦の過誤の行為」に対して民事上の病院の過失責任を認めた千葉地判平3・6・28がそれである。また，「常位胎盤早期剥離が医師への連絡懈怠による看護の過誤による場合」（東京高判昭58・10・27民事事件）でも，病院の使用者責任を認めたものがある。これは，医師や看護婦の責任は，病院の全体制の中で評価すべきであろうとする立場である。
　看護婦の単独の過失責任を認めた場合，もある。判例では，看護婦の療養看護行為中に起こったもので，新生児が体重計から熱湯の入ったバケツに転落して死亡した場合で，看護婦の「業務上の過失致死罪」が認められたものである（大分簡裁略式昭39・3・7刑事事件）。診療補助としての看護行為（北大電気メス事件）が，看護婦の「業務上過失傷害罪」（刑法211条）に処せられた判例がある。手術室の電気メス機のケーブルを高電圧に看護婦が誤って接継し，医師が気づかずに使用したところ，下腿部に，熱傷を生じて切断するに至ったものである（札幌高判昭51・3・18刑事事件）。
　保健婦に医薬品過誤があったとして，刑法上の業務上の過失傷害を認めたものがある（下妻簡裁略式昭44・10・29。保健婦が，集団検診の際に，ワクチンを投与すべきところ，誤って消毒液を配分して幼児多数に傷害を負わしたもの）。助産婦の業務では，「Rh式の母子血液型不適合により，新生児に脳性麻痺が発症しているのに，両親の血液型を確認せずに発見が遅れたのは，助産婦の過失」だとして，民事事件として「債務不履行による損害賠償の責を負わされた」。これは，民法415条により，助産婦は患者に対して「善良な管理者の注意義務」を怠ったことによったものである。
　「チーム医療」にかかわらず，看護婦が，医師の指示なしに診療行為をして事故を起せば，その責任は免れない。医師や同僚看護婦との連携の欠如による事故も多い。「処置書を渡され麻酔注射を命ぜられた看護婦Aが，ネンブタール50mgは注射液1mlにあたることを調べたが，その説明もせずに，注射をB看護婦に依頼し，Bが『50ミリ全部ね』」と問い，『うん』というAの返事により，50mlと誤信して注射したところ，患者が急死した事件である。」これは，看護婦同僚間の不正確な連絡と，確認をおこたり，誤りを発見できなかった点に「業務上過失傷害致死罪」の刑事責任が科されたのである（福岡高判昭44・10・23「麻酔薬量過失注射事件」。福田平「電気メス器誤接事件」『医事判例百選』1949年，123

頁。菅野耕毅「看護事故と法的責任」『医事法学』9号1994年，93頁以下参照。桑野タイ子「看護事故発生のメカニズム」『医事法学』9号，1994年，79頁以下)。

4　医療制度とは

◆　**導入対話**　◆

学生：医療制度というのは，保健行政のことなのですか。
教師：それは狭い概念ですね。昭和12年頃までは，そう呼ばれていました。それ以前は衛生行政などとも呼ばれていましたよ。最近，医療法が平成4年に大改正されてから，わが国の医療制度もたいへん進展しました。
学生：先生。最近，問題になっている平成12年4月から始まった「介護保険制度」はどんな制度ですか。
教師：ああ，これは老人介護制度の一種ですが，この制度は，その性格上，社会保険の一種でもある新しい制度です。なにしろ，日本は世界一の長寿国になりましたからね。それを介護する家族も，半数以上が60歳を超える高齢者です。しかも介護が長期にわたりますので，家族だけでは，とても支えていけません。そこで，社会全体で支えていこうという社会保険制度が発足したのですよ。

4.1　医療制度の概説──医療法

わが国では，昭和22年頃から，病院や診療所の医療供給機関に関する医療法や医師法，保健婦・助産婦・看護婦法，薬事法が次々に制定され，「医療保険に関する法体制」が整備されて，できあがってきた。その後，感染症対策が着実に成果をあげ，わが国人口の高齢化などにより，医療も，悪性新生物，心疾患，脳血管疾患などの成人病が増加し，成人病対策や老人のために「老人保健法」(1982年) が制定された。

医療制度は，その国の文化の程度を反映し，国家目標を示すものである。わが国の憲法は「健康で文化的な最低限度の生活を営む」生存権的基本権の保障の規定を設けて，「社会福祉，社会保障および公衆衛生の向上および増進を計る」ことを国家目的としてきた。

医療制度の柱として，大きく分けて，①社会保険医療制度，②薬事保健制度，③老人介護医療制度，④地域医療制度などがある。

そこで厚生省は，医療制度の抜本的見直しを企画して，平成4年，医療法の大改正を行った。それは，わが国の高齢化と医学医術の進歩に対応して，患者の心身の状況に応じた良質かつ適切な医療を効率的に提供する体制を確保するため，医療提供の理念を明示し，医療提供施設を機能に応じて体系化することであった。

(1) 医療提供の理念は「医療は，生命の尊重と個人の尊厳の保持を旨とし，医師，歯科医師，薬剤師，看護婦その他の医療の担い手と医療を受ける者（患者）との信頼関係に基づいて，患者の心身の状況において，治療・予防・リハビリテーションを含む良質・適切なものでなければならない」（医療1条の2第1項）。

(2) 高度医療を行う，①特定機能病院と，②老人の長期入院患者のための療養型病床群を新たに創設した。

(3) 「在宅医療」を受ける患者に，効率的に医療提供施設の機能を提供する義務の法定化がなされた（医療1条の2第2項）。

「特定機能病院」 は，「病院施設」のほかに，①集中治療室，②救急用または患者輸送用自動車を除く「総合病院の施設」，③診療に関する諸記録（(a)過去2年間の病院日誌，(b)各科診療日誌，(c)処方箋，(d)手術記録，(e)看護記録，(f)検査所見記録，(g)エックス線写真，(h)紹介状および退院患者の入院期間中の診療経過の要約）（医療法規則22条の3）。④病院の管理・運営に関する諸記録（(a)高度医療提供の実績，(b)高度医療の技術の開発・評価の実績，(c)高度医療の研修実績）（同法規則22条の3）。⑤無菌病室および医薬品情報管理室（同法規則22条の4）の設備を完備しなければならない。

「療養型病床群を有する病院」 は，医師と看護婦の数を法定している。医師の数は次の数式による。

$$(\{(療養型病床群の医科入院患数 \div 3) + \{(療養型病床群以外の医科入院患者 + 医科外来患者数)\} \div 2.5 - 52\} \div 16 + 3)$$

看護婦および准看護婦は，

$$\left(\frac{\text{療養型病床群の入院患者数}}{6} + \frac{\text{療養型病床群以外の入院患者数}}{4} \right)$$

4.2 社会保険医療制度

わが国では国民すべてが，医療は，社会保険医制度によって治療の診療報酬が支払われるのが原則である。わが国の社会保険医療は，現物支払方式を採用しており，診療費償還方式は，例外的に扱われているにすぎない。わが国の社会保険の医療体系は，さらに，職域保険と地域保険に分けられる。保険医療機関は，健康保険法に定められている療養の給付については，療養担当規則に従わなければならない（健保法43条の4第1項）。

給付は，①診察，②薬剤または治療材料の支給，③処置，手術その他の治療，④病院または診療所への収容，⑤看護，⑥移送についてなされる（同法43条第1項）。

社会保険の診療報酬は，本来なら保険者が支払うべきであるが，手続が複雑なので，**「社会保険診療報酬支払基金」**（公法人）が，保険者に代って支払ってくれる機関である（社会保険基金法1条）。この基金は，生活保護法，身体障害者福祉法，児童福祉法も担当している。この基金機構は，業務として，診療担当医師から提出された**「診療報酬請求書」**の審査を行う。さらに内容に不明・不審な点があれば，**「いわゆる減点査定」**を行う。

4.3 薬事保健制度——薬害問題と対策

わが国の薬事保健制度は，薬事法を中心に運用されてきている。昭和30年代後半より海外からの医薬品の輸入によって，サリドマイド，コラルジル，スモン，エイズ血清（AIDS），薬害ヤコブ病，などの医薬品の副作用や傷害，死亡事故が多発して，大きな社会問題となってきている。そこで，昭和54年，平成5年の改正と薬事法の数次の改正がなされたにもかかわらず，事故が多発しているのはどうしたことであろうか。

厚生大臣は，国民の薬事行政の責任者であり，厚生省職員を指揮，監督する権限を有するのであるからして，①**「立入検査」**（厚生省令規則62条の2第3項）によって，該当する疑いのある医薬品を収去させるべきである。さらに，

医薬品による，保健衛生上の危害の発生または拡大を防止するため，販売や授与を一時停止し，応急の措置をとるべきである。これが**「厚生大臣の緊急命令」**（同規則69条の2）である。

そのうえ，このような輸入医薬品については，厚生大臣は**「廃棄命令」**（薬事法70条1項）ができるのであるから，「緊急の必要がある場合」に該当するものについては当然に処置しなければならない。それが輸入の医薬品であれば，保健衛生上の必要から，輸入の承認を取り消さなければならない（薬事法74条の2第1項）。さらに，悪質な輸入販売業者であれば，その資格を取り消すこともできるのである（同法75条）。

厚生大臣は**「薬事監視員」**をして，報告，徴収，立入検査，廃棄処分など，必要な処分をさせることができる（同法70条2項）。

そしてまた，かかる医薬品の安全性に関する**必要な情報を提供**する義務がある（同法77条の3第2項）。それを受けて，病院，診療所の医師は医薬品の適正な使用のために，これらの情報の活用に努めなければならない（同法77条の3第4項）。さらに，輸入承認を受けるために提出された「治験」の対象薬物の使用についても，厚生大臣は，保健衛生上の危害の発生または拡大を防止するため，取消処分がなされなければならない（同法80条の2第3項）。

その上で，すでにスモン病の被害患者や，クロロキンの被害者など，薬害で生じた患者については，特別法によって救済する必要がある。

4.4 老人介護医療──介護保険制度

わが国の高齢化社会の当然の結果として，いまや老人介護医療は，緊急の社会問題となりつつある。日本人の平均寿命は男性76歳，女性82歳で，2050年には，3人に1人が65歳以上という超高齢化社会が到来する。この高齢化と同時に，介護を必要とする寝たきりや痴呆のお年寄りの数は2025年で，推計で500万人を超えるだろうと厚生省は推定している。その解決策の1つとして誕生したのが介護保険制度である。

この社会保険制度は特殊なもので，65歳以上の人が，介護が必要になったときに，介護サービスが受けられる制度である。その財源は，①40歳以上の国民から徴収する保険料と，②国・都道府県・市町村が負担する公費という性格の異なるものからなり，国民全体が支えるのではなく，40歳以上の中高年層が

「世代間助け合い」と称するシステムになっているところに特殊性がある。しかも，社会保険でありながら公費は50％で，その内訳は，国が25％，都道府県が12.5％，市町村が12.5％となっている。65歳以上の高齢者の保険料は17％で，40歳から64歳までの若年者の保険料は33％である。65歳以上の者は第1号被保険者といい，②一定額以上の年金を受けている者は，月額平均2,500円程度年金から天引される。65歳以上でも，一定額にならない人や年金を受けていない人は，平均で月額1,200円程度，市区町村へ個別に納める。③40歳から64歳までの者は，第2号被保険者といい，医療保険に加入している人は，平均で月額2,500円程度，医療保険の保険料として徴収される。

介護サービスを受けられるのは，65歳以上で，①要介護状態になった場合と，②要支援状態になった場合のみである。40歳から64歳の第2号被保険者でも「特定疾病」（初老期の痴呆，脳血管疾患（脳出血，脳梗塞など），糖尿病性関連疾患，慢性関節リュウマチ，骨折を伴う骨粗鬆症など）の場合だけ利用できる。

介護保険制度利用の手続は，①居住地の市町村の介護保険の窓口に申請する，②市町村の職員による調査訪問があり，かかりつけの主治医の意見書を作成する，③複数の専門家によって構成された「介護認定審査会」で「介護度」を審査する。そこで，認定の結果，①要介護，②要支援，③自立に3区分して本人に通知する。「介護度の認定」には，一応の基準がある。表1—4を参照。これを見てもわかるとおり，介護度5段階評価法で1の一部介助から5の全面介護までである。原則として「在宅介護医療」を予定している。

「介護内容」は現在のところ，①訪問看護，②訪問リハビリテーション，③滞在型のホームヘルプ・サービス，④週1回のデイ・サービス，⑤特殊寝台，エアー・パット，車いすの貸与などである。この程度が，はたして高医療というかるか，この介護保険には問題点が多い。ともあれ，この制度は出発したばかりである。今後の修正改善を待つとして，介護サービスにあたるのは，多様な指定業者（社会福祉法人，民間企業，農協，生協，民間の任意団体も特定非営利活動促進法（NPO）によって法人格をもてば業者になれる）によって行われる。

施設サービスを受ける場合は，その入所費と自己負担額は表1—4に示すとおりである。これらの認定や介護サービス計画を作る者として，介護支援専門員（Care Manager）をもうけた。

表1—4

要介護度		認定の基準	給付	在宅のサービス標準例	平均月額	自己負担額
要介護	5	日常生活を遂行する能力は著しく低下しており、生活全般にわたって全面的な介助が必要。	介護給付	●1日3、4回程度のサービス ・週5回のホームヘルプサービス（滞在型） ・毎日2回，早朝・夜間の巡回ホームヘルプ ・週2回の訪問介護サービス ・週1回のデイサービス ・1カ月に1回程度のショートステイ ・福祉用具貸与（特殊寝台，エアーパッド等）	35万円	3万5千円
	4	日常生活を遂行する能力はかなり低下しており、排泄や入浴、衣服の着脱など全面的な介助、食事摂取に一部介助が必要。		●1日2、3回程度のサービス ・週6回のホームヘルプサービス（滞在型） ・毎日1回，夜間の巡回型ホームヘルプ ・週2回の訪問看護サービス ・週1回のデイサービス ・2カ月に1回程度のショートステイ ・福祉用具貸与（車いす，特殊寝台等）	31万円	3万1千円
	3	立ち上がりや歩行など自力ではできない。排泄や入浴，衣服の着脱などに全介助が必要。		●1日2回程度のサービス ・週2回のホームヘルプサービス（滞在型） ・毎日1回，夜間の巡回型ホームヘルプ ・週1回の訪問看護サービス ・週3回のデイサービス ・2カ月に1回程度のショートステイ ・福祉用具貸与（車いす，特殊寝台等）	26万円	2万6千円
	2	立ち上がりや歩行など自力ではできない場合が多い。排泄や入浴などに一部介助または全介助が必要。		●1日1、2回程度のサービス ・週3回のホームヘルプサービス（滞在型） ・週1回の訪問看護サービス ・週2回のデイサービス ・3カ月に1回程度のショートステイ ・福祉用具貸与（車いす）	20万円	2万円
	1	立ち上がりや歩行などに不安定さがみられることが多い。排泄や入浴などに一部介助が必要。		●1日1回程度のサービス ・週3回のホームヘルプサービス（滞在型） ・週1回の訪問看護サービス ・週2回のデイサービス ・3カ月に1回程度のショートステイ ・福祉用具貸与（車いす）	17万円	1万7千円
要支援		立ち上がりや歩行などに不安定さがみられることが多い。排泄や入浴などに一部介助が必要。	予防給付	●週2、3回程度のサービス ・週2回のデイケア ・6カ月に1回程度のショートステイ ・福祉用具貸与（歩行器）	6万円	6千円
自立		「要介護」「要支援」および元気なお年寄り	介護保険制度ではなく保健福祉事業としてある	・介護の方法の指導 ・要介護状態になることの予防 ・利用者負担に対する資金の貸与 ・家族リフレッシュ事業		

★施設サービスの入所費と自己負担額

入所施設	入所費平均月額	自己負担平均月額
介護老人福祉施設（特別養護老人ホーム）	315,000円	31,500円と食費相当分
介護老人保健施設	339,000円	33,900円と食費相当分
介護療養型病床群	461,000円	46,100円と食費相当分

＊自己負担について厚生省医療保険福祉審議会老人保健福祉部会（平成10年12月2日）資料および厚生省介護保険制度実施推進本部資料より作成したもので，今後変わることがあります。

65歳以上の介護保険料に何らかの減免を予定する市町村

北 海 道	稚内市＊，美唄市＊，留萌市＊，千歳市，夕張市，三笠市，忠類村，空知中部広域連合（1市5町）
岩 手 県	山田町＊，岩泉町＊
茨 城 県	古河市＊
栃 木 県	足尾町，小山市（来年4月から）
埼 玉 県	鳩山町
千 葉 県	流山市◎，船橋市，我孫子市，八千代市＊
東 京 都	小金井市＊，狛江市＊
神奈川県	横浜市◎，川崎市，横須賀市
石 川 県	松任市，美川町＊
山 梨 県	富士吉田市
岐 阜 県	高山市＊，美濃加茂市＊，七宗町＊，白川町＊，笠松町＊，蛭川村＊
静 岡 県	藤枝市＊，三ケ日町＊
愛 知 県	豊田市＊，知立市＊，碧南市＊
三 重 県	松阪市
滋 賀 県	近江八幡市，水口町＊
京 都 府	八幡市＊，亀岡市◎，京北町◎，園部町◎，丹波町◎，日吉町◎，瑞穂町◎，和知町◎
大 阪 府	大阪市，八尾市
兵 庫 県	神戸市，芦屋市，西宮市，伊丹市＊，川西市，福崎町，竹野町＊，出石町
和歌山県	湯浅町＊
鳥 取 県	泊村，赤碕町
島 根 県	六日市町＊

（＊印は全額免除，助成あり，◎印は6段階徴収）

「寝たきり老人や痴呆の進んだ介護の十分に必要な老人」には，「施設サービス」として，①介護老人特別養護ホーム，②介護老人保健施設，③介護療養型病床群（これについては，すでに前述した）がある。この介護保健制度は，その形態や方式に違いがあるが，すでに，ドイツ，アメリカの各州や，イギリスなどでも実施されているが，その反省期に入っており，多くの問題点も指摘されている。

第2章　医療プロダクション

1　医行為の概念

― ◆　導入対話　◆ ―

学生：医行為というのは，どういう行為のことですか。

教師：一般的に，医師がする診察とか治療は，医行為のなかに含まれます。医行為とは何かについて，通説・判例の立場は，「医行為とは，医師の医学的判断および技術をもってするのでなければ，保健衛生上，危害を生ずるおそれのある行為」としています。

学生：はりとか，きゅうというのは，医行為ですか。

教師：医行為の概念を広く解した場合，つまり，広い意味での医行為ですが，上で述べた医行為（これは，狭い意味でのそれです）ではなく，医業類似行為と呼ばれている行為です。はりとか，きゅうは，医業類似行為のなかでも，免許医業類似行為といって，特定の免許のある人にかぎって，できるのです。

学生：今いわれた，広い意味での医行為とは，どのようなものですか。

教師：疾患の治療，予防あるいは保健のための行為が広い意味での医行為で，これには，医師だけしかできない行為のほかに，免許医業類似行為やこれら以外の届出による行為（届出医業類似行為）などがあります。

学生：狭義の医行為は，医師だけしかできないのですね。

教師：そうです。

学生：しかし，診療所や病院では，看護婦が狭義の医行為といえるようなことをしていると思うのですが。

教師：看護婦の業務は，保健婦助産婦看護婦法5条によると，傷病者またはじょく婦の「療養上の世話」と「診療の補助」ということになっています。診療所や病院で看護婦が狭義の医行為といえるようなことをやっているのは，「診療の補助」として行っているのです。

学生：「診療の補助」行為といえるならば，看護婦は，勝手にそういうことがで

きるのですか。
教師：できません。保健婦助産婦看護婦法37条にありますが，医師の指示がある場合にだけ，その監督のもとで，できるのです。
学生：では，指示や監督があれば，「診療の補助」として，どのようなこともできるのですか。
教師：たとえば，手術のように，危険性の高い行為は，たとえ指示があったとしても，できません。このように医行為のなかには，「診療の補助」を許さず，医師みずからがしなければならない行為があるのです。**絶対的医行為**と呼ばれています。「診療の補助」ができるのは，比較的危険性の低い行為で，**相対的医行為**と呼ばれています。
学生：具体的にある医行為が絶対的医行為なのか，それとも，相対的医行為なのかを判別するのは，困難だと思いますが。
教師：たしかに困難なことですが，一応，区別されています。この点で，しばしば問題となるのは，静脈注射です。つまり，医師は，看護婦に静脈注射をすることを指示できるか，あるいは，医師の指示があれば，看護婦は，「診療の補助」として静脈注射をすることができるかという問題です。

1.1 医　　業

医師法17条は，「医師でなければ，医業をなしてはならない」と規定しており，医師に業務の独占を認めている。これは，医師でない者が，医業を行うと，国民の生命・健康にとって危険であるという理由によるのであって，上記17条の規定が，医師に業務独占の特権的地位とか権利を認めているのではないと一般に理解されている。つまり，医師の業務独占は，無資格者の医業を禁止することの反射的利益だとされるのである。なお，本条に違反した者は，同法31条により，2年以下の懲役または2万円以下の罰金に処せられる。

では，このように医師のみができる医業とは何か。一般的・形式的には，「医業とは，医行為を業とすることである」といえる。問題は，そこにおける**「医行為」**とは何か，**「業」**とは何かという点である。まず，「業」とは何かからはじめよう。

(1) 「業」の概念

この概念について，判例においては，①常業とするもの（大判大3・4・7刑録19輯1457頁），②営業の目的をもってなすもの（大判明40・12・5刑録13輯1338頁），③生活資料を得る行為の反覆（大判明43・10・31刑録16輯1792頁）などの立場が表明されたが，現在では，大正5年来の反覆継続意思説つまり「医業トハ反覆継続ノ意思ヲ以テ医行為ニ従事スルノ謂ニシテ生活上ノ資料ヲ得ル目的ノ有無ハ其意義ヲ定ムル標準ト為ルモノニ非ス」（大判大5・2・5刑録22輯109頁）とするのが，判例の確立した立場である。学説の多くも，この立場をとっており，かような意思があるかぎり，医行為が何回行われたか，本業であるか副業であるか，診療報酬を得たかどうかは，ここにおける「業」の成立にとって，かかわりはないとしている。

(2) 医行為の概念

医行為には，広義のものと狭義のものとがあり，前者は，疾患の治療，予防あるいは保健のための行為で，これには，医師だけしかできない行為のほかに，医師でなくても，あん摩やマッサージ，あるいは，はりやきゅうなどのように特定の免許のある者ができる行為（免許医業類似行為：**あん摩マッサージ指圧師，はり師，きゅう師等に関する法律**1条を参照）や，これら以外の届出による行為（届出医業類似行為：あん摩マッサージ指圧師，はり師，きゅう師等に関する法律12条の2を参照）などがある。狭義の医行為である後者は，医師にしかできない行為であり，以下で 医行為というときは，狭義のそれを指すことにする。

医行為とは何かについての学説・判例の立場を要約してみよう。①医行為の観念，および，その範囲は，社会通念による，②医行為とは，人の疾病の診療を目的とする行為である，③医行為とは，人の疾病治療を目的とし，現時医学の是認する方法により診察・治療をなすこと，換言すれば，主観的には疾病治療を目的とし，客観的にはその方法が現代医学にもとづくもので診察治療可能のものであることを要する，④医行為とは，医師の医学的判断および技術をもってするのでなければ，保健衛生上，危害を生ずるおそれのある行為である（以上については，主として，伊藤＝小野＝荘子編『注釈特別刑法・第8巻』〔1990年〕56頁〔河村博〕を参照して，要約した）。

上記①の立場に対しては，「問をもって問に答えるもの」と批判され，②の立場に対しては，疾患を予防するための行為が除外されてしまう点，治療目的

の加持祈禱も医行為となる点，および，あん摩，はり，きゅうなどとの区別が明確でない点が批判され，③の立場に対しては，これも，あん摩，はり，きゅうなどとの区別が明確でないと批判されている。かようなことから，けっきょく，④の立場が，通説・判例となっている（たとえば，野田寛『医事法・上巻』〔1984年〕60頁以下，大判大2・12・18刑録19輯1457頁，最判昭56・11・17判タ459号55頁）。医師の行う行為のうち，治療を目的としないものもあること（たとえば，腎臓移植のためにする健康体からの腎臓摘出行為）や，無免許医業禁止の立法理由（医師でない者が医業を行うと，国民の生命・健康にとって危険であるという前述の理由）からみても，正当とされるのである（野田・前掲書60―1頁，金川琢雄『現代医事法学』〔改訂第2版，1995年〕36頁など）。

　以上，(1)(2)で紹介した通説・判例を総合すると，医師法17条でいう医業とは，反覆継続の意思をもってする行為で，医師の医学的判断および技術をもってするのでなければ，保健衛生上，危害を生ずるおそれのある行為ということになり（たとえば，東京地判平2・3・9判時1370号159頁），その意思が認められれば，一回の行為でも，医業となり，本業か副業か，あるいは，報酬を得たか否かを問わないということになる。さらに，ここでいう保健衛生上の危害は，それが生ずる「おそれ」があれば十分であり，「実害」が生ずることを要しないとされている（菅野耕毅＝高江洲義矩『医事法学概論』〔1992年〕112頁，大判大2・11・25刑録19輯1288頁）。

1.2　医行為にあたるとされた事例

　通説・判例がいう上記医行為の定義は，抽象的で，具体的にどのような行為が医行為に該当するのか，あるいは，該当しないのかが問題となる。以下では，医行為にあたるとされた事例を，若干，判例のなかから拾ってみよう。①薬剤師であっても，患者の病名や容態を聞き，その病状を判断して，これに適応する薬品を調合供与する行為は，医業にあたる（大判大6・2・10刑録23輯49頁），②その方法がマッサージあん摩の類に似て，これと異なる独特の方法で，交感神経を刺激して，その興奮状態を調整する行為（最判昭30・5・24刑集9巻7号1093頁），③医師の資格のない売薬商が，血圧計で患者の血圧を測定するとともに，症状を診察し，その病状に適応する薬剤を指示・販売する行為，あるいは，売薬商がサービス目的で顧客の血圧を測定する行為（名古屋高金沢支判昭

33・4・8裁特5巻5号157頁），④断食道場の入寮者に対し，断食療法を施行するために，入寮の目的，入寮当時の症状，病歴などを尋ねる行為は，医行為である問診にあたる（最判昭48・9・27刑集27巻8号1403頁：なお，最判平2・3・6判時1354号96頁を参照），⑤アートメイクと称して，「あざ」や「しみ」などを目立たなくする目的で，これらの部位に局所麻酔剤の注射液を塗布または注射し，あるいは，注射または針を使用して色素を注入するなどの行為（東京地判平2・3・9判時1370号159頁），⑥コンタクトレンズの処方のために，検眼およびレンズ着脱を行うことは，機器の進歩した現在でも，かかる行為じたいによる危険性のほかに，レンズ処方の誤りに結びつく危険性もあるので，医行為にあたる（東京高判平6・11・15高刑集47巻3号299頁：本件上告審・最決平9・9・30刑集51巻8号671頁），⑦問診，採血，血圧測定などをして，施術の適否を診断したうえで，麻酔薬を注射して毛髪刺入による植毛をするのは医行為にあたる（東京地判平9・9・17判タ983号286頁）。

1.3　医行為にはあたらないとされた事例

以下では，医行為にはあたらないとされた事例を，若干，判例のなかから拾ってみよう。①医師の資格のない者が，掌薫療法と称して，自己の手のひらを患者の前面に差し出して，その病気の有無を察知，さらに，患者から自覚症状を聴く行為，および，治療と称して，患部に自己の手のひらをあてる行為（大判昭6・11・30刑集10巻666頁），②紅草から採取した液を患部に塗布する行為（紅療法）および患部を察知するための問診や触診（大判昭8・7・8刑集12巻1190頁），③灸術業者が，禁忌症状の有無を知るとともに，疾病の治療または予防のために，もっとも有効な灸点を確定する限度で，被術者に対し，聴診器，血圧計，舌圧器などの危険性のない器具をもちいる行為（大判昭12・5・5刑集16巻638頁），④単に自己の右示指を患者の眼前で凝視させながら上下左右に動かして，症状を判断するといったなんら医学的根拠のない方法で，症状を判断する行為（広島高岡山支判昭29・4・13判特31巻87頁）。

1.4　絶対的医行為と相対的医行為

保健婦助産婦看護婦法5条は，看護婦の業務として，傷病者またはじょく婦に対する「療養上の世話」と「診療の補助」を規定している。ここでとりあげるのは「診療の補助」である。

たしかに医行為は，医師がすべきものであるが，上記5条によると，看護婦に補助をさせることができる。しかし，どのような医行為でも，補助をさせることができるというわけではない。高度に危険な行為，たとえば，手術のさいに，患部の切除を看護婦にさせることはできないであろう。このように，医行為には，看護婦に補助をさせることができず，医師みずからが行わなければならない行為と看護婦に補助をさせることができる行為とがある。前者の行為は**絶対的医行為**，後者のそれは**相対的医行為**と呼ばれている（高田利廣『看護業務における責任論』〔1994年〕7～8頁）。

絶対的医行為に属するものとしては，診断行為，眼圧計による眼圧測定，眼球注射，診療の補助の範囲を超える麻酔行為などがあげられている（野田・前掲書81頁を参照）。医師は，かかる行為を「診療の補助」として看護婦にさせることはできない。もし，看護婦が，医師の指示にしたがって，こうした行為を業としてなせば，医師法17条違反の罪として，同法31条により処罰されることになる（前出）。また，指示した医師には，上記31条の罪の教唆犯（場合によっては，幇助犯）が成立する（刑61条～63条を参照）。

相対的医行為に属するものとしては，眼の洗滌，視野計による視野測定，具体的指示のもとでなす眼底カメラ撮影・蛍光カメラ撮影，心電図・心音図，超音波などの検査（電極の附着や針電極の穿刺などについては，とくに医師の十分な監督・指導を要する）などがあげられている（野田・前掲書80頁を参照）。看護婦が，医師の指示なしに，かかる行為をすれば，彼女は，保健婦助産婦看護婦法37条違反として，同法44条により，6カ月以下の懲役または5000円以下の罰金に処せられる。なお，上記検査結果にもとづく診断は，絶対的医行為であることはいうまでもない。

よく問題とされるのは，静脈注射である。これを看護婦に「診療の補助」としてさせることができるかである。この点については，以下の【展開講義　5】で述べることにする。

【展開講義　5】　医師は，「診療の補助」として，看護婦に静脈注射をさせることができるか

看護婦が患者に静脈注射をするさいの過誤により，患者が死亡したり，症状が

悪化したり，あるいは，なんらかの傷害をこうむった場合，その看護婦に対して，過失犯としては，業務上過失致死傷罪（刑211条前段）が成立するが，かような事件で，裁判所は，医師の指示により看護婦が静脈注射をうつ行為は，「業務」だとする趣旨のことを判示している（たとえば，名古屋高金沢支判昭27・6・13高刑集5巻9号1432頁，仙台高判昭37・4・10＝最判昭38・6・20判時340号32頁）。このことからであろうか，ある看護関係者が，看護婦の静脈注射をうつ行為が「業務」であることを裁判所が認めていると述べたことがある。つまり，静脈注射をうつ行為は，医師の指示があれば，看護婦は，「診療の補助」として，これをすることができるというのであろう（「業務」という以上，そこでは，相対的医行為と解されているのであろう）。

しかし，周知のように，業務上過失致死傷罪の「『業務』とは何か」についての諸判例の立場は，「業務とは，各人が社会生活上の地位にもとづき反覆継続して行う行為であって，一般に人の生命・身体に対して危険を伴うものであって，」「違法，適法を問わない」というのであって（したがって，無免許運転は違法であるが，人身事故を起こせばかかる行為は，「業務」とされ，本罪が成立することになる），これからすると，看護婦の静脈注射をうつ行為が適法であるか違法であるかにかかわりなく，「業務」ということになり，本罪が成立することになる。ここからわかるように，裁判所が「業務」と判示したからといって，必ずしも，それが適法な行為を意味しているということにはならないのである。

厚生省医務局長回答（昭26・9・15医収517）は，「……静脈注射は，薬剤の血管注入による身体に及ぼす影響の甚大なること及び技術的に困難であること等の理由により医師または歯科医師が自ら行うべきもので法第5条（筆者注，ここでいう法は，保健婦助産婦看護婦法のことである）に規定する看護婦の業務の範囲を超えるものであると解する。従って，静脈注射は法第37条の適用の範囲外の事項である」として，これを絶対的医行為と解している。

しかし，診療所や多くの病院では，看護婦が静脈注射をしているのが実状である。上記厚生省医務局長回答も，「……従来斯かる法の解釈（筆者注，保健婦助産婦看護婦法5条および37条の上記解釈のこと）が一般に徹底せず又医師数の不足等の理由により，大部分の病院等においては医師又は歯科医師の指示により看護婦が静脈注射を行っていたのが実情であり，今直ちに全般的に法の解釈通りの実行を期待することは困難な事情もあるので，当局としては今後漸次改善するよう指導する方針である……」としている。

これに対して，学説の多くは，「……筋肉注射や皮下注射なら適法であるとい

うように画一的に決めるべきではなく，注射方法，注射液の種類，患者の状態，その看護婦の能力，医師の指示監督の程度などから総合的に判断して個々別々に適法か違法かを決定すべきである……」(野田・前掲書82頁，平野=佐々木=藤永編『注解特別刑法5—1』〔第2版，1992年〕100頁〔小松進〕，伊藤他編・前掲書61頁〔河村博〕，金川・前掲書60頁，前田和彦『医事法講義』〔全訂第4版，1999年〕34頁)としており，看護婦の静脈注射をうつ行為を限定的ではあるが認めている。

しかし，まず第1に，上記厚生省医務局長回答が発せられた昭和26年当時とは異なり，現在においては，医師数もふえてきていること，第2に，静脈注射は，どのような薬液であっても，薬物ショックが発生する危険性があること(筆者が以前に法医学教室に所属していたときに，当時としては日常しばしば行われていたブドウ糖の静脈注射でショックをおこして死亡したのを何例か見ている)，第3に，ショックが発生した場合は，医師によるすみやかな対応が必要であることといった理由により，やはり，静脈注射をうつ行為は，絶対的医行為とすべきではないかと思われる。ただ，医師数の少ない地域では，看護婦にさせることは，やむをえないかもしれないが，そのときでも，事前にショックに対応できるだけの人的・物的な態勢をととのえておき，医師の厳格な監督・指導のもとで行われなければならないだろう。

2 病院等の管理者の義務

◆ 導入対話 ◆

学生：病院に入院したために，病状がよけいに悪くなったという話を，よく聞くのですが。

教師：よくありますね。もちろん，医師や看護婦その他の医療従事者の医療過誤によって症状が悪化したり，死亡したりすることもありますが，最近，とくに問題とされているのは，院内感染といわれる感染症です。一般に知られているのは，MRSA(メチシリン耐性黄色ブドウ球菌)です。これは，多くの抗生物質に対して耐性ができてしまった細菌で，これらの抗生物質がきかなくなっているのです。健康な人が発症することは，ほとんどないのですが，入院中の患

者のなかには，抵抗力が低下している人が多く，これらの人たちは，たちまち感染・発症し，死亡したりするのです。非常に困った事態です。
学生：何のための病院かわかりませんね。そのような場合，病院の責任は，どうなのでしょうか。
教師：医療法でいう病院の管理者（一般的には，「院長」と呼ばれています）は，医療法や医療法施行規則によりますと，他の患者が感染する危険性のある患者と同室にならないようにしたり（医療法施行規則10条），院内を清潔にしたりする（医療20条）などして，感染を防止する種々の方策を講じなければなりません。たとえば，病院内に「自動手指消毒器」を設置したり，特殊な消毒薬で院内各所を消毒したり，あるいは，外来患者や見舞いに来る人に対する消毒を徹底したりして，かような感染の防止につとめなければならないでしょう（このような点については，厚生省健康政策局指導課長通知〔平成3年6月26日指46〕が参考になるでしょう）。病院の管理者が，病院の建物の構造や設備などが，感染症防止に不充分あるいは不備があると判断したときは，病院の開設者に改善要求をしなければなりません（医療17条および医療法施行規則15条1項）。開設者は，この要求があったときは，ただちに必要な措置をなすものとするとされています（医療法施行規則15条2項）。病院の管理者や開設者が，こういったことをせずに，漫然と日常業務をつづけていたために，患者が感染し，それまでの病状が悪化したり，死亡したような場合は，知事による管理者変更命令（医療28条）や，医療監視員の立入検査（同25条）あるいは知事による改善等の命令（同24条）の理由となりますし，業務上過失致死傷罪の成立や不法行為による損害賠償責任も問題となるでしょう。
教師：病院や診療所の管理者の責任や義務については，医療法や医療法施行規則のなかで，詳細に規定されています。ここ数年のあいだに，医療法や医療法施行規則の重要部分が改正されました。改正直後とはいえませんが，まだ，あまり年数がたっていませんので，これらにかんする資料は，充分とはいえないのが現状です。

　医療法1条の2第1項は，「医療は，生命の尊重と個人の尊厳の保持を旨とし，医師，歯科医師，薬剤師，看護婦その他の医療の担い手と医療を受ける者との信頼関係に基づき，及び医療を受ける者の心身の状況に応じて行われると

ともに，その内容は，単に治療のみならず，疾病の予防のための措置及びリハビリテーションを含む良質かつ適切なものでなければならない」と規定し，同条2項は，「医療は，国民自らの健康の保持のための努力を基礎として，病院，診療所，介護老人保健施設その他の医療を提供する施設……，医療を受ける者の居宅等において，医療提供施設の機能に応じ効率的に提供されなければならない」と規定して，**「医療提供の理念」**を明らかにしている。この理念を前提とし，医療法1条は，かような医療提供体制の確保を図るために，「……病院，診療所及び助産所の開設及び管理に関し必要な事項並びにこれらの施設の整備を推進するために必要な事項を定めること等により，医療を提供する体制の確保を図り，もつて国民の健康の保持に寄与することを目的とする」として，同法の目的を規定している。以下では，こうした**病院等の管理者の義務**について，主として医療法および医療法施行規則にしたがって，解説をすすめる。

2.1 病院の定義

医療法によると，病院とは，医師または歯科医師が公衆または特定多数人のため医業または歯科医業を行う場所であって，患者20人以上の収容施設を有するものをいう（1条の5第1項）。さらに，同法は，こういった病院のなかで（つまり，一般の病院以外に），医療施設機能の体系化の一環として位置づけられるものとして，**地域医療支援病院**と**特定機能病院**とを規定している（同法4条および4条の2）。

(1) 地域医療支援病院

地域医療支援病院とは，紹介患者に対する医療提供や，医療機器などの共同利用の実施などにより，「かかりつけ医」あるいは「かかりつけ歯科医」を支援するだけの能力をそなえ，かかる病院としてふさわしい構造設備等を有する病院のことで，医療施設機能の体系化の一環として位置づけられるものである。その所在地の都道府県知事の**承認**を得て，地域医療支援病院と称することができるのであるが，医療法4条によると，その承認を得るためには，地域における医療の確保のために必要な支援に関する以下のような要件が，上記**承認時**に充足されていなければならない。①他の病院または診療所から紹介された患者に対して医療を提供し，かつ，当該病院の建物の全部もしくは一部，設備，器械または器具を，当該病院に勤務しない医師その他の医療従事者の診療，研究

または研修のために利用させるための体制が整備され，②救急医療を提供する能力を有し，③地域の医療従事者の資質の向上をはかるための研修を行わせる能力を有し，④医療法施行規則6条の2で定める数（原則として，200）以上の患者の収容施設を有し，⑤医療法21条1項2号～13号（各科専門の診察室，手術室，臨床検査施設など），同項15号～17号（分娩室や機能訓練室など）ならびに同22条1号（集中治療室），4号～9号（病理解剖室や図書室など）に規定する施設を有し，⑥その施設が医療法21条1項および22条の規定にもとづく医療法施行規則20条および同21条の5で定める要件に適合する構造設備であることといった要件が，充足されていなければならない。なお，地域医療支援病院の開設者は，国，都道府県，市町村，医療法42条2項に規定する特別医療法人，その他，厚生大臣が定める者である（医療4条1項本文を参照）。

(2) 特定機能病院

特定機能病院とは，高度の医療の提供，高度の医療技術の開発および評価さらに高度の医療に関する研修を実施する能力をそなえ，かかる病院としてふさわしい人員配置・構造設備等を有する病院のことで，やはり，医療施設機能の体系化の一環として位置づけられるものである。厚生大臣の**承認**を得て，特定機能病院と称することができるのであるが，医療法4条の2によると，その承認を得るためには，かかる病院としてふさわしいといえるための人員配置・構造設備等に関する以下のような要件が，**承認時**に充足されていなければならない。①高度の医療を提供する能力を有し，②高度の医療技術の開発および評価をする能力を有し，③高度の医療に関する研修を行わせる能力を有し，④その診療科名のなかに，厚生省令の定めるところにより，医療法施行規則6条の4で定める診療科名を有し（内科，外科，小児科，産科，婦人科など，10以上の診療科がなければならない），⑤医療法施行規則6条の5で定める数（500）以上の患者の収容施設を有し，⑥医師，看護婦，薬剤師など，その有する人員が，医療法22条の2の規定にもとづく医療法施行規則22条の2の定める要件に適合し，⑦医療法21条1項2号～13号（各科専門の診察室，手術室，臨床検査施設など）および15号～17号（分娩室や機能訓練室など）ならびに同22条の2第2号（集中治療室），5号（病理解剖室や図書室など）および6号（無菌状態の維持された病室および医薬品情報管理室：医療法施行規則22条の4）に規定する施設を有し，

⑧その施設が医療法21条1項および22条の2の規定にもとづく厚生省令（医療法施行規則20条・19条・19条の2・22条の3など）で定める要件に適合する構造設備であることといった要件が，充足されていなければならない。

2.2　診療所の定義

診療所とは，医師または歯科医師が公衆または特定多数人のため医業または歯科医業を行う場所であって，患者の収容施設を有しないもの，または，患者19人以下の収容施設を有するものをいう（医療1条の5第2項を参照）。

2.3　療養型病床群

これは，病院または診療所の病床のうちの一群であって，主として長期療養を必要とする患者を収容するためのものをいう（医療1条の5第3項）。病院または診療所が**療養型病床群**を設置するときは，所在地の都道府県知事の許可を受けなければならない（同法7条2項・3項）。療養型病床群が設置されている病院または診療所の医師や看護婦その他の医療従事者の員数や構造設備等については，医療法21条1項1号の2・16号・同条2項，医療法施行規則19条の2・20条12号・21条・21条の2・21条の3を参照。

2.4　病院等の管理者

以下では，普通の病院だけでなく，上述の地域医療支援病院および特定機能病院さらに診療所とを一括して，**病院等**と呼ぶことにする。医療法では，これらのほかに，**助産所**（2条）その他の施設の定義がなされているが，紙幅の都合で，これらの施設には，ふれないことにする。

ところで，病院等の**開設者**，つまり，病院等の設置・経営者については，以下の「病院等の管理者」（一般的には，「院長」と呼ばれている）とは異なり，医師や歯科医師の資格がなければならないというのではない。これに対して，病院等の**管理者**つまり**医療法でいう管理者**は，病院等の組織や運営，および，診療その他の医療業務を遂行するうえでの管理責任を負う者で（以上については，金川琢雄『現代医事法学』〔改訂第2版，1995年〕81頁を参照），病院等が医業または主として医業の場合は，医師の資格を有する者，歯科医業または主として歯科医業の場合は，歯科医師の資格を有する者でなければならない（医療10条）。

このように管理者を有資格者に限定しているのは，医療業務には，高度の専門的知識や技術あるいは経験などを要するからである。病院等の開設者が，管

理者の上記資格を有するときは，みずから管理者とならなければならない（同12条1項）。開設者にかような資格があるのに，他の者に管理させると，病院等の運営に円滑を欠くなど，適正な医療を期待できなくなるおそれがでてくるので，このように規定されているのである（野田寛『医事法・中巻』〔増補版，1994年〕287頁を参照）。ただし，病院等の所在地の知事の許可を受けた場合は，他の者に，これを管理させることができる（同項但書）。他方，開設者にこのような資格のない場合は，有資格者に管理させなければならない（同法10条）。有資格者に管理させることにより，従業者に対し，専門的見地から，その業務遂行に欠けるところがないよう適切な注意をなさしめ，もって開設者の監督義務の履行に遺憾なきを期せしめる趣旨とされている（広島地呉支判昭36・4・8判時259号32頁）。なお，病院等の管理者が他の病院等の管理者となれば，それぞれの病院等の管理が不十分となり，適正な医療を提供できなくなるおそれがあることから，病院等の所在地の知事の許可を受けた場合でなければ，他の病院等の管理者になることはできなくなっている（同法12条2項）。

知事は，病院等の管理者に犯罪もしくは医事に関する不正行為があり，または，その者が管理をなすのに適していないと認めるときは，開設者に対し，期限を定めて，当該管理者の変更を命ずることができる（同法28条）。以下では，これを，**管理者変更命令**と呼ぶ。

2.5 病院等の管理者の義務

医療法ならびに医療法施行規則にもとづく病院等の管理者の義務の代表的なものを，以下，解説していこう。

(1) 従業者に対する監督義務

病院等の管理者は，そこに勤務する医師，歯科医師，薬剤師その他の従業者を監督し，その業務遂行に欠けるところのないよう必要な注意をしなければならない旨，規定されている（医療15条1項）。上記の「その他の従業者」とは，看護婦，准看護婦，診療放射線技師，臨床検査技師，栄養士，事務員などをいう。この規定は，病院等の管理者の総括的な注意義務を定めた訓示的なもので，その義務違反に対する罰則はないが，知事による前述の管理者変更命令の発動が可能となろう。また，厚生大臣，知事あるいは保健所を設置する市の市長は，必要があれば，医療法25条により，**医療監視員**（25条の検査を行う吏員のこと：

同法26条，医療法施行規則41条・42条）に病院等への立入検査をさせることができる。

(2) 患者等の収容の制限に関する義務

(a) 診療所の患者の収容時間制限　　診療所の管理者は，診療上やむをえない事情がある場合以外は，同一の患者を48時間をこえて収容しないようにつとめなければならない（同法13条：なお，医療法施行令3条2項を参照）。収容施設を有しない診療所は，もちろんのこと，患者19人以下の収容施設を有する診療所でも，48時間をこえて収容しないようにつとめなければならないということである。ただし，療養型病床群（前出）に収容されている患者については，この限りではない（同条但書）。

患者の収容を必要とする医療は，人的・物的に充実した病院でなされるのが原則であることから，このような制限が設定されたのであるが，「つとめなければならない」というかたちの訓示規定となっており，その違反に対する罰則はない。しかし，この規定の趣旨に反するようなことがあれば，場合によっては，知事による管理者変更命令が発せられることになるだろう（野田・前掲書294頁を参照）。なお，厚生省医務局長通知（昭和29年4月19日医発284）によれば，「診療上やむを得ない事情」というのは，①病院が遠隔地にあって患者の移送が事実上不可能なとき，②当該地域内の病院の病床数その他の事情のため，その利用が困難なとき，③診療所において応急の処置を施した患者を他に移送することが，当該患者の病状に危険を生ずるおそれのある場合，④その診療所の医師の診療によるのでなければ，当該患者の疾病に対する治療が充分に行われ難い場合，をいうとされている。

(b) 収容一般についての制限　　病院等の管理者は，各患者に適正な医療が公平にゆきわたるようにするために，病室の定員内の収容を遵守し，また，病毒感染を防止するために，その危険性のある患者を他の種の患者と同室に収容しないようにするというように，患者や妊婦等の収容に関し，医療法施行規則10条で掲げる6種の事項を遵守しなければならない。なお，これらの義務違反に対する罰則はないが，これらを遵守しなかったために，たとえば，患者が感染したような場合には，管理者変更命令の発動や医療監視員の立入検査の理由になりうるし，他方では，管理者に対して，刑事上は業務上過失致死傷罪（刑

211条前段）の成立，民事上は不法行為にもとづく損害賠償責任が生ずる可能性があることに，注意すべきである。

(3) 掲示義務

医療法14条の2第1項によると，病院等の管理者は，次の事項を院内または診療所内に見やすいように掲示しなければならない。①管理者の氏名，②診療に従事する医師または歯科医師の氏名，③医師または歯科医師の診療日および診療時間，④上記以外に，厚生省令で定める事項。

(4) 宿直医師設定の義務

医業を行う病院の管理者は，病院に医師を宿直させなければならない。ただし，病院に勤務する医師が，その病院に隣接した場所に居住する場合において，病院所在地の知事の許可を受けたときは，この限りでない（同法16条）。本条は，かかる義務を「医業を行う病院の管理者」だけに限定しているが，病院等の管理者は，そこに勤務する医師や歯科医師などの従業者を監督し，その業務遂行に欠けるところがないよう必要な注意をしなければならないという同法15条を根拠として，必要な場合（収容されている患者が，常時，監視を要するような場合）には，医業・歯科医業を問わず，病院等の管理者は，当然，医師や歯科医師，さらには，看護婦その他の従業者を宿直させなければならないとされている（この点については，野田・前掲書295頁を参照）。とくに療養型病床群が設置されている診療所では，この点に注意しなければならないだろう（医療21条2項，医療法施行規則21条の2，厚生省健康政策局長通知〔平成10年5月19日639健政発〕を参照）。なお，上記16条では，宿直医師の人数や専門についても規定されていないが，緊急治療の必要性の高い患者の数と症状に応じた人数と専門の宿直医師を置かなければ，管理者の監督義務違反になると解されている（この点については，野田・前掲書295頁を参照）。

(5) 病院報告の提出義務

病院および療養型病床群を設置している診療所の管理者は，その管理する病院および診療所に関して，所定の様式に従った病院報告を厚生大臣に提出しなければならない（医療法施行規則13条：なお，同規則13条の2以下を参照）。これは，病院の入院・外来等の患者数を把握し，また，業務の種類別従事者数を把握して，医療行政の基礎資料にするためとされている（野田・前掲書296頁）。

(6) 医薬品等の管理義務

 病院等の管理者は，当該病院等に存する医薬品および用具につき薬事法の規定に違反しないよう注意をしなければならない（医療17条，医療法施行規則14条）。

(7) 開設者に対する改善要求義務

 病院等の管理者は，医療法または医療法施行規則を守るために必要と認めるときは，当該病院等の開設者に対し病院等の構造または設備の改善を要求しなければならない（医療17条，医療法施行規則15条1項）。管理者がこの義務を怠ると，それは知事による前述の管理者変更命令の発動（医療28条）や医療監視員による立入検査（同法25条）の理由になりうるだろう。なお，開設者は，この要求があったときは，ただちに必要な措置をなすものとするとされており（同規則15条2項），開設者がこの要求に応じないときは，知事は改善命令等を出すことができる（医療24条）。

(8) 当該病院等に勤務しない医療従事者に当該病院等の建物・施設を利用させるように配慮する義務

 病院等の管理者は，医療技術の普及および医療の効率的な提供に資するため，当該病院等の建物または設備を当該病院等に勤務しない医師その他の医療従事者の診療，研究または研修のために利用させるように配慮しなければならない（医療1条の4第4項）。なお，この義務は，病院等の開設者にも課されている（同項）。

(9) 診療用放射線に関する届出と防護の義務

 病院等の管理者は，病院等に診療用のエックス線装置をそなえたときは，所在地の都道府県知事に届け出なければならない（医療15条3項）。具体的に，かような届出義務としては，エックス線装置の届出（医療法施行規則24条），診療用高エネルギー放射線発生装置の届出（同規則25条），診療用放射線照射装置の届出（同規則26条），その他（同規則27条〜29条を参照）がある。つぎに，防護義務としては，放射線障害防止に必要な注意事項の掲示（同規則30条の13），使用場所等の制限（同規則30条の14），診療用放射性同位元素等の廃棄の委託（同規則30条の14の2），その他（同規則30条の15〜30条の25を参照）がある。

(10) 地域医療支援病院の管理者の義務

地域医療支援病院も，病院の一種であるから，原則として，その管理者には，上述してきた諸々の義務があるが，医療施設機能の体系化の一環として位置づけられるかかる病院の性質上，その管理者には，以下のような義務も課せられている。すなわち，知事が**承認**するさいの前記①②③（本書55〜56頁を参照）を実行すること，および，諸記録の体系的管理，関係者に記録を閲覧させることなどである（以上については，医療16条の2，医療法施行規則9条の16・9条の17・9条の18・9条の19を参照）。

(11) 特定機能病院の管理者の義務

上記(10)と同様，特定機能病院も，病院の一種であるから，原則として，その管理者には，上述してきた諸々の義務があるが，医療施設機能の体系化の一環として位置づけられるかかる病院の性質上，その管理者には，以下のような義務も課せられている。すなわち，厚生大臣が**承認**するさいの前記①②③（本書56頁を参照）を実行すること，他の病院等から紹介された患者に対し，医療を提供すること，および，諸記録の体系的管理，関係者に記録を閲覧させることなどである（以上については，医療16条の3，医療法施行規則9条の20・9条の21・9条の22を参照）。

3 看護婦の看護行為

◆ **導入対話** ◆

学生：看護婦の看護行為は，どんな法律できめられているのでしょうか。
教師：看護婦の業務を定めるものとしては，保健婦助産婦看護婦法という法律があります。それは保助看法と略されていますが，その中に看護法令として定められています。5条に看護婦の定義，6条で准看護婦の定義をしています。
学生：看護婦，准看護婦になるにはどんな方法で資格をとれるのですか。
教師：看護婦は看護婦国家試験に合格して厚生大臣の免許を受けなければなりません。また准看護婦は准看護婦試験に合格し都道府県知事の免許を受けなければなりません。
学生：看護婦になるとどんな仕事をすることになるのですか。また，どんな仕事ができるのですか。それも法律で決められていますか。
教師：そうです。仕事の内容は，看護婦の業務の制限，准看護婦の業務の制限と

> 学生：看護婦と准看護婦ではどこがちがうんでしょう……。
> 教師：看護婦は医師の指示があればよく，准看護婦は医師や看護婦の下で働くことができます，が医師の指示が大切です。指示もなく勝手に仕事をすると間違ったり，してはいけないことをして患者さんに悪い結果になると，看護婦・准看護婦といえども法律で罰せられることがあります。
> 学生：法律で罰せられることとは，どんなことですか。
> 教師：看護婦（士），准看護婦（士）はそれぞれ傷病者・じょく婦に対する療養上の世話をするわけですが，その看護行為によって間違って死に到らしめるとか，世話をすることでかえって悪い方向に向けて治癒してしまった場合ですね。
> そのため重大な結果では，免許をとりあげられ，もはや仕事ができなくなることがあります。

3.1 看護婦の定義

わが国の法律では，保健婦助産婦看護婦法（昭和23・7・30法律203号。以下保助看法と略す）を基本法令としており，その5条に看護婦を定義し「厚生大臣の免許を受けて，傷病者若しくはじょく婦に対する療養上の世話または診療の補助をなすことを業とする女子をいう」としている。法文中の『業』の法的意義は反復継続することであって，その行為が1回であっても『業』であって**「療養上の世話」**や**「診療の補助」**行為を反復する意思があれば，その行為が本業，副業，ボランティアであっても業であって，営利目的，報酬の有無を問わないことになる。

また，保助看法31条は「看護婦でなければ，第5条に規定する業をしてはならない。但し，医師法又は歯科医師法の規定に基いてなす場合は，この限りでない」として看護業務の制限をしている。さらに同法32条は「准看護婦でなければ，第6条に規定する業をしてはならない。但し，医師法又は歯科医師法の規定に基いてなす場合は，この限りでない。」とする規定をおいている。すなわち6条は准看護婦を規定し「都道府県知事の免許を受けて」，保助看法第5条にいう「『業』とする女子」としている。看護婦や准看護婦に対して，法的責任を与え，指示を与えている。その業務内容は，保助看法37条において「保

健婦，助産婦，看護婦又は准看護婦は，主治の医師又は歯科医師の指示があつた場合の外，診療機械を使用し，医薬品を授与し，又は医薬品について指示をなしその他医師若しくは歯科医師が行うのでなければ衛生上危害を生ずる虞のある行為をしてはならない。但し，臨時応急の手当をなし，又は助産婦がへその・・おを切り，かん腸を施し，その他助産婦の業務に当然附随する行為をなすことは差支ない」としている。これは保助看法5条にいう業務内容の範囲内であっても特定の行為については医師の指示を得なければならないし，その医行為，看護行為を行うことができないことを示している。一方では，緊急を要する救急行為についてはその指示を必要としない旨を示して，その保護範囲を患者の生命，身体に衛生上危害を生ずるおそれのある行為として限定している。

看護行為の主体者である看護婦および准看護婦は，相当に高度な医学知識と技術を有するものであり，医師の指揮監督が一般的，総括的，直接的でよい場合がある。「診療の補助」行為を行う場合は必ず医師，主治の指示を受けて，その指揮監督の下でなされることを条件としてのみ適法としている。患者の病態・薬剤の種類・具体的なケースによっては，医師自ら行うことが要求されている。医師には看護婦の行う医療行為全体，とくに生命身体の危険に直接的また原因になりうるような注射行為には医師自ら指揮監督して，誤りのないような注意が求められている。

また，男子である看護士への準用として60条1項に「男子である看護人については，この法律中看護婦又は准看護婦に関する規定を準用する。」としている。同2項に「前項の規定により準用する第7条又は第8条の規定による免許を受けた者は，看護士又は准看護士と称する。」としている。

すなわち厚生大臣の免許を受けて看護士となり，都道府県知事の免許を得て准看護士として，保助看法にいう看護行為・看護業務を行うことができる。

別に，看護婦（士）に関する事項として，業務に従事する場所を規定して，病院・診療所・訪問看護ステーション・老人保健施設・社会福祉施設・学校・保健所・看護婦（准看護婦）学校または養成所，その他と指定している。

准看護婦（士）については，病院・診療所・訪問看護ステーション・老人保健施設・社会福祉施設・学校・保健所，その他となっている。いずれの者にも，共に従事場所・名称を記入した業務従事者届の提出が提示されている。

以上保助看法を中心に看護行為をみてきたが，看護婦（士）あるいは准看護婦（士）になろうとするにはかなり厳しい勉強をしなければならないし，単に免許を取得するにとどまらず，その時代の医療水準にもついてゆける勉強，医学知識や医学技術を得なければならない。

3.2 看護婦による診療の補助行為

　看護婦による診療の補助行為を具体的にあげている。

　医師法17条は，「医師でなければ，医業をなしてはならない。」として医業を独占させて医師以外の者にはこれを禁止している。すなわち医業は，医師の医学的判断および技術をもってするのでなければ，人体に危害を及ぼし，また危害を及ぼすおそれのある行為であり，それを反覆継続する意志をもって行うものとみられている。医業とは，人の疾病を診療または予防の目的をもって施術し，もしくは治療薬を指示投与することであり，医師は「正当な事由がなければ拒んではならない」と医師法19条1項に応召義務もあげられている。

　保助看法にいう「傷病者若しくはじょく婦に対する療養上の世話又は診療の補助をなすことを業とする」規定は，医師法17条の特別規定であって，看護婦に対して，医師の独占業務である医業の「診療の補助」業務の範囲に限り認めている。

　看護婦がなし得る医療行為は，看護婦の医学的判断および技術において人体に衛生上危害を及ぼし，または及ぼすおそれのない範囲に限られる。

　看護婦の医療行為の限界はおのずと看護婦の医学的判断および技術をもってすれば人体に衛生上危害を及ぼし，危害を及ぼすおそれのない医療行為であることで病院・診療所などではその規模を問わず，施設内において医師の指示による医療行為であったり，診療・診察（心音聴取・検温・脈拍測定・血圧測定他，一般症状の把握等々）検査目的の採血行為，診療目的の注射（皮下注射，筋肉内注射，点滴注射）やその準備や衛生材料の消毒，準備など広範囲に及ぶ。また，投薬行為もある。

　独自の医療行為の主体性が徐々に広範囲に認められるようになっているのである。

　看護婦の臨時応急手当についても患者の突発的な容態急変に重傷者を救護する場合，医師の到着を待つ間の医行為はその害を最小限に止めるべき義務があ

り，臨時応急の手当をすることによって患者の生命の危険を救うことはむしろ看護業務の範囲とみられている。しかも，それが生命，身体を救う唯一の方法であることを意味しているのである。

これは刑法37条の緊急避難行為であり，同法37条1項の現在の危難を避けるためのやむを得ずにした行為は，これによって生じた害が避けようとした害の程度を超えなかった場合に限り罰しない。ただし，その程度を超えた行為は，情状により，その刑を減軽し，または免除することができるとしている。

保助看法適応外の無資格者に対しての「診療の補助」は医師の手当として，医師の監督監視の下に医師の目が現実に届く場所で患者に危害の及ぶことがないこと，判断作業を加える余地のない機械的な作業を行わせる程度と考えられている。

【展開講義　6】　看護婦の法的責任の範囲

医療過誤として看護婦が単独で法的責任を問われる範囲は，看護婦が自らの主体性をもつ「療養上の世話」であり，かつ「医師または歯科医師が行うのでなくても衛生上危害を生ずる虞のない行為」である（前述65頁参照）。

准看護婦の法的責任を問われる範囲は，当然，医師・歯科医師または看護婦の指示の下でなす範囲である。無資格看護婦は保助看法上の看護業務をしてはならないことになる。しかし，医師の補助者として医師の一体とみなして，事実上の「療養上の世話」をしているにすぎない。補助看護婦や，補助婦・無資格看護婦はこの類に属するものとしているが，事実上の看護行為そのものは看護婦の支配下に属し，その指揮・監督をなす医師や看護婦に法的責任が問われてくる。

以上のことから考えてみると，看護婦および准看護婦は相当に高度な医学的知識と技術を有するものとされており，そのかぎりにおいて医師の指揮監督が一般的・総括的・直接的ときには間接的でよい場合があるにすぎず，「診療の補助」行為をなす場合には必ず医師，主治医の指示を受けて，その指揮監督の下でなされることを条件としてのみ適法として許容することができよう。しかし，患者の病態・薬剤の種類，具体的ケースによっては，医師が自ら行わなければならない。医師には看護婦の行う医療行為全体，とくに生命身体の危険に直接原因になりうるような注射行為に関しては，医師自ら指揮監督をなして，誤りのないようにする注意義務がある。このような医業の目的から推察してもわかるように，看護業

務上の医師の指示はかなりきびしいものを予定していると解される。看護婦の法的責任が刑事責任の負担まで予想されることから，刑法的な非難に合致するか否か，犯罪者としてふさわしい過失行為であるかを実務的具体的に検討を要する。

【展開講義　7】　病院現場における看護婦の注意義務

　看護婦の注意義務の基準は，看護婦に独自性を有するとされる療養上の世話に関しては，良識ある通常一般の看護婦に通常要求される注意であり，医療行為の一部である診療の補助に関しては医学を基礎として，良識ある通常一般の医師の注意義務を基準にすべきであるとしている。したがって診療の補助行為による事故は看護婦のみならず医師とともにその責任が追及されるケースが多い。医師は看護婦等補助者に適切な指示をなし，過誤のないように指導監督する責任があるからである。医師の指示が不適切だったり，指示を怠ったりして，看護婦，その他の補助者が独自の判断で行った行為の結果の事故で，患者に死傷の結果を生じた場合には，医師に対しても注意義務違反の責任が生じてくる。

　〔判例1〕広島高判昭32・7・20特報4巻追録696頁，高検速報32年14号
　この事件は，外来患者の右肩関節脱臼を訴えてたＡ子を共同して診療治療をしていたが，Ｙ被告人の提案により患者に全身麻酔を施すことになり，Ｙ被告人の指示で看護婦が指示薬品なるオーロパンソーダの指示にかかわらず，クロロフォルムを患者に静脈注射をしたために，患者Ａ子はクロロフォルムによる中毒による心臓衰弱を起し死亡するに至らしめた事件である。
　判決は，医師が看護婦に指示して，元来原則として医師自身において施行すべき患者の衛生上危害を生ずるおそれのある静脈注射，ことにその薬品，方法，分量を誤るときは重大な結果を招来するかもしれない全身麻酔の注射を行わせる場合においては，医師は注射液の指示を受けた看護婦およびその補助者を監督看視し，自己において現実に注射を行う場合と同様の注意をもって，患者の体内に注射する直接の行為はもちろんのこと，その以前におけるいわゆる準備行為というべき自己の指示した注射薬液の正確なる確認，性状薬液中の溷濁，浮遊物の有無等，いやしくも注射に関係することについては，細大もらさず厳重なる検査をなし，注射の過誤なきを期すべき業務上の注意義務があるとした。
　補助者である看護婦の麻酔過誤で被告人医師と直接事件に着手していない主治の医師両人が看護婦の注射行為に対し看視監督責任として医師の業務上の注意義務を明示したものである。

看護婦自身の注意をして，医師の指示に対して，患者の生命・身体に危害を及ぼすおそれのある行為について拒否できる体制が完備されるよう願い，生命身体に危害を感じるような行為自体に対しての注意は自己確認のみでなく，第三者，あるいは指示医師に確認して許可を得てから静脈注射行為に入るような慎重さが望まれる。看護婦の注射過誤による医師の責任を問われた判例である（なお，石井トク「看護婦静脈注射薬品過誤事件」『医療過誤判例百選』（〔第2版〕1996年），川村治子「看護部門の医療事故」『事例から学ぶ医療事故防止』16頁，2000年）。

〔判例2〕神戸地尼崎支判昭49・6・21判時753号111頁
　この事件は，外科医，被告人Y医師が患者の十二指腸潰瘍の手術をする際，麻酔を担当することになったが，介助看護婦が循環式麻酔器の酸素ボンベと笑気（液化亜硫酸窒素）ボンベとの耐圧ゴム管をそれぞれ交互誤接続し，酸素欠乏症を生ぜしめ，患者を死亡するにいたらしめた事件である。
　判決は被告人Y医師が麻酔担当医としては，看護婦の準備した循環式麻酔器を使用するにあたり，あらかじめ同麻酔器と酸素ボンベとのゴム管による接続が正しく行われているかどうかを点検し，その安全を確認しなければならない業務上の注意義務があるとした（横井郁子「看護部門の医療事故(3)」『事例から学ぶ医療事故防止』32頁以下）。
　これは〔判例1〕と同じく，医師の補助者に対する安全確認の義務を肯定したものである。看護婦の準備行為の過失として，初歩的，単純なミスであるが，結果的に患者の生命，身体に重大な結果をもたらすことは確実である。チーム医療の中での安全確認義務は各メンバーの技術開始前に，少なくとも手術開始前の麻酔行為により患者の意識のある時間帯において確認完了，手術開始準備完了の指示を出したい。チェックポイントを多くすることはより安全なものとなるので，二重，三重のチェック方法をとることを義務づけるのは当然のことである。

4 医療過誤

◆ 導入対話 ◆

学生：医療過誤というのは，医療現場での過失行為をいうのですか。

教師：だいたい，そのとおりですが，もう少し厳密にいうと，医療の場で意外な経過をたどり，予期せぬ有害な結果，つまり，患者の死亡とか症状の悪化などが生じた場合を医療事故といいます。こうした医療事故が生じたことについて，医師や看護婦や薬剤師などの医療従事者に，なんらかの落度つまり過失のある場合が医療過誤なのです。

学生：そうすると，医療事故でも，医療過誤といえないときがあるのですね。

教師：そうです。

学生：刑事責任が問われるのですか。

教師：もちろん，刑事責任を問われることもありますが，そのような場合は，少ないようです。

学生：では，どうなるのですか。

教師：多くの場合は，民事責任，つまり，不法行為とか債務不履行責任が生じ，損害賠償の問題となります。それから，医師免許の取消とか業務の停止といった行政処分の対象にもなります。

学生：一個の医療過誤で，民事・刑事・行政といった方面から，問題となるのですね。

教師：そうです。交通事故の場合を考えてみれば，わかるでしょう。

学生：医療過誤訴訟は，ふえているのですか。

教師：医療過誤の民事訴訟は，ふえてきています。刑事事件になるのも，徐々にではありますが，ふえてきているようです。

学生：医師が法的責任を問われることが多いのですか。それとも，医師以外の看護婦とかの医療従事者の場合も多いのですか。

教師：やはり，医師の場合が多いようです。ところで，本節のテーマを見ても，「看護婦による医療過誤」とか「臨床工学技師による医療過誤」といったものがあるのに，肝腎の「医師による医療過誤」がはいっていません。なにかバランスがとれていないように，学生諸君は感じるかもしれません。医師による「医療過誤」の項目をはずしたのには，理由があるのです。医師法17条は，「医師でなければ，医業をなしてはならない」と規定しており，そこでは，医療行

為，つまり，医行為の主体は，医師とされています。ですから，看護婦による医療過誤の場合でも，医師の過失の有無が問題とされることが多いのです。要するに，種々の医療過誤のケースで医師の過失が問題となるのです。もし，「医師による医療過誤」という項目をおきますと，本書の各所で述べることと重複することが多くなり，わかりにくくなるかもしれませんし，紙幅の都合もありまして，これを除外することにしたのです。ただ，一般に「医師による医療過誤」という項目では，医療過誤問題の序論的な点にもふれなければなりません。これらについては，上記のような重複は，あまりありませんので，以下では，こういった序論的な問題について述べることにいたします。なお，序論的な問題ですので，各論的な【展開講義】に親しまない面がありますので，参考になる2種の判例を，やや詳細に紹介することで，これにかえたいと思います。

4.1 医療過誤問題序論

まずはじめに，**医療過誤**や**医療事故**あるいは**医事紛争**とは何か，を明らかにしておかなければならない。「医療事故」とは，医療の場で，意外な経過をたどり，予期せぬ有害な結果（患者の死亡とか症状の悪化）が発生した場合をいうのが，一般である。このような事故のなかには，医師や看護婦などの医療従事者の過失行為によるものと，これらの者に過失のない場合とがある。「医療過誤」というのは，前者の場合である。つぎに，医事紛争とは，医療上の処置をめぐって，患者（側）が，医療従事者に対して異議を述べたり，被害をこうむったとして訴訟を起こす場合などをいうとされている（金川琢雄『現代医事法学』〔改訂第2版，1995年〕153頁を参照）。

ところで，医療過誤は，たとえば，注射の部位を誤った場合のように，行為者が積極的な行動に出たこと，つまり，**作為**によるものと，輸血の手配が遅れたために患者が出血性ショックで死亡した場合のように，なすべき適切な行為をしなかったという**不作為**によるものとがあるが，この不作為のケースが，案外，多いようである（術後の処置を怠った場合とか，なすべき検査をしなかった場合など）。

(1) 医療過誤と法律上の責任

医療過誤の場合，一般に，行為者に対しては，**民事，刑事，行政**の三方面からの責任が考えられる。これら三種類の責任は，それぞれ別の観点から追及されるものであるから，一件の医療過誤で，1種または2種あるいは3種の責任が生ずることがある。

(a) 民事責任　医師などの医療従事者の過失によって，被害者（患者）に損害を与えた場合，その損害を賠償しなければならない。この**賠償責任**が，ここでいう民事責任である。かかる損害には，財産的な損害のほかに，精神的な損害も含まれる。こうした責任発生は，**不法行為**による場合と，**債務不履行**による場合とがある。前者は，故意または過失によって他人の権利を侵害したことによるものであり（民709条），後者は，医療過誤を医療契約上の債務（厳密にいうならば，医療契約を締結した当事者の意思と，その時代の医療水準にしたがった医療行為をなす義務のこと）の不履行（医療従事者の故意または過失あるいは信義則上これと同視すべき事由による不履行）とみて，債権者は，その損害の賠償を請求することができることによるもの（同法415条）である。なお，病院開設者や診療所開設者が，医師や看護婦などを使用している場合は，これらの者による医療過誤について，使用者責任（民715条）の法理により，開設者が損害賠償責任を負担する場合が多い。

以前は，不法行為責任の構成をとる訴訟が多かったが，昭和40年代頃から，債務不履行責任を構成するものが現われはじめ，この構成が主流となったこともある。債務不履行で構成した方が，過失の立証責任や損害賠償請求権の消滅時効などの点で，原告・患者側に有利と考えられたからであった（民事責任に関する以上のような諸点については，菅野耕毅＝高江洲義矩『医事法学概論』〔1992年〕182～184頁が参考になる）。

(b) 刑事責任　医療は，一歩誤ると患者の生命や身体に重大な危険を及ぼす業務であるから，医師や看護婦などの医療従事者の過失行為により，患者の生命や身体が侵害された場合には，刑法上は，**業務上過失致死傷罪**（刑211条前段）が成立し，それにもとづく刑事責任が追及されることになる。本罪は，こういった**業務上の過失**，つまり，このような業務者に課せられている**予見義務**（自分の行為から被害者に死傷の結果が発生するかもしれないことを予見する義務）あるいは**結果回避義務**（死傷の結果発生防止のために社会生活上要求される予

防措置をとるべき義務）といった注意義務に違反して，人に死傷の結果を生じさせた場合で，法定刑は，5年以下の懲役もしくは禁錮または50万円以下の罰金となっている。医療過誤の行為者がこうした刑事責任を問われることは，実際には少なく，民事責任の負担だけで終るケースが多いようである（後出）。

(c) 行政上の責任（行政処分）　医師または歯科医師のなかで，罰金以上の刑（刑罰の種類については，刑9条を参照）に処せられた者，あるいは，このような者以外に，医事にかんし犯罪または不正の行為があった者について，厚生大臣は，免許を取り消し，または，一定の期間，業務の停止を命ずることができる（医師7条，歯科医師7条）。なお，その他の医療従事者についても，保健婦助産婦看護婦法14条，臨床検査技師，衛生検査技師等に関する法律8条，臨床工学技師法8条などに，同様の規定がある。

(2) 医療事故ないし医療過誤訴訟の増加と，その原因

わが国の医療事故は，1950年代から増加しはじめ，60年代に飛躍的に増加し，70〜80年代にかけては，漸増の傾向を示して今日に至っているとされている（莇立明＝中井美雄編『医療過誤法』〔1994年〕3〜4頁〔莇立明〕，中山研一『刑法入門』〔第2版，2000年〕100頁を参照）。

医療過誤の**民事訴訟**についての最高裁判所の調査によると，新受件数は，昭和51年が234件，同55年が310件，同59年が255件，同62年が335件，平成2年が352件，同4年が371件，同7年が484件，同9年が593件，同10年が622件，同11年が638件となっており，ばらつきはあるが，増加傾向を示している。認容率（判決のあった事件数に対し，原告の請求を認容した件数の割合）は，通常訴訟事件の平均76〜86％程度に比べ，34％程度で，数値の上では著しく低いが，医療過誤訴訟事件では，和解率が通常訴訟事件よりも高く，このことからすると，実質的な認容率は，この数字ほどは低くはないとされている。なお，認容額が1,000万円を超える件数は，増加傾向にあり，高額化に向かっている（こうした民事訴訟については，最高裁判所事務総局編『医療過誤関係民事訴訟事件執務資料』〔1989年〕5〜18頁，最高裁判所事務総局民事局監修『民事訴訟の新しい運営に関する執務資料』〔2000年〕46頁，菅野＝高江洲・前掲書179〜180頁，中山・前掲書99〜100頁などを参照）。

一方，医療過誤で**刑事事件**となるのは，医療過誤民事訴訟件数とくらべて，

きわめて少ないというのが，現状である。判例集その他の文献で公表された刑事判例の件数をみると，昭和40年代中頃に，飯田英男氏が独自に集められたそれまでの件数（判例集に登載されていないものも含む）は，略式命令もいれて65件であった（飯田英男『医療過誤に関する研究』〔1974年〕3頁以下を参照）。昭和56年頃，医療判例研究会編『判例医療過誤』（加除式，新日本法規出版発行）で収録されていたそれまでの刑事判例は，全部で64件で，平成6年10月現在，同書が収録している刑事判例は，全部で87件というようになっている（刑事判例の件数の大体の動向については，中山研一＝泉正夫編著『医療事故の刑事判例』〔第2版，1993年〕2～3頁〔中山研一〕を参照）。

　刑事事件として立件されるのがこのように少ないのは，医療が専門家による密室内での活動であるため，捜査が困難であるうえに，交通法規のような一般的基準に乏しい医療の専門的な内容の当否を判断することは，裁判所や捜査機関にとって，きわめて困難であり，実際に刑事事件となるのは，患者の死亡ないしきわめて重大な結果が生じ，因果関係と過失の存在をかなり明瞭なかたちで立証しうる可能性があるような場合に限定されるからだ，とされている（中山＝泉編著・前掲書3頁〔中山研一〕）。

　たしかに，そうかもしれないが，私の経験（以前に鹿児島大学医学部の法医学講座の教官として医療過誤事件の司法解剖の介助をしたり，この種の事件について司法警察員がする擬律判断のための参考資料を提供したりしていたという経験）では，因果関係や過失の立証が困難と思われる場合でも，医師と患者との信頼関係が著しく損なわれていたようなとき（たとえば，医師が患者側から治療費以外に，多額の謝礼を要求または受け取っていたようなとき，あるいは，そうでなくても，医師その他の医療従事者が患者や遺族に対し，非常に不誠実といえる態度をとっていたようなとき）は，刑事事件として立件され，有罪となることも，少なくはないようである。なお，医療過誤の刑事事件では，医師に禁錮等の実刑判決が言い渡されることもあるが（たとえば，鹿児島地判平元・10・6判タ770号75頁，禁錮1年），罰金刑が多いようである。

　上記のように，医療事故ないし医療過誤にかんする訴訟は，戦後から増加傾向にあるが，問題は，なぜ，このように増加してきたか，である。こうした増加の原因（とくに医療過誤民事訴訟の場合）として，一般に，以下のような点が

指摘されている。① **医療行為件数の増加** 国民皆保険制度により，患者数が増大し，それとともに，医療行為件数も増加したために，医療事故も増加した。② **医療技術の進歩・発展** かかる進歩・発展により，危険性の高い医療行為が増大し，また，抗生物質などの新薬の危険な副作用の防止対策が十分でなかった。③ **患者の権利意識の高揚** 戦後，患者の権利意識が高まったために，医師のあり方や医療制度を批判する者が多くなり，これがマスメディアを通じて広く流布されるようになった。④ **医師と患者との人間関係の希薄化** 医療の近代化とともに，多くの医療機器が使用されるようになったが，それにより，医師との人間関係の方は，希薄化していった。さらに，医療の専門化が複雑となり，患者と医師との一対一の関係がくずれ，人格的なつながりや，信頼関係が希薄化した（以上については，金川・前掲書155～156頁を参照）。

(3) 医療過誤の態様

医療過誤の態様も，いろいろとあるが，一般に類型化されているのは，問診の過誤，診断の過誤，検査の過誤，投薬・注射の過誤（薬物ショックを含む），麻酔の過誤，手術の過誤，輸血や採血の過誤，放射線照射の過誤，救急蘇生措置の過誤，監督・指導の過誤（看護婦などに対する医師の監督・指導義務違反），看護の過誤，病院管理上の過誤などである。以下では，民事判例であるが，事件の内容についても，裁判所の判断についても，今後，参考になるケースと思われるので，簡単に紹介しておこう。

(a) 専門的検査機関による検査の過誤と医師の責任 ほんとうはRhマイナスの妊婦の血液型を専門的検査機関がRhプラスと誤判定し，それを，最初の医師（以下，前医という）が信頼して母子健康手帳にRhプラスと記入し，その後，妊婦は転院して，出産したが，転院先の医師（以下，後医という）も，前医の記入した母子健康手帳のRhプラスという記載を信じ，みずから血液型判定を行わず，また，ビリルビン検査や交換輸血などの措置をとらなかったために，Rh式血液型不適合による新生児溶血性疾患にもとづく核黄疸が新生児に発現したという事案で，裁判所は，前医については，専門的検査機関の検査結果を信頼していたとしても，その結果を自己の診療内容とする以上，右検査結果が包含する本件結果を招来する危険を引き受けるべき立場にあるとし，後医については，前医の母子健康手帳のRhプラスという記載を信頼したとして

も，血液型の判定は，妊婦の突発性出血や胎児溶血性疾患の予防に基本的かつ重要な役割をになっている以上，前医の判定結果についての危険を引き受けたといえるから，専門的検査機関や前医とともに，共同不法行為責任を負うべきだと判示した（札幌地判昭57・12・21判時1089号107頁）。本件控訴審判決（札幌高判昭60・2・27判タ555号279頁）も，かような立場を支持している。(なお，本件の第一審および第二審判決については，『別冊ジュリスト・医療過誤判例百選』〔第2版〕156～157頁〔手嶋豊〕を参照)。

(b) 救急病院の診療拒否（医師19条1項）と，医師の過失の「推定」　気管支肺炎に罹患している救急患者（幼児）の入院を病院側が「ベッドが満床」との理由で拒否しつづけ，他の医療機関への転送を求めたために，やむなく，救急隊は，約1時間かけて別の医療機関に搬送したが，すでに手遅れとなっており，死亡したという事案で，裁判所は，大約，以下のように判示した。患者の病状，病院の物的・人的能力，代替医療施設の存否等の具体的事情によっては，ベッドの満床も医師法19条1項でいう診療拒否の「正当な事由」になりうるが，本件の場合，救急車が同病院に到着した時点で，病院側は，他の医療機関への転送を求め，その後，適当な転送先が見つからないことを認識しながら，二度にわたって転送を主張し，さらに，患者が転送に耐えられるかを同病院の医師が診察した後も，転送を求めたことは，患者の病状を第一に考えた行為とはいえず，これは，診療拒否にあたり，しかも，満床であったとしても，とりあえず，救急室か外来のベッドで応急の処置を行い，他の患者のベッドが空くのを待つということもできたはずであるから，診療拒否の正当化事由がないというべきで，このように，医師が診療拒否によって患者に損害を与えた場合には，医師に過失があるとの一応の推定がなされ，かかる診療拒否に正当化事由がある等の反証がないかぎり，医師の民事責任が認められるべきである，と（千葉地判昭61・7・25判タ634号196頁，木更津診療拒否事件。なお，この判例については，『別冊ジュリスト・医療過誤判例百選』〔第1版〕234～235頁〔菅野耕毅〕を参照）。

4.2 看護婦による医療過誤

──────── ◆ 導入対話 ◆ ────────

学生：診察や手術といった医療行為は，医師だけしかできないのですか。
教師：そのとおりです。医師法17条は，「医師でなければ，医業をなしてはなら

ない」と規定し，医師が医療行為（つまり医行為）の主体となっており，原則として医師以外の者は，医療行為をしてはならないのです。

学生：しかし，医療の現場では，看護婦が投薬をしたり，医療機器をあつかったりして，実質的に医療行為といえる行為をしているようですが，あれは，違法ではないのですか。

教師：保健婦助産婦看護婦法5条によると，「看護婦」とは，厚生大臣の免許を受けて，傷病者もしくは「じょく婦」に対する療養上の世話または診療の補助をなすことを業とする女子をいうとされており，「療養上の世話」と「診療の補助」が看護婦の業務ということになります。看護婦が実質的に医療行為といえる行為をしているというのは，実は，この「診療の補助」行為なのです。これは，あくまでも，医師の指示のもとでのみできる行為なのです。

学生：では，医師の指示さえあれば，どのような医療行為をしてもよいのですか。

教師：たとえば，手術とか診断といった医師にしかできない行為は，つまり，絶対的医行為（前出）と呼ばれている行為は，たとえ指示があったとしてもできません。これをした看護婦は，医師法違反で処罰されます。

学生：看護婦による医療過誤というのは，先に述べられた保健婦助産婦看護婦法5条の規定からしますと，「療養上の世話」にかんする過誤と「診療の補助」にかんする過誤とにわけられることになりますよね。

教師：そうです。「療養上の世話」というのは，上記5条の規定からもわかりますが，看護婦の固有の業務ですし，患者と看護婦との信頼関係は，主に「療養上の世話」をとおして培われるといっても過言ではないでしょうね。

　「診療の補助」にかんする過誤の判例をみますと，看護婦の過誤だけでなく，指示をした医師の監督・指導の過誤にまで詳細に言及しており，そこに，重要なものがあると思います。

学生：主に開業医のところだと思うのですが，無資格の看護婦がいると聞いているのですが。

教師：無資格の人もいるようですね。しばしば判例に出てくるのは，見習看護婦と呼ばれている人たちです。この人たちは，昼間は，開業医のところで，アルバイトをし，夕方から，准看護婦学校に通って，将来は，准看護婦になろうとしている女性たちです。彼女たちは，看護婦と同じ服装をしていることが多いので，患者は，看護婦だと思っていますが，看護婦の資格も准看護婦の資格もない人たちですから，「療養上の世話」も「診療の補助」もできません。単に医師の手足となって働いているのにすぎないのですが，問題は，この人たちの

> 行為に過誤があった場合です。無資格者によるものですから，厳密には，「看護婦による医療過誤」とはいえないのですが，重要な問題も含んでいます。

　医師法17条は，「医師でなければ，医業をなしてはならない」と規定し，診断や治療を中心とする「医業」は，医師にしかできないことを明言している。しかし，医師だけが，医療全般にたずさわっているのではなく，そこでは，医師以外の看護婦その他の医療従事者も関与している。したがって，これらの者の過失行為によって，あるいは，医師の過失とこれらの者の過失とが競合することによって，患者が死亡したり，症状が悪化したりする場合がある。以下では，**看護婦**，あるいは，いわゆる**見習看護婦**が関与している医療過誤について，解説する。

(1) 看　護　婦

　保健婦助産婦看護婦法5条によると，**看護婦**とは，厚生大臣の免許を受けて，「傷病者」や「じょく婦」（分娩終了後，母体が正常に回復するまでの期間〔通常は，6週間〕における女性のこと：金川琢雄『現代医事法学』〔改訂第2版，1995年〕57頁を参照）に対する**療養上の世話**または**診療の補助**をなすことを業とする女子のことで，同法37条は，「……看護婦……は主治の医師又は歯科医師の指示があった場合の外，診療機械を使用し，医薬品を授与し，又は，医薬品について指示をなしその他医師若しくは歯科医師が行うのでなければ衛生上危害の生ずる虞のある行為をしてはならない」と規定している。ところで，同法60条で**看護士**というのが規定されている。同条によると，看護士については，男性であること以外は，看護婦について上で述べたことが，そのままあてはまることになるので，以下では，ふれないことにする。なお，**准看護婦**（男性の場合は，同法60条2項で，**准看護士**と呼ばれている）というのがあるが，これは，都道府県知事の免許を受けて，医師，歯科医師または看護婦の指示のもとで，保助看法5条で規定されている業務をなす女子（あるいは，男子）のことをいう（同法6条・60条）。准看護婦や准看護士の業務内容それじたいは，看護婦とかわらないけれども，法律問題としては，看護婦の場合と必ずしも同じとはいえないように思われるので，以下では，准看護婦や准看護士にはふれないことにする。

(2) 無資格者（とくに見習看護婦）

看護婦や准看護婦の資格のない者で，患者からは，看護婦のようにみえる者である。多くは，**見習看護婦**と呼ばれている女性達である。一般に，見習看護婦というのは，開業医のもとで働く無資格補助者のことで，雇用者の医師が看護婦と紛らわしい服装や業務をさせており，准看護婦学校に通学中の者とか看護婦志望の者が多いので，慣習的にこの名があるとされている（饗庭他編『医事法ポケット辞典』〔1982年〕212頁を参照）。

(3) 看護婦の業務

前記からわかるように，看護婦の業務は，「療養上の世話」と「診療の補助」である。前者は，看護婦の固有の業務で，医師の指示を必要としないが，ただ，「……医師の診断治療方針によって，専門職として療養上の世話業務を主体性をもって行う……」（高田利廣『看護業務における責任論』〔1994年〕15頁）とされていることに注意すべきである（このことは，薬剤師が専門職として調剤を主体性をもって行うけれども処方箋によるのと同じこととされている：同書・同頁を参照）。つぎに，「診療の補助」であるが，前述のように，「診療」つまり医行為は，医師でしかできないから，看護婦が独自に「診療」を行うことはできない。あくまで，医師の指示のもとで行うことになる。しかし，医師の指示さえあれば，どのようなことをしてもよいというのではなく，たとえば，診断行為や手術のように，医師じしんが行うことを要する行為，つまり，**絶対的医行為**については，たとえ医師の指示があっても，看護婦は，これを行うことはできない（高田・前掲書7頁，金川・前掲書59〜60頁を参照）。看護婦がかかる絶対的医行為を行えば，2年以下の懲役または2万円以下の罰金に処せられる（医師31条1項1号）。このように，絶対的医行為以外の行為については，医師の指示のもとで，これをなすことができるが，指示がない場合には，処罰されることになる（保助看37条〔前記〕および44条2号〔6カ月以下の懲役または5,000円以下の罰金〕）。ただし，臨時応急の手当の場合は，この限りでない（同法37条但書を参照）。

(4) 看護婦による医療過誤の種類

医師の指示を要する上記行為を指示なくして行った看護婦には，専門医と同等の注意義務があるとされているが（中川善之助＝兼子一監修『実務法律体系第

5巻・医療過誤・国家賠償』〔1973年〕96頁以下〔岩垂正起〕を参照)、「療養上の世話」や、医師の指示がある「診療の補助」といった**通常の業務**の場合、原則として、当の看護婦の注意義務は、看護婦として当然要求される知識や技術水準によって確定され、かような注意義務の違反があった場合に、彼女に過失ありとされることになる（莇立明＝中井美雄編『医療過誤法』〔1994年〕177～178頁〔川村フク子〕を参照）。

上記からわかるように、「看護婦による医療過誤」は、「診療の補助」にかんする過誤と、「療養上の世話」にかんするそれとに大別できる。前者に属するものとしては、機器操作の過誤、薬剤投与の過誤あるいは注射の過誤などがあり、後者に属するものとしては、ベッド管理の過誤、患者の自殺などの事故防止の過誤、あるいは、患者の病状の観察の過誤などがあげられるだろう（金川・前掲書168頁を参照）。しかし、具体的なケースによっては、「診療の補助」にかんする過誤なのか、それとも、「療養上の世話」にかんする過誤なのかを、明確に区別することが困難な場合もあるだろう。

前者の過誤については、医行為をするのは医師である（前出）ということから、当の医師の当の看護婦に対する監督・指導に過誤がなかったかも問題となる。この種の事件の判例をみると、医師のかような過誤の方に重要論点が内在していることが多いようである（もちろん、看護婦の過誤が不問に付されているというのではないが）。そこで以下では、まず、看護婦の「診療の補助」の過誤について、医師の監督・指導の過誤に力点をおいて解説し、「療養上の世話」にかんする過誤については、【**展開講義　8**】のところで述べることにする。

(5)　看護婦の「診療の補助」の場合における医師の監督・指導の過誤

看護婦の「診療の補助」のいかなる場合にも、医師は、いちいち懇切丁寧な監督・指導つまり**個別的・具体的・直接的な監督・指導**をしなければならないというわけではない。看護婦は、それ相当の医学的知識と技術を修得したとされる有資格者であるから、危険性の少ない補助行為の場合には、**一般的・総括的・間接的な監督・指導**で足りることもあるだろう。だが、一歩誤ると患者の生命や身体に重大な危険を及ぼす補助行為については、多くの場合、個別的・具体的・直接的な監督・指導が、医師の注意義務の内容として、民事上も刑事上も要求されることになろう（以上については、田中圭二「麻酔と過失」中山研

一＝泉正夫編著『医療事故の刑事判例』〔第2版，1993年〕115頁を参照）。

　たとえば，麻酔機器や採血のための吸引機を看護婦に操作させる場合（いずれも刑事判例であるが，麻酔機器の操作ミスについて，看護婦と医師の両方に過失が認められたものとして，神戸地尼崎支判昭49・6・21判時753号111頁，吸引機の操作ミスについて，両方に過失が認められたものとして〔**千葉大採血ミス事件**〕，千葉地判昭47・9・18刑月4巻9号1539頁，千葉地判昭47・12・22刑月4巻12号2001頁，東京高判昭48・5・30判時713号133頁）とか，投薬や注射の場合（大阪高判昭26・12・10高刑集4巻11号1527頁，刑事判例）などである。したがって，<u>かかる場合に，失敗の危険性があれば，看護婦には，再び医師に指示をあおぐとか，医師にかわってもらうなどの措置をとるべき注意義務が生ずるだろう</u>。刑事判例であるが，たとえば，麻酔薬・オイナールの静脈注射を医師から指示されたが，患者の肥満のため右肘静脈の発見が困難をきわめ，誤って動脈に注射したことにより壊え死が生じ，右肘関節からの離断手術のやむなきに至ったという事案で，かように困難なときは，医師にその旨を報告して，医師にかわってもらうとか，具体的な指示を求めて，他の個所の静脈に注射をするなどの措置をとるべき注意義務が看護婦にはあるとされた（仙台高判昭37・4・10，最判昭38・6・20，いずれも判時340号32頁）。なお，本件には，「医師の指示があっても，看護婦による静脈注射は禁止されるのではないか」という問題（昭26・11・5医収第616号は，禁止している）があるが，残念ながら，本件判例は，この点には，ふれていない。

　つぎに，高圧酸素治療中の点滴のさいに，輸液回路から空気が静脈に流入したため，空気栓塞による中枢神経障害を来し，結果的に，集中力や構成能力あるいは記銘力の低下という後遺症が生じたという事案で，輸液の残量や流量の確認を怠った看護婦およびこれを指導する医師の過失が認められた（千葉地判平3・6・26判タ771号201頁，民事判例）。本件では，とくに，なにゆえ輸液残量の確認をすべきなのかについて，被告・看護婦の認識の甘さにつき，被告・医師の指示は，十分であったとはいいがたく，したがって，被告・医師は，被告・看護婦が前記義務を励行するよう指示する義務を怠った旨，判示されている。そこでは，看護婦の「診療の補助行為」それじたいに対する医師の個別的・具体的・直接的な監督・指導までは要求されてはいないが，事前の具体的

な指示が要求されているといえよう。
  (6) 見習看護婦の行為と過誤
  見習看護婦は，たとえ，医療の経験が豊富で，技術や知識が十分にあるといえる場合でも，無資格者であるから，原則として看護婦の上記業務を行うことはできず，これを行った者は処罰される（保助看31条1項・43条1項1号〔1年以下の懲役または1万円以下の罰金〕：なお，43条2項を参照）。問題は，見習看護婦が看護婦の業務を行い，それに過誤があった場合である。彼女達は，無資格者ではあるが，看護業務を行う以上，当然のこととして，通常の看護婦と同様の注意義務が民事上も刑事上も課せられることになろう。
  ところで，彼女達は無資格者であるから，単に医師や看護婦の手足となって医療に関与することができるにすぎない（大判大2・12・18刑録19輯1457頁を参照）。したがって，医師がなんらかの行為を見習看護婦にさせた場合，当該医師は，彼女の「一挙手・一投足」に至るまで厳格に監督・指導していたかが問題となろう（もちろん，見習看護婦以外の無資格者の場合も，上記と同じであることは，いうまでもない）。この種の判例を紹介しておこう。手術中に医師が看護婦資格のない介助者に点滴中の薬液にグリコアルギンの注入を指示したところ，その者がグリコアルギンの空きびんに入っていたオスバン液をグリコアルギンと誤認し，これを注入したために，その場で患者が死亡したという事案で，かかる無資格者に介助させる場合，医師には，有資格者の場合よりも細心の注意義務が要請され，本件のように誤って注射すれば生命の危険を生じさせる薬液の取扱いについては，特別の配慮をなすとともに，かかる者に注入をさせるときは十分に注視し，当の薬液であることを確認するような深甚の注意をはらうべきとする第一審判決が支持された（東京高判昭37・4・12下刑集4巻3＝4号193頁，刑事判例）。同種事案の判例としては，東京地判昭40・7・14判時428号67頁（民事判例），東京高判昭41・3・25判タ191号198頁（刑事判例）があり，いずれも見習看護婦の場合には，医師の監督・指導義務が強化されることを前提とし，医師に，かような過失を認めている。なお，東京地八王子支判昭47・5・22刑月4巻5号107頁（刑事判例）は，見習看護婦の行為に過失はなかったとし，医師の過失も否定している。

【展開講義　8】　看護婦による「療養上の世話」の過誤

　前述のように，「療養上の世話」は，看護婦の固有の業務であり，「もっとも，看護婦らしい業務」といえるうえに，患者と看護婦との信頼関係は，この「療養上の世話」をとおして培われるといっても過言ではないので，この種の過誤についての代表的な判例を紹介し，若干，コメントすることで，【展開講義】にかえることとする。

　(1)　患者や家族が看護婦に異常を訴えているのに，看護婦がとりあわなかったということが，医療の現場で，しばしば問題となる。重篤な異常を訴えている場合は，これを放置すべきでないことはもちろんであるが，些細なことを大袈裟に訴えているような場合に，これらをいちいち取り上げておれば，正常な医療活動が妨げられることにもなる。問題は，その限界である。以下，代表的な判例を紹介しておこう。

　(a)　虫垂摘出手術終了10分後に病室へ搬送された患者が，「鼻がつまって苦しい」とか，喉に手をやって苦しがっているのを家族が2度にわたって看護婦に訴えたのに，とりあってもらえず，けっきょく麻酔の副作用で死亡したという事案で，麻酔効果が継続中の患者を管理すべき立場にあり，呼吸抑制を示す訴えがあったのに，適切な処置をとらなかった点で，本件看護婦には過失ありとされた（東京地判昭53・10・27判タ378号145頁，民事判例）。本件では，**呼吸抑制**という麻酔の危険な副作用に注意をはらわなかった点が問題となっている。本件は，麻酔をかけたときの術後における患者管理の問題で，本来，かかる管理は，麻酔担当医によるものであるから，本件は，「診療の補助」にかんする過誤ともいえる。そうすると，看護婦に対する医師の監督・指導がなかったかも問題となろう。

　(b)　患者から再三激痛を訴えられながら，そのことを，そのつど，医師に報告しなかったために，子宮破裂に対する適切な処置が遅れたとして，看護婦に看護上の過失ありとされた（東京地判平5・12・7判タ847号252頁，民事判例）。同様のケースで看護婦に過失を認定したものとして，東京地判昭50・6・17判タ323号125頁（民事判例）があるが，これは，控訴審で，患者の死因は胸腺リンパ体質によるショック死とされ，看護活動との因果関係が否定された（東京高判昭53・2・22判タ369号364頁）。

　(2)　「療養上の世話」の過誤として，上記とは別に，しばしば問題となるのは，自殺防止などの患者の安全確保のための監視にかんする過誤である。

　(a)　精神科領域の判例として，思春期混乱症状で精神病院に入院中の患者が，

開放療法としての院外レクリエーションに参加中に，引率者のすきをみて鉄道自殺したという事案で，裁判所は，治療効果の面からは患者に対する監視とみられる措置はできるだけ避けるべきであるが，自殺等に至れば治療は根底から無に帰するから開放療法といえども，患者の身辺の安全を第一義的に配慮し，この安全の要請と相調和せしめつつ実施すべきと判示し，病院側に安全確認義務違背があるとした（大阪高判昭57・10・27判タ486号161頁，民事判例）。治療効果の高い開放療法に重点をおくならば，どうしても監視の面が後退し，その調和をどこに求めるかが，今後の課題となろう。なお，精神病院の場合は，一般病院とは異なり（下記の(b)を参照），自殺防止のための注意義務を厳格にする傾向がある。たとえば，タオルは看護のための必需品であるが，福岡地判昭55・11・25判時995号84頁（民事判例）は，たまたま保護室内に放置されていたタオルで，患者が縊首・自殺した事案で，医師および看護人に過失を認めている。類似する民事判例として，東京地判平7・2・17判時1535号95頁がある（精神病院に入院中のうつ状態の患者が装塡された抑制帯をほどいて，それで縊首・自殺した事案）。

　(b)　一般病院での事故の判例として，ネフローゼ型腎炎で入院中の患者（14歳）が，病状が好転しつつあるのにもかかわらず，病院の3階から飛び降り自殺をしたという事案で，本件患者が精神科医による治療を要するような症状を示し，それが自殺する程度にまで至っていたことを認めるに足る証拠はなく，看護上の注意義務違反はないとされた（東京地判昭45・3・10判時587号57頁，民事判例）。看護上の過失がないとされた同様の民事判例として，東京地八王子支判昭59・12・26判時1158号216頁がある。一般病院では，自殺防止のための人的・物的設備の点で，精神病院よりも劣るのは当然で，そのことが，看護上の注意義務を軽減する方向にむけるであろうが（須之内克彦「投薬・調剤と過失」中山＝泉編著・前掲書276頁を参照），ただし，その前に自殺の徴候が明白であれば，看護婦は，医師にその旨を報告し，医師は，精神科へ当の患者を転送するなどの措置をとることが，法律上の注意義務の内容として要求される場合があるだろう。

――――――――――――――――――――――――――――――――

4.3　麻酔に関係する医療過誤

――――――――――◆　導入対話　◆――――――――――

学生：麻酔は，外科手術にかかせないものですが，麻酔に関係する事故も多いようですね。

教師：民事事件や刑事事件になる医療事故のなかで，たしかに麻酔に関係する事故が多いようですね。それらのうちの多くは，麻酔機器の取扱いにかんする事故とか，呼吸抑制とか心停止などといった危険な**合併症**が発現して死亡するといった事故です。

学生：どうして，事故がおこるのでしょうか。

教師：ある医師によれば，麻酔をかけるということは，生体の機能を麻痺させるから，一歩誤ると，死亡することになるので，死亡しないように，あるいは，麻酔の後遺症が発現しないようにするのが，麻酔技術なのだというのです。この医師は，麻酔科の人ではないから，極端なことをいっているのかもしれませんが，ある程度，核心をついているように思います。このように，危険なものですから，事故もおこりやすいのかもしれません。だから大病院では，手術それじたいを担当する外科医のほかに，麻酔科の医師が麻酔を担当し，患者の全身状態を注意深く見守っています。

学生：大病院以外の病院では，麻酔科の医師はつかないのですか。

教師：手術の規模にもよりますが，つかないこともあります。そのような場合，外科医が手術と麻酔の両方を担当することになるのです。一人で両方をすることは，大変ですので，ベテラン看護婦に手伝ってもらったりしているようです。

学生：そのように麻酔科の医師がついていないときに，事故が多いのではないでしょうか。

教師：かならずしも，そうではないのですが，手術の方に注意がむいていて，ついつい全身状態の観察や処置がおろそかになって事故がおこるときもあります。

学生：合併症の発現は，予見できないのですか。

教師：できるものと，できないものとがあります。しかし，予見できなかったからといって，ただちに，医師の過失が否定されるわけではありません。予見できない合併症でも，処置しだいでは，救命できるときもあります。そのような場合，どのような処置をしたか，あるいは，事前に，合併症に対応できるための人的・物的な態勢をととのえていたかが，民事上も刑事上も，過失認定のさいに問題となるのです。

麻酔は，手術時における患者の身体的・精神的苦痛を除去し，かつ，よりよき手術野を執刀医に提供することなどにより，手術の進歩に貢献してきたが，他方，麻酔には，たとえば，**呼吸抑制**とか**心停止**といった急激かつ危険な**合併**

症が発現することがあり，それによって，患者が死亡したり植物状態に陥ったりする場合がある。また，麻酔機器の取扱いを誤ると，患者に酸素欠乏などが生じて死亡したり，身体機能に重大な障害が生じたりすることもある。かようなことから，麻酔担当医（医師が一人で手術と麻酔をするときは，その医師を指す）は，麻酔機器を適正に取り扱うとともに，重大な合併症が発現しないように，種々の診察や臨床検査などによって，術前，術中，術後にわたって，患者の**全身状態**を正確に把握し，また，合併症が発現したならば，適切な処置を行うなどして，適正に患者の全身状態をいわば**「管理」**しなければならない。

　麻酔事故は，こういった**麻酔機器の取扱い**や，**患者管理**に関係するものが多く，そのようなとき，医師，その他の医療従事者に過失があったのではないかということで，民事事件や刑事事件に発展することが，他の診療科よりも，多いようである。以下では，「麻酔に関係する医療過誤」について，①「麻酔機器取扱いの過誤」，②「術前の過誤」，③「術中管理に関係する過誤」に分けて，代表的な判例を紹介しながら，論をすすめよう。なお，「術後管理に関係する過誤」については，**【展開講義　9】**のところで述べることにする。

(1)　麻酔機器取扱いの過誤

　この種の判例としては，酸素ボンベからのゴム管と笑気ガスのボンベからのそれとを看護婦が誤って逆に麻酔器に接続したために，患者が無酸素症になって死亡したという事案で，麻酔担当医は，接続状況を確認すべきであったとして，担当医に過失を認めたものがある（神戸地尼崎支判昭49・6・21判時753号111頁，刑事判例）。本件看護婦は，医師のする診療の**「補助」**をしていたといえるが（保助看5条を参照），問題は，かかる場合，医師は看護婦に対して，どの程度の監督・指導をしなければならないかである。看護婦は，それ相当の医学的知識と技術を有してはいるが，一般に医療機器は患者の生理・病理現象と密接に関係しているので，その構造や人体への諸々の影響を正確に把握または予測しながら適正に使用しなければならず，そのためには，看護婦の有する医学的知識と技術だけでは，どうしても不十分といえよう。したがって，「診療の補助」として医療機器を看護婦に操作させるときは，医師は，原則として，その看護婦への監督・指導を強め，特に本件のように，使用方法を一歩誤ると，患者の生命に重大な危険を及ぼすおそれのある機器の場合は，個別的・具体

的・直接的な監督・指導をすることが，麻酔医の注意義務の内容として要求されることが多いのではないかと思われる。本件麻酔医には，かような注意義務違反があったと判断されたのであろう（以上については，田中圭二「麻酔と過失」中山研一＝泉正夫編著『医療事故の刑事判例』〔第2版，1993年〕114～116頁を参照）。

(2) 術前の過誤

患者管理のために，麻酔担当医は，術前に適正な検査や診察をして，事前に患者の全身状態を把握しておかなければならない。かような診察の一つとして問診がある。麻酔に関係する医療事故で特に問診が問題となったのは，**悪性過高熱**（現在では，**悪性高熱**と呼ばれている）のケースである。これは，麻酔をかけるために，ある種の薬剤を使用した場合に，合併症として，急激に高熱を発するもので，死亡率も高かった。悪性過高熱の発現には，遺伝的素因が関係していると考えられているため，問診によって，患者本人や血縁者にかかる素因がないかを事前に調べなければならない。こうした悪性過高熱の発症例で問診が問題となった重要な民事判例として，以下のようなのがある。某国立大学附属病院で，筋肉弛緩剤・サクシニルコリンを患者（7歳の幼児）に静注したところ，悪性過高熱が発現し，患者が死亡したという事案で，麻酔担当医には，患者または付添人に対し患者や血縁者の体質とか薬物の異常反応の有無などを問診したうえで，麻酔計画をたてる義務があるのに，本件麻酔医は，患者の母親に簡単な問診をしただけであったので，患者の父方の叔父が以前にやはり悪性過高熱で死亡した事実を確知することができなかったとして，麻酔医に過失が認められた（もし，この事実がわかっておれば，他の麻酔方法がとられ，本件結果の発生を回避することができたとされたのである：神戸地判昭50・5・30判時800号84頁）。被告は，これを不服として控訴した。本件控訴審・大阪高裁は，本件の問診は，血縁者がどんな病気をしたかなどといった単純な質問で，被質問者である母親の応答を困難にするようなものではなく，彼女がありのまま答えておれば，これを端緒とする問答の発展により，自然に叔父の死因について彼女の知っている事実が明らかになったと推測されるのに，彼女は，みんな健在であると答えただけで，問答の発展する余地をなくしてしまったので，本件麻酔医の問診は不十分とはいえないとして，その過失を否定した（大阪高判昭

53・7・11判タ364号163頁)。

　上記控訴審では，問診に対する患者側(ここでは，患者の母親)の協力が問題とされている。たしかに，適正な問診のためには，ありのまま答えるなどといった患者側の協力が必要であるが，しかし，それは，原則として，患者側からの自発的な応答が期待できるといえる場合でなければならないだろう(この点については，稲垣喬「麻酔担当医らに問診義務の違背がないとされた事例」判タ371号34頁以下を参照)。本件の場合は，どうであろうか。本件の母親のような素人は，麻酔についての近親者の既往歴の重要性を知らないのが普通であるし，また，配偶者(本件患者の父のこと)の兄弟の既往歴の詳細についてまで関心がないのが一般的であるうえに，幼児の疾患の場合，母親の注意は，子供の方に集中しがちであるので，どうしても，近親者の既往歴についての応答に真剣さが欠けるようになるだろう。このようにみれば，本件は，患者側からの自発的な応答が期待できるケースではなかったように思われ，この点で，上記控訴審判決には疑問を感ぜざるをえない。少なくとも結論的には，第一審判決の方が妥当といえるのではなかろうか(以上については，田中・前掲122〜124頁を参照)。

　本件事故当時(昭和45年頃)，悪性過高熱は，わが国の医師達には，あまり知られていなかったが，本件は，大学病院という**「高度」**の医療施設内での事故であったから，そこの医師の過失が問題となったのであろう(この点については，高橋隆一「麻酔科(1)悪性過高熱」『裁判実務体系(17)・医療過誤訴訟法』〔1990年〕676頁を参照)。だが，現在では，麻酔専門医や外科医の多くは，悪性過高熱のことを知っていること(この点については，徳島地判昭60・11・27判時1209号123頁〔民事判例〕を参照)，悪性過高熱が発症する危険性のある薬剤を使用しなくなったために，発症例が減少していること，また，発症しても，末梢性弛緩薬の使用により，救命率が飛躍的に高まったことなどにより，今後は，**「普通」**の医療施設内での本件と同様の事故の場合にも，近親者の既往歴についての問診がどうであったか，発症の危険性の低い薬剤を使用したか，あるいは，どのような救命措置をしたかが，医師の過失認定のさいに問題となるだろう(このような点については，上田和孝「麻酔事故」『新・裁判実務体系(1)・医療過誤訴訟法』〔2000年〕350頁を参照)。

(3) 術中管理に関係する過誤

　いずれも民事判例であるが，この種の事故としては，麻酔担当医が，血圧測定などのバイタルサインの監視の引継ぎもしないで，術中に無断で手術室を退出したので，患者の異変の発見や対応が遅れ，そのため，患者が死亡したとして，その医師に過失を認めたケース（東京地判昭61・2・24判時1214号97頁）や，麻酔薬の副作用で不完全気道閉塞が生じ，患者（1歳）が死亡したという事案で，小児は，気道閉塞を起こしやすいので，術中も，つねに気道の状態を観察し，適切な気道の補助をしなければならないのに，これらを怠ったとして，医師に過失を認めたケース（宮崎地判昭47・12・18判時702号94頁）などがある。これらの判例によれば，原則として，麻酔医は，少なくとも術中は，患者のそばにいて，十分に観察し，適切な処置をしなければならないということになるだろう（作家による小説ではあるが，これらの点については，渡辺淳一『麻酔』〔1993年〕が参考になる）。以上のようなことは，術中管理としては当然なすべきことであり，なんら問題はない。

　ところで，最近の傾向として注意しなければならないのは，術中管理面での注意義務を厳格に課す判例がでてきているという点である。たとえば，腰椎麻酔中にペルカミンSによる迷走神経反射による血圧降下が生じ，患者が死亡したという事案で，原審・名古屋高裁は，5分間隔で血圧を測定するのが当時の一般開業医の常識であり，被告人もそのようにしていたので，過失なしと認定したが，最高裁は，ペルカミンSの能書によれば，麻酔薬注入前に1回，注入後は10分ないし15分までは2分間隔で測定すべきとなっており，医療慣行は必ずしも注意義務の基準となるものではなく；能書の記載に従わなかったことで，事故が生じた場合は，特段の理由がないかぎり過失が推定されるとして，厳しい立場を示した（最判平8・1・23判時1571号57頁）。また，最近の医療機器の開発に応じて，従来よりも，高度のモニターをもとめる判例もでてきている（この点については，上田・前掲345～346頁を参照）。

【展開講義　9】　術後管理に関係する過誤

　この種の事件として，まずはじめに，以下の判例をあげておこう。歯科医が，5歳の幼女に全身麻酔をかけ，抜歯と歯下の腐骨摘出手術をし，術後，麻酔から

の覚醒を充分に確認せずに，母親とともに帰宅させたところ，麻酔合併症が発現し，その家族が異常を訴えているのに，帰宅後，約3時間30分の長時間にわたり放置していたために，死亡したという事案で，裁判所は，このような場合，患者が覚醒するまで歯科医師の監視下において，早期に異常を発見し，適切な処置をしなければならないのに，これらを怠った過失があるとし，さらに，万一，覚醒の未確認または誤認により帰宅させてしまったとしても，異常が訴えられたときは，要請の有無にかかわらず，すみやかに往診または来診させて，応急措置を講じなければならないのに，長時間にわたって放置したことは，著しい救護義務違背であると判示した。また，本件では，弁護人から，患者の死亡は**特異体質**の一種である**胸腺リンパ体質**による不可抗力のものであったとする旨の主張がなされたが，本件裁判所は，この体質を事前に知ることができないからこそ，事前に万全の準備をし，患者管理の徹底により異常を早期に発見し，ただちに救命措置をしなければならず，**そうすれば，特異体質者でも十分に救命可能である**として，本件患者の死亡が不可抗力のものではなかったと判断した（東京地判昭47・5・2刑月4巻5号963頁，刑事判例：この判例については，田中・前掲124～126頁を参照）。

　この事件の鑑定人によると，特異体質とは，薬剤の静注，麻酔，咽喉部の薬剤塗布……などの極く些細な動機で，一見健康そうな人が急死する場合で，胸腺リンパ体質がおおく，かかる特異体質を生前検査で知ることは不可能とのことである。このように，特異体質は，予見不可能であるため，以前には，医師に過失責任なしとする民事判例や刑事判例が多かった。しかし，予見ができなくても，事後の処置しだいでは，救命できる場合があると医学上考えられており（この点については，草野真人「異常体質と医療過誤」『新・裁判実務体系(1)・医療過誤訴訟法』〔2000年〕258～259頁を参照），そうすると，法律上は，特異体質によるショック症状が発現したことについては，医師に過失はないが，その後の救命処置に過失ありといえることは，十分にありうるということになろう。本判例は，こういった場合に過失を認めたものである。本件の鑑定人が，「麻酔の方法や管理に過誤がありながら，その証明ができないため，異常体質に帰せられたり，方法・技術に過誤がないとして，体質的異常のみが原因で死亡したとすることには多分に疑問があり，麻酔方法や技術上の過誤のかくれみのとされている傾向がある。麻酔による死亡原因を体質的異常に帰せしめるためには，術中・術後の管理すべてに不備がないことが立証される必要がある」と述べていることは，特異体質をあたかも免罪符とする医師側に対する警鐘ともいえよう。なお，胸腺リンパ

体質の存在それじたいを疑う見解も，有力である。

　上記判例では，特異体質者について，**術後の患者管理の徹底**と，そのための**事前の充分な準備**が説かれているが，これは，別に特異体質の場合だけに限られるものではないだろう。この点については，以下の刑事判例が参考になる。鞭打ち症の患者に対する神経節ブロックおよびステロイドホルモンの注入療法のため，麻酔薬であるキシロカインなどの頸部硬膜外注射をしたところ，合併症として呼吸停止と心停止が生じ，死亡したという事案で（本件については，田中・前掲126～128頁を参照），裁判所は，このような合併症が発現する可能性があるから，医師としては，かかる可能性があること，および，発現時の対処方法を，あらかじめ介助の看護婦に教示しておくとともに，発現時に**救急蘇生措置**がとれるように，事前に必要な器具や薬剤などを準備し，ただちに使用できる状態にしておき，それが発現したときは，介助看護婦に適切な指示をし，協力して救急蘇生措置をほどこし，患者の死亡を未然に防止すべき業務上の注意義務があるのに，本件医師は，看護婦への教示も，事前の準備もせず，かつ，発現時には混乱し，適切な処置をしなかったとして，本件医師に過失を認めた（大津地判昭53・7・18判時921号140頁）。こういったところは，本件控訴審で支持された（大阪高判昭58・2・22判タ501号232頁）。

　この【**展開講義　9**】で紹介してきた以上の諸判例の立場を総合すると，原則として，麻酔担当医には，術後（あるいは，術中・術前）に発現するかもしれない合併症その他の危険な症状に適切に対処するために，事前に，**十分な人的・物的な態勢**を整えておくべき注意義務が課されており，さらに，合併症などが発現した場合には，看護婦や他の医師と協力して，適切な救急蘇生措置を施して，患者の救命に努めるべき注意義務が課されているということになろう（なお，これらの判例は，術後の患者管理の問題に焦点をあわせているけれども，上記からわかるように，術中や術前の問題にも言及している）。この「十分な人的・物的な態勢」というのを，もうすこし具体的にいうと，合併症その他の危険な症状が発現したときに対処できるだけの看護婦，その他の医療従事者の確保，この者達への合併症などについての教示，それらが発現したときの対応や役割分担，その他のうちあわせ，2人以上の医師で手術や麻酔をかけるときは，お互いの役割分担のうちあわせ，他の医師や看護婦の応援をもとめることが予測される場合には，事前に，その人たちに連絡をとっておくこと，救急蘇生処置に必要な機器や薬剤を，すぐに使用できる状態にしておくこと，静脈や気道の確保などといったことになるだろう。そして，このような態勢を整えておくことができないときは，例

外的な場合（たとえば，緊急に手術をしなければならないような場合）をのぞき，原則として，**麻酔や手術に着手してはならないという点**，あるいは，場合によっては，**このような態勢を整えることができる医療機関へ患者を転送するという点**（東京地八王子支判昭62・3・2判タ652号217頁を参照）が，当の医師の注意義務の内容として要求されることになるだろう（以上については，田中・前掲129～30頁を参照）。なお，かような態勢を事前に整えておくべき注意義務に着眼し，医師に過失を認めた民事判例として，甲府地判昭46・10・18判時655号72頁，横浜地判昭63・7・20判タ686号233頁などがある。

4.4 臨床工学技師による医療過誤

臨床工学技師は，ハイテク・メジカル・テクノロジーが産んだ新しい医療従事者である。1987（昭和62年）に，人工透析装置や人工心肺装置，人工呼吸装置などの**「生命維持管理装置」の操作**，や点検には，工学的な専門知識も必要とされ，専門職の制度化の必要性から，「臨床工学技士法」（昭62年法60号）で，生まれたものである。

したがって，医学上は，医学の治療行為や末期医療，救急医療，手術治療と拡がりをもった医療分野に使用されている。今後，ますます医療の高度化にともなって，**マン・マシン・患者システム**（man-Machine-Patient system）の花形になるであろう。

しかし医療の現場では，医師の指示の下に，治療行為の補助として，種々の「生命維持管理装置」の操作を専門に行う（同法37条）。現代の医療は，チーム医療であるから，その業務を行うにあたっては，医師その他の医療関係者（看護婦・臨床検査技師・診療放射線技師など）との緊密な連携をはかり，適正な医療の確保に努める義務が法定されている（同法39条）。人工呼吸器や人工心肺など，先端医療機器を通して，患者に接することになり，このインターフェースの部分において過誤が発生する。これが**臨床工学技師の医療過誤**である。最新の医療領域だけに，この複雑な人間工学のエラーについては，奥秋晟教授（福島県立医大名誉教授）など少数の研究者がいるだけである。

臨床工学技師の「生命維持管理装置」の操作と患者との関係は，前述したとおりである（第1章図1―1参照）。臨床工学技師が中枢で判断し効果器に伝い，

生命維持装置の操作を行い，これに患者が反応し，維持装置が患者の生体の情報をピックアップして，技師に認知できるように表示し，これに従って機械を変化に対応して操作するという手順になる。この過程で，患者の生体情報を判断する。それに対応して機械を操作するという，2つのインターフェースを持つ。このいずれかに過誤があれば，「医療過誤事故」が発生する。臨床工学技師の「**操作過誤**」は，①認知ミス，②判断ミス，③記憶ちがい，④忘却，⑤動作ミスに大きく分類される。具体的には，①人工呼吸装置の先端部の患者身体への接続または除去についての過誤，②血液浄化装置の穿刺針，その他，先端部のシャントへの接続，またはシャントからの除去の過誤，③生命維持装置の導出電極の皮膚への接続または皮膚からの除去の過誤，さらに，操作上のミスとしては，①身体への血液，気体または薬剤注入する場合のミス，②身体からの血液または気体の抜き取り（採血も含む）のミス，③患者の身体への電気的刺激の負荷のミスなどが主たるものである。判例は，高圧酸素治療室内で，輸液を受けていた患者が，空気栓塞症を起こし，中枢神経障害を後遺した場合に，治療にあたった看護婦と担当技師，および指導にあたった医師に「業務上過失傷害罪」が認められた事例がある（千葉地判平3・6・26判時1432号118頁）。さらに「いわゆる千葉大採血ミス事件」でも，医師が給血者から，採血するにあたり，担当技師からよく操作を聞かずに，その操作を事情を知らない看護婦に担当させて，吸引と噴射の両機能を有する電気吸引器を用い，作動させたところ，その装置を陰圧に作動させるべきところ，看護婦が誤って，陽圧に作動させた，ために多量の空気が静脈内に流入し，空気栓塞により給血者が死亡した事例は，担当臨床工学技師から，正確な操作情報を得て，正確にその操作につき，看護婦に指導すべきところ，しなかった業務上の注意義務を問われて，医師と看護婦に刑法上の「業務上過失致死罪になったものもある」（東京高判昭48・5・30判時713号133頁，唄孝一＝宇都木伸他編『医療過誤判例百選』〔2版〕1995年。根本久編『医療過誤訴訟』（裁判実務大系17巻）1990年参照のこと）。

4.5 医療過誤に対する刑事責任

◆ 導入対話 ◆

学生：医師をはじめとする医療従事者の医療過誤の場合に，刑事事件になることはあまりないと聞いているのですが。

教師：不法行為や債務不履行の民事事件で終ることが多く，刑事事件になることは少ないようですね。

学生：それは，なぜですか。

教師：医療が専門家による密室内での活動であるため，捜査が困難であるうえに，とくに因果関係の証明が困難といったことがあるのでしょうね。しかし，私の経験では，このように困難が予想されるようなケースでも，たとえば，医師が治療費以外に10万円とか20万円あるいは50万円といった高額の現金謝礼を平気で受け取っていたり，要求したりしていた場合とか（国公立病院の医師は，公務員ですから，謝礼を受け取ったりなどすると，収賄罪の成立が問題となります），著しく不誠実な態度であったような場合などは，刑事事件になっているようですね。もちろん，捜査にあたる司法警察職員の熱意も必要ですが。

学生：刑事事件になった場合，何罪が適用されるのですか。

教師：原則として刑法211条前段の業務上過失致死傷罪で，法定刑は，5年以下の懲役もしくは禁錮または50万円以下の罰金です。

学生：普通の過失犯ではないのですか。

教師：過失により，人の生命や身体を侵害した場合は，通常は，過失致死罪（刑210条）や過失傷害罪（刑209条）が適用され，法定刑は，罰金や科料となっています。しかし，医療従事者は，後述の「業務者」（一般的に人の生命や身体を侵害する危険性があるといえる業務に従事する者）ですから，通常人よりも高度の「注意義務」が課され，そのため，法定刑が重くなっている業務上過失致死傷罪の方が適用されるのです。

学生：ところで，たとえば複雑な手術の場合，医師だけでなく，看護婦などの医療従事者が関与しますが，そのようなところで，事故が起こった場合，刑事責任は，誰に生ずるかの問題は，複雑でしょうね。

教師：とくに手術のような場合，チーム医療といって，医師を中核とする複数の医療従事者が一体となって活動するわけですが，中核である医師が医師でない他の医療従事者の行為を，いちいちチェックしなければならないというのでは，医療は成り立たないと，よくいわれます。このようにいう人たちは，たとえば，ベテラン看護婦は，よほどのことがない限り，間違いはないから，いちいちチェックせずに信頼してもよいのではないかと主張するのです。つまり，「信頼の原則」を適用すべきだとするのです。私は，このような立場に疑問を感じています。

医師をはじめとする医療従事者の**過失行為**によって，患者が死亡したり，その症状が悪化したりした場合，刑法上は，**業務上過失致死傷罪**（同法211条前段，法定刑は5年以下の懲役もしくは禁錮または50万円以下の罰金）としての刑事責任が問われることになる。本罪が成立するためには，刑法上，かような行為が**原因**となって患者の死亡あるいは症状の悪化といった**結果**が発生したという関係，つまり，行為と結果との間に因果関係があり，かつ，行為者に過失（業務上過失）が存在しなければならないというのが原則である。本書における他の箇所での理解を深めるために，これらの点を，やや詳細に解説する。

(1) 因 果 関 係

どのような場合に，刑法上の因果関係が認められるかについて，学説上の争いは，主として**条件説**と**相当因果関係説**との間でなされてきた。条件説は，「かような行為がなかったならば，かような結果は発生しなかったであろう」という**条件関係**がある場合に，刑法上の因果関係があるとする見解である。だが，この説からすると，たとえば，甲と乙が喧嘩をして，甲が乙の足を蹴った直後に，雷がなりだし，危険な状態だったため，人々は逃げたが，乙は足が痛かったために逃げ遅れ，けっきょく落雷によって死亡したという場合，甲が乙の足を蹴らなかったならば，乙は，死亡しなかったであろうといえるから，条件関係はあることになり（つまり，因果関係はあることになり），甲には，傷害致死罪が成立することになる。これは，甲に対して，あまりにも過酷な結論といえよう。条件説は，たしかに，わかりやすく，因果関係の認定も容易であるが，上記のように，因果関係の成立範囲が不当に広がり，過酷な結果となるので，**通説**は，行為と結果との間に条件関係があるもののうち，「かかる行為から，かかる結果が発生するのが一般経験上『**相当**』」といえるときにだけ，刑法上の因果関係ありとしている。これを，相当因果関係説という。なお，判例の主流は，条件説である（たとえば，最判昭46・6・17刑集25巻4号567頁）。

医療過誤事件における因果関係の証明については，「複雑な生物的反応を示す人体については，……ある行為とある結果とのあいだの必然的な連鎖を認めにくく，そのため，医療事故の責任については，因果関係の証明が……第一の難問となる」といわれており（藤木英雄『刑法各論』〔1972年〕182頁），そこでは，医療過誤事件における因果関係の証明が困難であることが指摘されている。

通説である相当因果関係説をとるならば，上からわかるように，条件関係の証明だけでなく，「相当」であったという証明もしなければならず，医療過誤事件の場合，これは，かなり困難であろう（刑事裁判では，かような証明は，検察官がしなければならず，その証明が不十分であれば，「疑わしきは，被告人の利益に」という刑事裁判の大原則により，被告人たる医師は，無罪となる）。なお，判例のなかには，「……自然科学的究明方法によって寸分の疑いなきまでに解明せられなくても関係証拠により条理上その因果の関係が真実存在するとの高度の蓋然性があり而も論理的疑問をさし挟む余地のない迄の心証を形成し得る場合にはこれが証明充分と断じなけれならない……」としており（大阪高判昭32・3・30高刑集10巻4号333頁，刑事判例），因果関係の証明の困難性を若干緩和する態度を示しているものもあるが，困難であることに変わりはないだろう。

(2) 過　　失

ここでいう過失とは，精神の緊張を欠いたことにより，刑法上の**注意義務**に違反することである。問題は，この注意義務の内容は何かであるが，主として，この点をめぐって，**旧過失論者**と**新過失論者**とのあいだで，はげしい論争が展開されてきている。以下では，両過失理論の内容その他の重要点について，一般にいわれているところを要約しておこう。

(a) 旧過失論　伝統的な過失理論は，他人の生命や身体などへの侵害といった**「結果」**が自己の行為から発生するかもしれないことを予見できる場合，つまり，**予見可能性**がある場合，かかる重大な「結果」を発生させないようにするために，当該行為者には，それを予見する義務があり，精神の緊張を欠いて，この義務に違反すれば，発生した「結果」について過失責任あり，つまり，過失による刑事責任ありと解していた。そこでは，注意義務は，**予見義務**とされている。このような過失理論は，一般に，**旧過失論**と呼ばれている。ところで，たとえば，手術をする場合，どのような医師でも，手術が「絶対に」成功するとは思っておらず，最善をつくしても，麻酔ショックなどで，不運にも患者が死亡するかもしれないことを認識しているのが普通である。また，自動車の運転者も，自分の運転が「絶対に」安全とは思っておらず，不心得者が横道から飛び出してきて，交通事故を起こすかもしれないことを知っている。つまり，これらの者は，いろいろな事故の可能性を考えながら，手術や運転をして

いるのである。そうすると，最善をつくしていても，運悪く事故が発生したならば，ほとんどの場合，予見可能性があったことになり，旧過失論からすると，予見義務違反つまり注意義務違反として，その者には，過失責任が肯定されることになる。要するに，結果が悪ければ，多くの場合，刑事責任を問われることになり，それならば，**少しでも危険性のある行為は，すべて，できないことになる**。

(b) 新過失論　　交通，医療，建築，製薬，食品製造・加工などは，**すべて，現代社会においては，「有用」な活動ではあるが**，一歩誤ると，人の生命や身体に重大な侵害をもたらす危険性を有している。したがって，旧過失論からすると，上記のように，このような活動は，すべてできないことになる。しかし，それでは，現代社会は，麻痺してしまうだろう。そこで，実害発生防止（つまり，**結果回避**）のために**社会生活上必要とされる予防措置**をとることを条件として（たとえば，手術の場合であれば，事前に消毒をし，ショックが起こったときに対応できるように，人的・物的に十分な態勢を整えておくなど），これらの活動を許容しようとする考え方が現れるに至った。この考え方によると，かような行為は，**社会的に有用**であるために，一定の予防措置をとることによって許容され，その範囲内では，たとえ，結果が発生しても，それは不可抗力ということで，過失犯は成立しないというのである（これを**「許された危険の法理」**という：なお，新過失論でいう「許された危険」であっても，危険性があることに違いないのであるから，旧過失論からすると，この危険性が具体化して結果が発生すると，過失責任が肯定されることになる）。こうした「許された危険の法理」を中心として，過失犯成立の範囲を合理的に限定しようとする考え方を，われわれは，**新過失論**と呼んでおり，そこでは，注意義務は，結果回避の措置をとる義務，つまり，**結果回避義務**とされている。

(c) 修正された旧過失論　　かような新過失論と旧過失論とのあいだで，論争が展開されたのであるが（この論争を**新旧過失論争**という），旧過失論の陣営では，従来の旧過失論を修正しようとする動きがでてきた。たとえば，過失行為は，単に結果を発生させたというのではなく，処罰に値する違法性が認められる程度に，これを発生させたものでなければならないと解し，そこから，処罰される過失行為は，単に危険というのではなく，**実質的で許されない危険性**

を有するものでなければならないと考えられるに至った。そこでは，注意義務は，やはり従来の旧過失論を継いで結果の予見義務とされてはいるが，ある程度**「高度の予見可能性」**にもとづく予見義務とされている（平野龍一『刑法総論Ⅰ』〔1972年〕190～195頁を参照）。したがって，この考え方からすると，「結果が悪ければ処罰される」といった従来の旧過失論のもとでの過失犯の成立範囲が合理的に制限されることになる。以下では，このような立場を**修正された旧過失論**と呼ぶことにする。

　(d)　注意義務の基準　　上述のように，新過失論や「修正された旧過失論」によれば，結果回避義務や「実質的で許されない危険性」の予見義務が過失犯の中核である注意義務の内容となるのであるが，そのようななかで，実践的な問題としてとくに重要なのは，かかる注意義務違反は，具体的に，**どのような人を基準とするか**という点である。たとえば，医療過誤であれば，どのような医師ないし医療従事者を基準とするかである。刑事判例によれば，事故当時のそれぞれの専門における医学的知識と技術について一般的水準に達した通常の医師が基準とされている（静岡地判昭39・11・11下刑集6巻11＝12号1276頁，福岡高判昭32・2・26高刑集10巻1号103頁）。このことからいえる点としては，①合理的な範囲内であれば，たとえば，ある治療法が一般的水準を逸脱しているように見える場合でも，その医師がその療法を得意としており，その医師がするならば，妥当と一般に認められているようなときは，許容されることがあるだろう（宮崎地延岡支判昭55・8・27判夕678号56頁を参照）。②医師ないし医療従事者には，つねに文献を読むなどして，この一般的水準に達しているようにする研鑽義務がある（上記静岡地判，および，民事判例であるが，浦和地判昭52・3・31判時846号24頁を参照）。③大学病院のように人的・物的に設備が充実した施設の医師には，原則として一般の医師よりも高度の注意義務（つまり，大学病院の医師としての一般的水準ということになる）が課されている（民事ではあるが，これが，判例の大勢である：仙台地判昭52・11・7判時882号83頁，大阪地判昭56・10・29判時1039号87頁を参照）。④専門外の医師でも，その専門の診療（たとえば，外科の医師が内科的治療をするような場合）をするときは，原則として，当該専門医の一般的水準が要求される（上記静岡地判を参照）。上では，注意義務の基準について，医師に焦点をあわせて述べたが，他の医療従事者に対して

も，原則として同じことがいえる（つまり，そのような医療従事者の一般的水準ということになる）。

(3) 業務上過失致死傷罪

医療過誤の場合に，過失犯として成立するのは，この罪である。問題は，本罪でいう「業務」とは何か，である。今までの諸判例を総合してみると，本罪の「業務」とは，「……各人が社会生活上の地位に基づき反覆継続して行う行為であって，一般に人の生命，身体に対して危険を伴うものであり，その行為が職業としてなされたものであると娯楽その他としてなされたものであることを問わないのはもちろん，本務であると兼務であると本務の付随業務としてなされることを要しないのであり，社会生活上の行為として当該危険な行為を継続して行う意思又は事実の存する限り業務にあた（る）……」というようになる（大塚仁＝河上和雄＝佐藤文哉編『大コンメンタール刑法・第8巻』〔1991年〕285頁〔村上尚文〕を参照）。ここからわかるように，本罪の「業務」の概念は，かなり広く解されている。医師をはじめとする医療従事者の行為は，「社会生活上の地位」にもとづくもの，つまり，飲食や睡眠といった，まったく個人的に行われる行動ではなく，人が社会生活を維持するために従事する活動であり，かつ，人の生命・身体に対する危険を伴う行為であるから，当然，本罪でいう「業務」に該当することになる。このように危険性を伴うから，当然，業務者には，通常人よりも高度の注意義務が課されるはずだとし，これを根拠として，通常の過失傷害（刑209条）や過失致死（刑210条）よりも重く罰せられるのだとするのが通説および判例である。

なお，本罪でいう「業務」は適法であるか否かを問わないとされているので（大判大13・3・31刑集3巻295頁），たとえば，医師免許のない者による行為も，「業務」にあたることになり，したがって，「にせ医者」の過失によって患者が死亡した場合にも，本罪が成立することになる（福岡高判昭25・12・21高刑集3巻4号672頁を参照）。ただし，本罪が成立し，「にせ医者」の診療行為が「業務」とされるからといって，「かような行為が**適法な『業務』**とされている」と誤解しないように注意すべきである。

【展開講義　10】　医師は，ベテラン看護婦の行為を信頼してもよいか（「信頼の原則」の適用問題）

　「信頼の原則」とは，特別の事情のない限り，行為者は，被害者または第三者が法規を遵守し，あるいは，適切な行動に出ることを信頼して行為に出てもよく，これらの者による**予想外の行動**（つまり，法規違反の行動や不適切な行動）によって，これらの者の生命や身体を侵害する結果が発生しても，行為者には，過失犯は成立しないとする原則である。もちろん，これらの者が予想外の行動に出る危険性は，低いけれども，ありうるから，従来の旧過失論からすれば，こうした場合でも，予見可能性はあるとされ，過失犯が成立することになる。しかし，これでは，前述のように，何もできないことになる。そこで，新過失論者は，かかる状況の場合は，「許された危険」であるとして，「信頼の原則」を適用しようとするのである。一方，「修正された旧過失論」のもとでも，かような状況の場合，「実質的で許されない危険性」がないとして，過失犯の成立は否定されることになる。なお，たとえば，酩酊者とか幼児の場合は，**予想外ではなく，不適切な行動**や**法規違反の行動**にでる危険性は，十分にあるから，かような場合に過失犯が成立することは，いうまでもない。

　「信頼の原則」は，判例においては，おもに交通事故の領域で適用されてきた。たとえば，自動車の運転者が，交差点で，オートバイと衝突し，それに乗っていた者を負傷させたという事案で，「……交通整理の行われていない交差点において，右折途中車道中央付近で一時エンジンの停止を起こした自動車が，再び始動して時速約五粁の低速（歩行者の速度）で発車進行しようとする際には，自動車運転者としては，特別な事情のないかぎり，右側方からくる他の車両が交通法規を守り自車との衝突を回避するため適切な行動に出ることを信頼して運転すれば足りるのであって，本件……の車両のように，あえて交通法規に違反し，自車の前面を突破しようとする車両のありうることまでも予想して右側方に対する安全を確認し，もって事故の発生を未然に防止すべき業務上の注意義務はない……」と判示された（最判昭42・12・20刑集20巻10号1212頁，刑事判例）。

　このような「信頼の原則」は，医療の場でも（医師は，ベテラン看護婦の行為を信頼してもよいかなど）適用されている。たとえば，2歳4カ月の幼児の動脈管開存症の手術のさいに，看護婦が電気メスのケーブルを誤接続したのを，執刀医が気付かずに，それを使用したため，患者に高度の熱傷を生じさせ，けっきょく，右下腿を切断せざるをえなくなったという業務上過失傷害被告事件（北大電

気メス事件）で，裁判所は，執刀医である被告人Ｓが，「……手術開始前に，ベテランの看護婦である被告人Ｋを信頼し接続の正否を点検しなかったことが当時の具体的状況のもとで無理からぬものであったことにかんがみれば，被告人Ｓがケーブルの誤接続による傷害事故発生を予見してこれを回避すべくケーブル接続の点検をする措置をとらなかったことをとらえ，執刀医として通常用いるべき注意義務の違反があったものということはできない」と判示し，医師を無罪，看護婦を有罪（罰金５万円）とする原判決を支持した（札幌高判昭51・3・18高刑集29巻１号78頁）。本件では，医師は，ベテラン看護婦のケーブル接続行為を信頼してもよく，つまり，「信頼の原則」の適用により，いちいち医師がかかる行為を点検する注意義務はないとされたのである。

　しかし，このような北大電気メス事件における裁判所の上記立場に問題はないだろうか。以下，この点について考えてみよう。一般に，医師は，看護婦に指示して「診療の補助」をさせることができるが，あくまでも診療行為をするのは，当の医師であるから（これらについては，医師17条，保助看５条・37条を参照），その医師には，看護婦を監督・指導し，かような補助行為にもとづく事故の発生を未然に防止すべき注意義務があるといえよう。だが，看護婦の補助行為のすべてについて，いちいち懇切丁寧な監督・指導つまり個別的・具体的・直接的な監督・指導をしなければならないというのではない。看護婦は，それ相当の医学的知識と技術とを習得したとされる有資格者であるから，さほど危険でない補助行為の場合は，一般的・総括的あるいは間接的な監督・指導で足りることもあるだろう。では，本件のような電気メス・ケーブルを看護婦に操作させる場合はどうであろうか。一般に，医療機器は患者の生理または病理現象などと密接に関連しているので，その構造とか人体におよぼす諸々の影響を正確に把握あるいは予測しながら，適正にそれを使用するためには，どうしても医学全般にわたる知識と技術とを必要とし，看護婦が習得したとされる医学的知識と技術だけでは，一般に不充分ではないかと思われる（以上については，田中圭二「麻酔と過失」中山研一＝泉正夫編著『医療事故の刑事判例』〔第２版，1993年〕115頁を参照）。たしかに，ベテラン看護婦といわれる人達は，医療技術や知識において，医師を上回るものがあることは認めるが，それは，彼女たちの日常業務のなかで体得したものであって，医学全般のなかで体系的に習得したものではないので，やはり不十分といわざるをえないのではなかろうか。このようにみると，医師が「診療の補助」として看護婦に医療機器の操作をさせる場合には，原則として監督・指導を強め，とくに本件のように使用方法を一歩誤ると患者の生命や身体に重大な危

険を及ぼすおそれのある機器のときには，個別的・具体的・直接的な監督・指導をすることが，執刀医の注意義務の内容として要求されることになる場合が，多いだろう。要するに，たとえベテラン看護婦であっても，このような機器を取り扱う場合には，「信頼の原則」の適用は，困難ということなのである。かようなことから，北大電気メス事件における裁判所の上記立場には，疑問を感ぜざるをえないのである。

第3章　生殖医学

1　出産・胎児の医療

──────── ◆　導入対話　◆ ────────

学生：胎児の医療とはどんなことですか。

教師：妊娠して出産によって人となるまでにお腹の中での赤ちゃん（胎児）の病気です。母親を通し、母体の胎盤から移行した毒素によって胎児の傷害が起きるというものです。

学生：それにはどんな病気があるのですか。

教師：たとえば、メチル水銀化合物による胎児の脳等に蓄積して病変を生じさせて、出生時において、またその後の発育過程において病変、傷害が徐々に明らかになってゆく場合があります。たとえば、サリドマイドによる奇形、メチル水銀化合物による胎児性水俣病などです。死産もあります。

学生：胎児の傷害にも法律があてはまるのですか。どんな法律で裁かれるのですか。

教師：現行刑法は「胎児」と「人」の生命をそれぞれ堕胎罪と殺人罪の客体として段階的に保護をしています。その保護の段階で胎児も薬物傷害としてみるようになっています。

学生：胎児の薬物傷害はどのようにして知ることができるのですか。

教師：産科学の胎児の正常な発達段階のメカニズムを知り、薬物の使用量や環境、またどのような環境で生活し、餌をどんなものを採取していたかを知ることで、それらが胎児に移行してどのような傷害になるかを研究されてわかるようになりました。

学生：そのメカニズムと刑法の関係を教えてください。

教師：それでは産科学的なメカニズムを追いながら刑法的側面とのかかわり方を考えてみましょう。

信頼される信山社の法律書

編集代表

林屋礼二（はやしや れいじ）
東北大学名誉教授

小野寺規夫（おのでら のりお）
山梨学院大学教授・前東京高裁判事

民事訴訟法辞典

四六判 436頁　　定価［本体 2500円＋税］
実務に精通した裁判官を中心とした信頼の執筆陣による1475項目
学習に役立つ書式を巻末に収録

　法律の概説書などを読んでいくときに，簡単にひける用語辞典が手もとにあると，大変便利である。とくに，民事手続法のように専門的な用語がでてくるものでは，その必要が強く感じられる。ところが，今日，そうした簡便な民事手続法辞典が見当らない。

　そこで，こうした不便を埋めるために，この度，「民事訴訟法辞典」を編集することとなった。ここでの「民事訴訟法」ということばは広い意味で用いられており，本辞典は，ほんらいの民事訴訟法のほか，民事執行法・民事保全法，そして，破産法・会社更生法などの用語も収めている。

　この辞典の執筆は，主として実務家にお願いしている。したがって，ここでは，民事手続についての実務的な観点からの解説もなされており，これは，本辞典の一つの特色でもある。また，本辞典では，巻末に民事訴訟法に関する重要な書式類も収録してあるので，これらも適宜参照しながら，読者が各項目の実際的な意味を把握されるようになれば幸いである。　　　［「はしがき」より］

手軽にひいて言葉に慣れる

信山社

〒113-0033　東京都文京区本郷 6-2-9-102
TEL 03-3818-1019　　　FAX 03-3818-0344

法と社会を考える人のために／深さ　広さ　ウイット

長尾龍一 IN 信山社叢書

石川九楊装幀　四六判上製カバー
刊行中　本体価格 2,400円～4,200円

法学ことはじめ　本体価格 2,400円
主要目次
1　法学入門／2　法学ことはじめ／3　「法学嫌い」考／4　「坊ちゃん法学」考／5　人間性と法／6　法的言語と日常言語／7　カリキュラム逆行の薦め／8　日本と法／9　明治法学史の非喜劇／10　日本における西洋法継受の意味／11　日本社会と法

法哲学批判　本体価格 3,900円
主要目次
一　法哲学
1　法哲学／2　未来の法哲学
二　人間と法
1　正義論義スケッチ／2　良心について／3　ロバート・ノージックと「人生の意味」／4　内面の自由
三　生と死
1　現代文明と「死」／2　近代思想における死と永生／3　生命と倫理
四　日本法哲学論
1　煩悩としての正義／2　日本法哲学についてのコメント／3　碧海先生と弟子たち
付録　駆け出し期のあれこれ　1　法哲学的近代論／2　日本法哲学史／3　法哲学講義

争う神々　本体価格 2,900円
主要目次
1　「神々の争い」について／2　神々の闘争と共存／3　「神々の争い」の行方／4　輪廻と解説の社会学／5　日本における経営のエートス／6　書評　上山安敏「ヴェーバーとその社会」／7　書評　佐野誠「ヴェーバーとナチズムの間」／8　カール・シュミットとドイツ／9　カール・シュミットのヨーロッパ像／10　ドイツ民主党の衰亡と遺産／11　民主主義論とミヘルス／12　レオ・シュトラウス伝覚え書き／13　シュトラウスのウェーバー批判／14　シュトラウスのフロイト論／15　アリストテレスと現代

西洋思想家のアジア　本体価格 2,900円
主要目次
一　序説
1　西洋的伝統―その普遍性と限界
二　西洋思想家のアジア
2　グロティウスとアジア／3　スピノザと出島のオランダ人たち／4　ライプニッツと中国
三　明治・大正を見た人々
5　小泉八雲の法哲学／6　蓬莱の島にて／7　鹿鳴館のあだ花のなかで／8　青年経済学者の明治日本／9　ドイツ哲学者の祇園体験
四　アメリカ知識人と昭和の危機
10　ジョン・ガンサーと軍国日本／11　オーウェン・ラティモアと「魔女狩り」／12　歴史としての太平洋問題調査会

純粋雑学　本体価格 2,900円
主要目次
一　純粋雑学
1　研究と偶然／2　漢文・お経・英語教育／3　五十音拡充論／4　英会話下手の再評価／5　ワードゲームの中のアメリカ／6　ドイツ人の苗字／7　「二〇〇一年宇宙の旅」／8　ウィーンのホームズ／9　しごとの周辺／10　思想としての別役劇／11　外国研究覚え書き
二　駒場の四十年
　A　駆け出しのころ
12　仰ぎ見た先生方／13　最後の貴族主義者／14　学問と政治―ストライキ問題雑感／15　「居直り」について／16　ある学生課長の生涯
　B　教師生活雑感
17　試験地獄／18　大学私見／19　留学生を迎える／20　真夏に師走　寄付集め／21　聴かせる権利の法哲学／22　学内行政の法哲学
　C　相関社会科学の周辺
23　学僧たち／24　相撲取りと大学教授／25　世紀末の社会科学／26　相関社会科学に関する九項／27　「相関社会科学」創刊にあたって／28　相関社会科学の現状と展望／29　相関社会

科学の試み／30　経済学について／31　ドイツ産業の体質／32　教養学科の四十年・あとがき／33　教養学科案内
　　D　駒場図書館とともに
34　教養学部図書館の歴史・現状・展望／35　図書館の「すごさ」／36　読書と図書館／37　教養学部図書館の四十年／38　「二十一世紀の図書館」見学記／39　一高・駒場・図書館／40　新山春子さんを送る
三　私事あれこれ
41　北一輝の誤謬／42　父の「在満最後の日記」／43　晩年の孔子／44　迷子になった話／45　私が孤児であったなら／46　ヤルタとポツダムと私／47　私の学生時代／48　受験時代／49　「星離去」考／50　私の哲学入門／51　最高齢の合格者／52　飼犬リキ／53　運命との和解／54　私の死生観

されど、アメリカ　本体価格 2,700円
主要目次
一　アメリカ滞在記
1　アメリカの法廷体験記／2　アメリカ東と西／3　エマソンのことなど／4　ユダヤ人と黒人と現代アメリカ／5　日記——滞米2週間
二　アメリカと極東
1　ある感傷の終り／2　ある復讐の物語／3　アメリカ思想と湾岸戦争／4　「アメリカの世紀」は幕切れ近く

古代中国思想ノート　本体価格 2,400円
主要目次
第1章　孔子ノート
第2章　孟子ノート
第3章　老荘思想ノート
第1節　隠者／第2節　「老子」／第3節　荘子
第4章　荀子ノート
第5章　墨家ノート
第6章　韓非子ノート
附録　江戸思想ノート
1　江戸思想における政治と知性／2　国学について——真淵、宣長及びその後
巻末　あとがき

ケルゼン研究Ⅰ　本体価格 4,200円
主要目次
Ⅰ　伝記の周辺
Ⅱ　法理論における真理と価値
序論／第1編　「法の純粋理論」の哲学的基礎／第2編　「法の純粋理論」の体系と構造
Ⅲ　哲学と法学
Ⅳ　ケルゼンとシュミット
巻末　あとがき／索引

歴史重箱隅つつき　本体価格 2,800円
主要目次
Ⅰ　歩行と思索
Ⅱ　温故諷新
Ⅲ　歴史重箱隅つつき
Ⅳ　政治観察メモ
Ⅴ　雑事雑感
巻末　あとがき／索引

オーウェン・ラティモア伝　本体価格 2,900円
主要目次
第一部　真珠湾まで
1　野人学者の誕生／2　太平洋問題調査会（IPR）の結成／3　ラティモア編集長／4　『アメレジア』／5　蒋介石の顧問
第二部　対日戦争
6　戦時情報局（OWI）／7　ウォレス訪中／8　パトリック・ハーリー／9　延安の日本人
第三部　対日終戦
10　『アジアにおける解決』／11　グルーとポツダム宣言／12　マッカーサーと占領／13　日本民主化の「失敗」
第四部　魔女狩りの中で
14　マッカーシー／15　マッカラン委員会／16　『アメレジア』グループと戦後日本
附録　十五年後に

消化不良なし！
中野哲弘判事の「わかりやすい概説」シリーズ

わかりやすい民事証拠法概説
―― 手続きの考え方と実際　　A5判　本体価格 1,700円

わかりやすい民事訴訟法概説
―― 手続の構造と手順　　A5判　本体価格 2,200円

わかりやすい担保物権法概説
―― 民法概説Ⅲ　　A5判　本体価格 1,900円

法律ガイドの決定版 ―― 複雑化する社会での市民常識としての法

遠藤浩　林屋礼二
北沢豪　遠藤曜子　著　**わかりやすい市民法律ガイド**

改訂版　A5版　本体価格 1,700円

法律書ではありませんが素晴しい本です
世界の古典パスカル『パンセ』の完成版成る！

パスカルが未完成のまま残した1000あまりの断章を並べかえ
最初から終りまで論理的につながる読み物として完成

西村浩太郎 ［大阪外国語大学教授］

パンセ　パスカルに倣いて

Ⅰ　本体価格 3,200円　　Ⅱ　本体価格 4,400円

信 山 社

〒113-0033　東京都文京区本郷 6-2-9-102
TEL 03-3818-1019　　FAX 03-3818-0344

1.1 胎児に与える薬害の問題点

胎児に対する薬害は**胎児性水俣病**の問題を発端に，それ以前は，サリドマイドによる**先天性傷害児出生**で，**四肢末端傷害児**となり社会的問題を投げかけてきた。胎児に障害を与えている薬物の他，病原菌，放射線，化学物質などがすべて母親を通し，母体の胎盤から移行したメチル水銀化合物，サリドマイド剤などが母体内で形成中の胎児の脳等に蓄積して病変を生じさせて，出生後にその傷害が継続し悪化している。これらは母体に特別な傷害もなしに胎児にのみ傷害が残る。とくに妊娠初期の胚芽期と妊娠後期の胎児期に受けたことにより，前者は**胚芽病**（embryo pathy），後者は**胎児病**（feto pathy）として発生，胚芽病は催奇性薬剤により，胎児病は出生後の急性離脱症状として客観的にも**胎児性傷害児**として明らかになる。

このような場合，胎児に対して母体と別個，独立に外部からの有害物質，薬物（薬剤）などの影響を受けた胎児自身の出生後の子の生命・身体の保護のため，刑事的保護が必要になる。

刑法上より，故意または過失により母体を介した薬物，化学物質，病原菌，放射線，その他の有害物質の作用により胎児死亡，先天性異常児，傷害児として出生することが刑法上の保護法益となり，刑罰の対象になるのかを考えてみたい。

1.2 医学的胎児

現行刑法は「**胎児**」と「**人**」の生命を，それぞれ**堕**胎罪の客体として，段階的に保護をしている。その保護の対象となる胎児と薬害の関係を，産婦人科的メカニズムより胎児をみつめ，かつ薬剤による胎児の薬物傷害をみることにする。

(1) 胎児（Embryo, Foetus）の概念の変化

胎児をめぐる産婦人科医学上の認識は，従来より，胎児は母体の一部ではないとする点で法律上の認識と原則的に一致している。しかし，最近の生殖医学の発達はスウェーデン，ドイツにみられるように母体内の胎児の成長過程が，つぶさに分析できるまでになってきている。その胎児は母体に依存するが，母体と全く異なった独立の器官である。医学的胎児を図3—1にみると，胎児期は受精後8週までに組織分化をへて器官原基もほぼ出揃い，からだの基本的構

図3—1 胎芽期における器官形成の時期

	正　常　発　生		催奇形因子に最も敏感な期間
第一週	受精　桑実胚　胚盤胞 子宮粘膜／内細胞塊／栄養膜	排卵(受精)から着床まで：桑実胚(12〜16細胞期)頃に子宮腔に到達(受精後4〜5日)，着床時は胚盤胞に発育している(内細胞塊と栄養膜を区別)。	この期間の異常は修復されるか，または胚の死亡，吸収が起こる。
第二週	外胚葉／羊膜腔／合胞体層／付着茎／細胞層／内胚葉／卵黄嚢	二層性胚盤の形成(胚盤の形は円盤状)：内細胞塊から内胚葉と外胚葉が生じる。内胚葉側に卵黄嚢が，外胚葉側に羊膜が形成される(羊膜腔の出現)。栄養膜は合胞体層と細胞層とに分化する。	
第三週	〔前半期〕原始線条／中胚葉 〔後半期〕羊膜腔／体節／卵黄嚢／尿膜／絨毛	中胚葉の形成(三層性胚盤) 原始線条現われる。 正中部に脊索。 両側に体節が形成される。 胚盤は脊索の前方への伸長によって円盤形から西洋梨形に変わる。 3週末で最大長1.5mm，体節は4〜7対出現 ● 神経溝明瞭 ● 血島の出現	(心臓)　(中枢神経)

造ができあがる。この時期は各種の因子に対して，とくに敏感で種々の形態形成異常（奇形）を生じやすい時期でもある。

　胎児期の発育は，受精卵が40回以上の細胞分裂を繰り返して発育，成熟する過程であり，この時期は胚芽期，胎芽期に大別され，**胚芽期**（blastogenesis）は受精後7〜10日にあたり，着床時期にほぼ一致する。その後の8週までが**胎芽期**（embryo genesis）であり，各器官原期が形成される。その後出生までを**胎児期**（fetogenesis）とよび，各臓器が機能的にも形態的にも充実してくる。

　しかし，この器官の分化は各臓器により異なり，受精後3週で神経溝の出現，

1 出産・胎児の医療

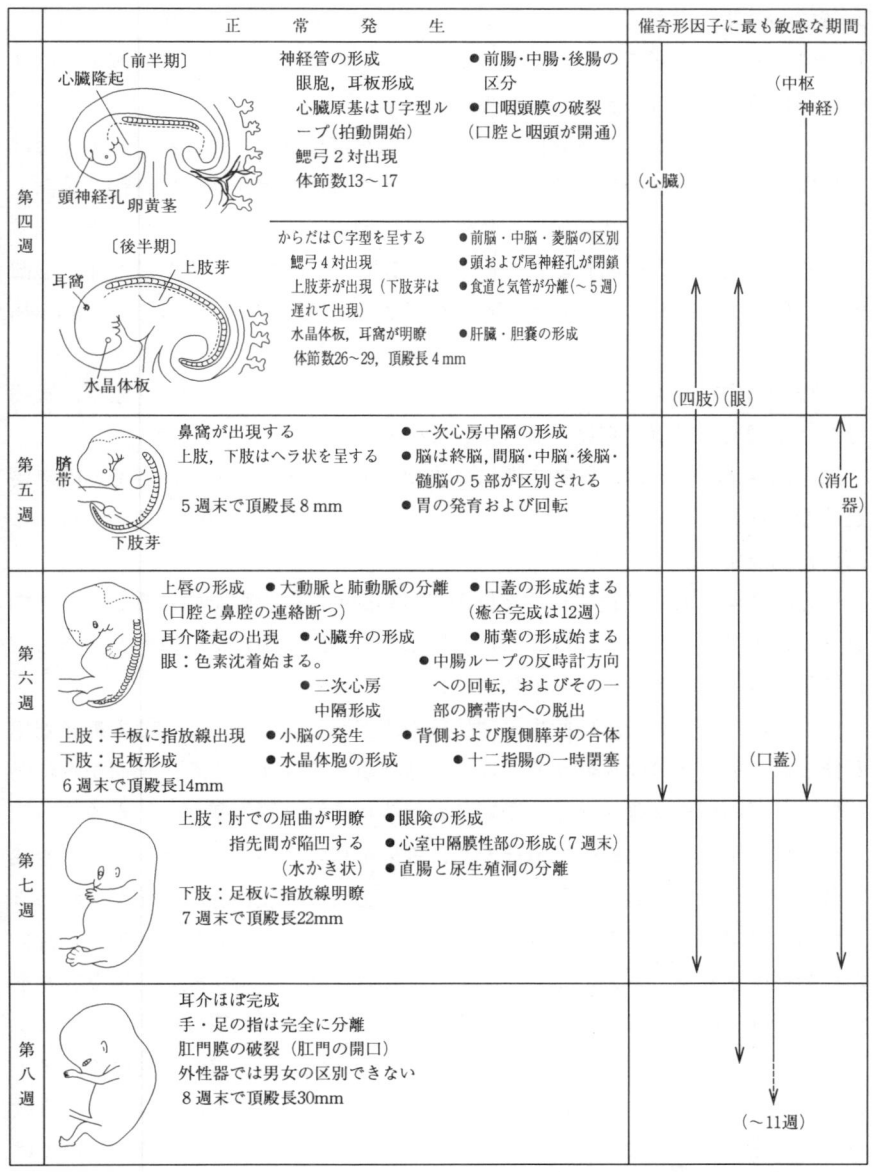

	正　常　発　生		催奇形因子に最も敏感な期間
第四週	〔前半期〕 心臓隆起 頭神経孔 卵黄茎 神経管の形成 眼胞，耳板形成 心臓原基はU字型ルー プ（拍動開始） 鰓弓2対出現 体節数13〜17	●前腸・中腸・後腸の 　区分 ●口咽頭膜の破裂 　（口腔と咽頭が開通）	（中枢 神経） （心臓）
	〔後半期〕 耳窩 上肢芽 水晶体板 からだはC型を呈する 鰓弓4対出現 上肢芽が出現（下肢芽は 遅れて出現） 水晶体板，耳窩が明瞭 体節数26〜29，頂殿長4mm	●前脳・中脳・菱脳の区別 ●頭および尾神経孔が閉鎖 ●食道と気管が分離（〜5週） ●肝臓・胆嚢の形成	（四肢）（眼）
第五週	臍帯 下肢芽 鼻窩が出現する 上肢，下肢はヘラ状を呈する 5週末で頂殿長8mm	●一次心房中隔の形成 ●脳は終脳，間脳・中脳・後脳・ 　髄脳の5部が区別される ●胃の発育および回転	（消化 器）
第六週	上唇の形成 （口腔と鼻腔の連絡断つ） 耳介隆起の出現 眼：色素沈着始まる。 上肢：手板に指放線出現 下肢：足板形成 6週末で頂殿長14mm	●大動脈と肺動脈の分離 ●心臓弁の形成 ●二次心房 　中隔形成 ●小脳の発生 ●水晶体胞の形成	●口蓋の形成始まる 　（癒合完成は12週） ●肺葉の形成始まる ●中腸ループの反時計方向 　への回転，およびその一 　部の臍帯内への脱出 ●背側および腹側膵芽の合体 ●十二指腸の一時閉塞	（口蓋）
第七週	上肢：肘での屈曲が明瞭 　　　指先間が陥凹する 　　　（水かき状） 下肢：足板に指放線明瞭 7週末で頂殿長22mm	●眼瞼の形成 ●心室中隔膜性部の形成（7週末） ●直腸と尿生殖洞の分離	
第八週	耳介ほぼ完成 手・足の指は完全に分離 肛門膜の破裂（肛門の開口） 外性器では男女の区別できない 8週末で頂殿長30mm		（〜11週）

藤本十四秋（熊本大学医学部解剖学教室）
受島　敦美（熊本大学医療技術短期大学部）

5週で心原基，中腎の出現，6週で眼，気管支形成，7週で心臓，指の形成，16で性器の分化が明瞭になる。したがって，この時期に催奇性の刺激を受ければ臓器に特有の形成不全，異常を生ずる。

このように形成された各臓器が成熟・成長を加速度的に遂げるが，それだけではなく，胎児自身の代謝，母体の代謝，胎盤機能などが互いに密接に協調，修飾されて形態的にも機能的にも体外生活に適応できる能力を持つ子を完成する。それゆえに胎児の発育成長を阻害し，IUGRだけでなく胎児の機能，予備能力の低下を引き起しうることが容易に推測される（IUGR=intrauterin growth retardation）。

胎児の発育状況は，超音波断層検査により，胎児の体重，身長，頭囲，腹囲等を在胎週別に計測が容易となってきている。

胎児循環系の発達は，胎齢4週にはすでに形成され，その後，各臓器の必要血液量の増大に伴い発達し，ストレスに対する反応系も胎児の発達とともにしだいに発達する。

胎児心音は，最終月経初日より数えて約35日目には鼓動を始めるといわれており，迷走神経ニューロンは妊娠12週には心房へ，13週には心室へと到達し，化学受容器反射の感度は，妊娠数週により変化する。

中枢神経，脊髄の発達は胎生早期に脳の既型ができるが，**すべての神経細胞が作られ，成長・分化を終えるのは生後数年以上を要する**。新生児期から乳児期にかけての精神運動発達は胎児期における正常な発達に基づいたものである。

呼吸器は胎齢16～24週では形態学的にみて子宮外生存不可能といわれ，胎齢24週以後において肺胞形成されてガス交換に必要な上皮細胞の分化が行われる。

肝臓は胎児期での早期より臓器組織および機能の発達が特徴で，生命維持のための適応現象をとらえることができる。妊娠末期に支持組織の急速な成熟をみる。肝臓での蛋白質・糖質・脂質代謝をみると蛋白質代謝は胎児が必要とする蛋白質を主として胎盤を通して母体よりアミノ酸として供給を受けて，アミノ酸よりアルブミンを活発に合成し各組織へ供給する。代謝産物は母体へ排泄される。脂質代謝は胎児は主として母体より脂質原料の供給を受け，自身では胎児自身が合成し，妊娠期間を通じて多量の脂質を皮下組織・筋肉組織に蓄積する。糖質代謝は母体よりほぼ自由に受ける。一方，母体血糖の変動は少ない。

腎機能の発達は胎生4週末に出現する中腎で腎機能を有し，胎生8週頃までの過渡的役割をなし，胎生5週より発達する後腎（永久腎）が胎生7～8週より機能開始し，尿生成を活発に行うようになる。しかし，胎児自身の物質代謝産物は，胎盤を通して母体血中へ排泄される。

胎児の排尿は羊水の中に含まれる。すなわち，胎児育成の母体の身体機能は子宮の内壁をこえて胎児の母親の血液およびその中に含まれる物質を物質代謝のために提供し，その中に含まれる物質を利用しつつ，かつトルホプラストを通して物質を受け入れるか否かを選択し，胎盤もトルホプラストもいずれも母親の身体の一部ではなく，胎児の一部である。母親の血液がトルホプラストあるいは胎盤に入るということは母体の機能ではない。したがって薬剤，サリドマイドなどの化学物質を服用することにより母親の機能，胎芽を通常のように育てることができないわけではない。すなわち，母親の胎芽生育機能が障害を受けたわけではないとするゆえんである。

(2) 胎児に与える薬物傷害

胎芽期，胎児期において母体を通して栄養をとり続ける間に，母体が摂取した薬剤，食餌中に含まれる物質も現に胎児に移行している。胎芽期に催奇性薬剤を摂取すると奇形児として出生し，胎児期に摂取すると胎児病として出生し，出産後の児の急性離脱症となる。

胎芽期に影響を及ぼす薬剤の代表的なものは，サリドマイドによる海豹肢症，Einstellung制癌剤による催奇性胎児死亡，化学療法剤による神経障害，催奇形作用，骨発芽症，ホルモン剤による女性の男性化，口蓋裂，胎児死亡，ヒスタミン剤による兎唇などがある。

胎児期においては有機水銀による脳性マヒ（胎児性水俣病）。ビタミン剤や薬剤による出血傾向や高ビリルビン血症。催眠剤，麻酔剤による急性ブローム中毒，胎児仮死，下痢，嘔吐。降圧剤による麻痺性イレウス。タバコによる未熟児，出血傾などがある。胎児は羊水を嚥下し，その中から摂り，消化管から吸収して血行性に入り胎盤を通じて母体に移行する。すなわち，多くの薬剤は単純拡散により胎児に移行し，胎児尿から羊水，羊水から胎児の嚥下による薬剤の再摂取するリサイクル機能が存在するため，薬剤の体内への蓄積傾向が強い。胎児にとって真の薬剤排泄は，薬剤が胎盤を経て母体側に移行すると考えてよ

い。羊水は胎児の尿も含むと考えられている。胎児性水俣病は胎児期に摂取したメチル水銀化合物による傷害で、脳などに蓄積して病変を生じ、出生後に脳障害、身体症状が出てきたものであったり、出生の時に明確に判明するものであったりする。

1.3 胎児の薬物傷害に対する法的対応

わが国における従来の**胎児傷害**は、「堕胎罪」の解釈をめぐって判例および学説にゆだねられ、単に胎児の一部露出説をもって「堕胎罪」の成立を認めるにすぎず、その深化した研究はみられない。学説は生命の始まりについて受精の瞬間ではなく、受精卵（妊卵）が子宮内に着床することで受胎は完了するが、受精し受精卵としてヒト胎児として生命が始まるとはいえ、初期には身体と呼べるものがなく、着床までの約2週間は刑法的対象として考えにくく論外としている。産婦人科医の常識としても、着床前の胚芽はまだ胎児としてみていない。したがって刑法的生命保護の対象としての胎児は、**受精卵着床による妊娠開始**として、この時期より自然分娩までの期間の間は、胎児として人為的行為による胎児の排出、あるいは人為的分娩において堕胎罪の対象となる。

しかし、胎児である間に薬物による侵害に対して当然に保護の対象になってよいわけである。しかし、わが国の刑法胎児の生命、身体に対する侵害は母体に対する侵害としてとらえれば足りるとされて、胎児の保護は堕胎罪でまかなえばよいとされてきた。

胎児に対する加害行為は同時に母親に対する加害行為としての意味をもち、胎児に対する加害行為を母親に対する加害行為と切り離して刑法上独立に考える実際上の必要はないとされていたと思われる。加害行為の結果、胎児に何らかの悪影響が及んで流産、早産、死産をもたらしても、それは母親に対する傷害罪として、あるいは堕胎罪として刑事上の責任を問うことになり、同時に胎児の生命も保護されると考えられてきた。しかし近年薬物、化学物質、病原菌、放射線などの作用により母体には何らの傷害もなく、あっても回復できうる傷害としてとどまり、胎児にのみ奇形、脳障害を生じることや、交通事故を受けた妊婦が傷害を受けたか否かは別として、胎児のみ脳や胎児傷害を受けて出生し、その後の社会生活上の障害となっている。いずれも母体を介しての母体には特別な病変、傷害を生ずることなく、胎児にのみ有害な作用を及ぼすことになり、

このことから刑法上の胎児の保護について新しい観点から，胎児に対する胎児である間の侵害，加害行為がどのように判断しうるかが問題となってきた。

たとえば母体に傷がなく胎児にのみ傷害が生ずるドイツのサリドマイド刑事事件があり，日本では熊本水俣病事件における胎児性水俣病に対する判例がある。

(1) ドイツのサリドマイド薬害の胎児傷害に対する裁判

これはドイツのグリュネンタール社で開発された催眠剤を妊婦が服用した結果，先天性傷害児が出生し，児は腕が全く欠落，2本ないし4本の指がある切株状の形状を残す海豹状奇形など先天性傷害児出生が目立ち，各地の大学病院などでは数十例から百例に及んだ。

ドイツ国内でも4,000人から5,000人，その他の国においても1,000から2,000の症例があったと伝えられ，日本においても小児科医やマスコミによる報告がある。

ドイツのサリドマイド刑事事件は長期にわたり審理された末，1970年12月18日裁判は打ち切りとなった。この打切判決の中でサリドマイド剤と奇形児出産との因果関係を断定し，かつ会社役員らの過失の認定は可能と判断し，その前提として奇形児を出産させたことが傷害（過失傷害）の構成要件にあたるとしている。過失により，なかば付加逆的な神経障害を惹起，妊婦障害ないし受胎障害を生ぜしめたことにより人を傷害し生存不能の奇形を生ぜしめ，それにより人を死に到らし，共同して，故意に他人に対して付加逆的な精神障害を生ぜしめ，これを傷害し，故意に薬事法1条1項に定める通常の用法によるときにも特別の事情なしに医学上相当と認められる限度を越える有害な作用を生ずる薬品を，故意に医薬品を誤解を招くような宣伝方法により，とくに重い情状のもとに販売したものである，とした。

奇形児出生の事実を母親に対する傷害とし，出生後死亡した傷害児の関係について，「被告人らの行為は，妊婦の機能障害および受胎障害をもたらし，その結果奇形児として産まれた児の一部は重症の内臓器官の奇形，とりわけ四肢の奇形により生存不能となり，まもなく死亡したものである。」とした。

「サリドマイド剤により先天性傷害児出生が人の傷害に当る」とする所見としてドイツ裁判所は認めている。

(2) 日本における胎児薬物傷害による裁判

　熊本水俣における胎児性致死判決では，**胎児性水俣病**は，母体の胎盤から移行したメチル水銀化合物が，形成中の胎児の脳等に蓄積して病変を生じさせ，これによって傷害児出生後にも及ぶものであるが「胎児には『人』の機能の萌芽があって，通常の『人』となるのであるから，これに対して傷害を負わせることは人に対する致死の結果を招来する危険性が十分にある。人に対して致死の結果を発生させた場合に，その原因になる行為が胎児である間に実行されたものであっても，『人』となった後に実行されたものであっても，これを価値的にみると，その間に格別の差異はない。また人に対する致死の結果を招来させた原因が，胎児のうえに生じたものであっても，『人』に生じたものであっても，それは人に対する致死の結果に至る因果の過程を，若干異にするだけであって，その間に刑法の評価を格別異にしなければならないような差異はない。よって胎児性水俣病によるものであっても業務上過失致死罪は成立する。」として胎児である間の傷害であっても，通常の「人」と同じとみることができるとしたのである。

　これに対して学説は否定説・肯定説などがある。

　人為的行為による薬物傷害が，母体内の胎児にも受難時代が到来していることは否定しがたいが，刑法解釈も社会の発展に対応して，その時の社会生活上，人の生命，身体の安全に必要な法の解釈を行う必要がある。

　薬物傷害といってもその範囲は，胎児性水俣病においては胎児時期におけるメチル水銀化合物による傷害である。サリドマイドは，胎芽期の妊娠初期8週間内の傷害である。ドイツでは，この胎芽期の傷害も保護の対象とし，さらに男・女の精子・卵子の健康が胎児・人の健康に大きな影響を与えることを考え，近代医学の進歩と社会の発展による法律問題としての人の生命・身体に関する保護を再考している。とくに，刑法の厳格な判断をもって一般社会の将来のよりよい生活を守る必要がある（佐々木みさ「刑法における胎児の保護——主として胎児に対する薬物傷害の考察」『亜細亜大学院法学科研究論集第13号』参照）。

2　生命の始期と法的保護

◆　**導入対話**　◆

学生：私たちは生まれた時から生命の始めと考えていますが。

教師：確かに母親と連なって出生し，一声を発した時にはじめて『人』として認められるのが一般社会の常識ですが，法律ではもっと以前の胎児の時期から，人になる以前から，人として認められています。

学生：ではどんな状態の時ですか。

教師：医学上では妊卵の着床によって妊娠を確認して，はじめて胎児として，人の生命の始まりとみなしています。

学生：法律上はどうなっているのでしょうか。

教師：刑法では生命・身体が最も大切にされています。行為の実体としての「人」は個人法益でもありますが，胎児についても堕胎罪として，胎児をも含めて考えられています。

学生：では，民法上と刑法上での「人」の考え方が違うのでしょうか。

教師：刑法上は胎児のうちから堕胎罪で保護されていますが，殺人罪・傷害罪等をみると身体の一部露出（頭部露出）によって殺人罪・傷害罪の客体として保護されます。一方，民法上は胎児が生きて母体から全部露出することで，母体より完全に分離されてはじめて「人として私法上（民法上）の権利義務の主体」となるといわれています。

　みなさんの考えていた通常の，生まれた時からですね。

2.1　生殖医学上の生命の始期

　生殖医学の生命の始期と法律のかかわりあいを，医学的，民法的，刑法的にどんな保護がされているかをみることにする。

　医学上においての生命の始期は，男女の性交が前提となるが，体外受精による妊娠もあることから，正確には「精子と卵の合体」によって妊卵となり，女性の体内の子宮内に着床することによって「妊娠」として，胎児としての保護がなされる。

　民法上は民法1条ノ3により「私権ノ享有ハ出生ニ始マル」と規定されてい

る。この出生とは胎児が生きて母体から全部露出することが通説とされ，胎児が母体から完全に分離されることで，はじめて「人」として私法上の権利義務の主体となると解される。

刑法上は**「生命の始期」**について，法的性格は未明のものであり，受精卵の自然の営みの中で妊卵となって女性の子宮内に着床することにより始まる。

(1) 医学上の生命の始期

医学上の生命の始期は精子と卵の合体により，妊卵となり，女性の体内で子宮内に着床することによって，「妊娠」として胎児としての始まりとなり，保護がなされる。図3−2に示すように，妊卵は細胞分裂を繰り返しながら発育して子宮内膜に着床することによって妊娠が成立する。

子宮内膜に着床したか否かを確認できないため，最終生理開始の日を妊娠第1日として定め，通常妊娠の持続期間は平均280日である。

4週を1カ月として，10カ月で胎児期を終了して児として「人」の始まりとなる。出生前の発達経過を図3−4にみることができる。これは平均的胎児の成長である。図3−4はその成長課程を示したものである（「雨森良彦元日赤医療センター所院長による産婦人科なんでも相談室」より）。

妊娠期間中は週毎の胎児の観察判断がなされるが，その間にも図3−5のように自然淘汰されている（佐々木みさ「生殖医学と刑法――主として人工受精，体外受精，胚移植と受胎期の刑法的保護をめぐって――」『亜細亜大学院法学研究科論集第14号』より）。

以上の経過からも，医学上の生命は着床によって生命が始まる，といえる。

(2) 民法上の生命の始期

民法1条ノ3は「私権ノ享有ハ出生ニ始マル」と規定している。ここにいう「出生」とは医学上の生命の始期と異なり，胎児が生きて母体より全部露出することとされており，民法上の通説になっている。これは胎児が母体より完全に分離されることによって「人」として私法上の権利義務の主体となりうるわけである。

(3) 刑法上の生命の始期

刑法上では胎児の**一部露出（頭部露出説）**が通説で，判例でも同じである。刑法上，胎児がいつ「人」となるかは，堕胎罪・傷害罪等を区別する意味で重

図3—2　授精から受胎まで

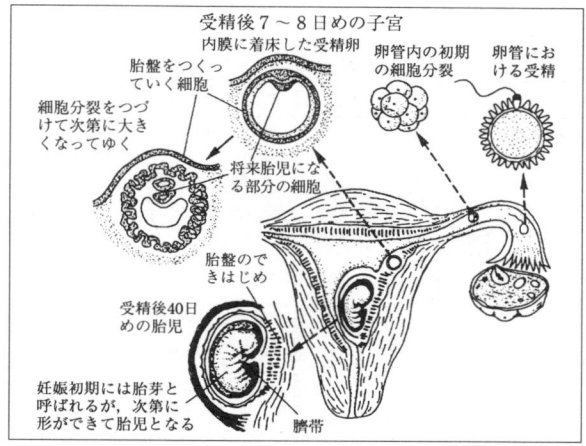

受精後7〜8日めの子宮内膜に着床した受精卵
胎盤をつくっていく細胞
卵管内の初期の細胞分裂
卵管における受精
細胞分裂をつづけて次第に大きくなってゆく
将来胎児になる部分の細胞
胎盤のできはじめ
受精後40日めの胎児
妊娠初期には胎芽と呼ばれるが、次第に形ができて胎児となる
臍帯

　卵子と精子が融合することによって受精は成立する。受精した卵子は卵管内で分裂をくりかえしながら子宮腔に移動し、子宮内膜に着床することによって妊娠は成立する。妊娠の成立時点は確認されえないので、最終月経の開始した日を妊娠第1日と定めている。通常妊娠の持続期間は平均280日、40週であり、4週を1カ月として10カ月に分ける。

図3—3　出生前発達と出生

発達の様相（黒丸, 1971）

最終月経より数えた胎生週日	
2 週	受精
3	卵が卵管を通って子宮にいく。
4	子宮壁に着床
5	骨格と神経系等が現れはじめる。
6	心臓、頭部、爪が出現、身長6mmに達する。
7	胸腹部が形成される。指、足趾が現れる。眼が発達する。身長、ほぼ12mmに達する。
8	顔、外耳が発達する。身長12mm、体重は1gに達する。
9	顔が完全にできあがる。人間らしくなる。身長30mm、体重2gに達する。この時期から一般に胎児と呼ばれる。
14	四肢が完全に形成される（指、足趾、爪も含めて）。外性器が発達、性別が専門家によって区別できるようになる。
18	蹴るような運動が始まる。心音が聞こえる。身体が毛でおおわれる。眉毛が認められる。身長190mm、体重180gになる。
23	頭髪が認められる。身長約300mm、体重450gに達する。
27	目が開く。身長350mm、体重870gぐらいになる。
32	体重1,400g以上になる。もし生まれたら生存しうるぐらいになる。
36	身長450mm、体重2,300gになる。さらにより生存しうるチャンスが増す。
40	満期、頭が身長に比して大きい。体重3,000g以上になり、身長は500mm以上になる。

図3—4　妊娠

妊娠期	前期			中	
妊娠月数	1か月	2か月	3か月	4か月	5か月
妊娠週数	0　1　2　3	4　5　6　7	8　9　10　11	12　13　14　15	16　17　18　19
母体の変化	●最終月経開始（0週0日） ●排卵・受精（2週） ●着床（3週）	●月経が止まる ●基礎体温は高温相が続く ●つわりが始まる	●便秘がちになる ●頻尿 ●乳房が発育	●つわりがおさまってくる	●胎動を感じはじめる
子宮の大きさ		鶏卵よりやや大	握りこぶし大	こどもの頭大	5か月末で16cm程度
赤ちゃんの大きさ（めやす）		2.5cm／4g	8cm／20g	18cm／120g	25cm／300g
赤ちゃんの発育		●頭と胴が区別できる ●手足が伸びてくる ●目，口，耳ができる ●後半には心臓の動きが確認できる	●頭と胴がはっきりする ●内臓がほぼ完成する ●超音波で動いているのが確認できる	●胎盤が完成する ●手指ができあがる ●ヒトらしい外観になる	●うぶ毛が生えてくる ●髪，爪が生える ●運動が活発になる
妊婦健診	4週に1回（検尿，血圧・腹囲・子宮底測定，心音確認，内診など。必要に応じて超音波検査，血液検査など）				
気をつけること	流産				
	●出血・陣痛があれば受診 ●おなかのはりが強かったり，頻繁なときは横になって休む				
	●役所・役場へ妊娠届，母子健康手帳をもらう				●地域や病院

＊妊娠・出産にかかる費用は，異常がないかぎり健康保険の適用はない。したがって妊婦健診の費用，

カレンダー

	期		後期			過期妊娠
6か月	7か月	8か月	9か月	10か月		11か月
20 21 22 23	24 25 26 27	28 29 30 31	32 33 34 35	36 37 38 39		40 41 42 43
●体重が増えてくる ●下腹部がめだちはじめる ●乳汁が出る人もいる	●腰痛が起こりやすい ●おなかのはり（子宮の収縮）を感じはじめる人もいる	●胃のつかえ，むくみ，痔などが出やすくなる ●妊娠線が出る人もいる	●胃や心臓が圧迫される ●おりものが増える	●胃の圧迫が薄らぐ ●おりものが増える ●出産（予定日は40週0日）		
6か月末で20cm程度	7か月末で24cm程度	8か月末で28cm程度	9か月末で32cm程度	10か月末で35cm以上は過大子宮		
30cm／650g	35cm／1000g	40cm／1500g	45cm／2500g	50cm／3000g		
●顔かたちがはっきりしてくる ●骨格がしっかりして，体のつりあいがとれる ●皮下脂肪が少なくやせている ●子宮外の生活はむずかしい	●頭髪が濃くなる ●子宮外の生活はまだむずかしい ●3分の1は逆子	●皮下脂肪が少なく，しわが多い。 ●皮膚は鮮やかな赤色 ●子宮外の生活もなんとか可能	●皮下脂肪がついて丸みをおびる ●精巣が陰嚢内に下降してくる	●外見上の発育は完成 ●子宮外の生活が十分できる		●胎盤機能が低下することがある
		2週に1回		1週に1回		必要に応じて
	早産			正期産		過期産

●妊娠中毒症・貧血に注意
●むくみの増大，急激な体重増，出血，破水，規則的な子宮収縮があれば受診

で行われる母親学級の受講
●赤ちゃん用品の準備／出産準備など　　●産前休暇（予定日6週間前から）

出産費用はすべて自己負担となる。ただし，帝王切開が必要な場合などは，健康保険が適用される。

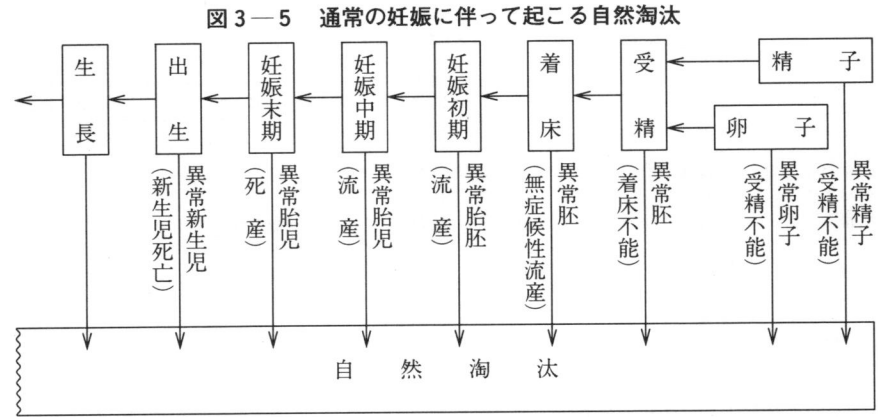

図3—5　通常の妊娠に伴って起こる自然淘汰

```
生長 ← 出生 ← 妊娠末期 ← 妊娠中期 ← 妊娠初期 ← 着床 ← 受精 ← 精子
      （新生児  （死産）   （異常胎児 （異常胎児 （異常胎胚  （異常胚   （異常胚   卵子  （異常精子
      新生児）            流産）    流産）    流産）     着床不能） 受精不能） （異常卵子 受精不能）
      新生児死亡                              （無症候性流産）                 受精不能）

                          ↓     ↓     ↓     ↓     ↓     ↓     ↓     ↓     ↓
                                         自　然　淘　汰
```

佐々木みさ「生殖医学と刑法—主として人工授精，体外受精，胚移植と受胎期の保護をめぐって—」127頁。

要となるが，身体の一部でも母体から露出すれば独立の生命を有する個体，すなわち「人」として保護の対象となる。一部露出説は，堕胎行為と殺人・傷害行為の区別がしやすくなる。「人」となった児の保護とは別に，胎児は堕胎罪や優生保護法の対象として子宮内に着床して生命の始期となり生命の保護がなされる。

2.2　胎児の傷害（水俣病胎児）

胎児性水俣病にみる生命の保護は，**胎児性水俣病**は熊本のチッソ水俣工場の廃水に含まれていたメチル水銀化合物を食餌中の魚介類を通して，母体内で形成中の胎児の脳等に蓄積し，四肢マヒ，言語・目・耳などに病変を生じさせ，出生後にまで，その傷害が継続し悪化したものである。しかも母体には特別な傷害もなしに素通りして，胎児にのみ有害な傷害が残ることが明らかとなり，この悪影響が胎児に及び「人」として出生する以前に生命を絶たれた場合と，更に，傷害児として生まれた子に対して，出生後心身の傷害が高度なために生存能力を持たず2日〜3日で死亡する場合と，傷害を持ちながら生き続けて，自然の生命の終息をする場合がある。

熊本水俣病裁判では，その判決によって（最決昭63・2・29刑集42巻2号314頁），医学上の生命の始期と同じに，刑法上も妊卵の着床を生命の始期とみなして法的保護を与えている（前述110頁参照）。

3　母体保護法と人工妊娠中絶

──────── ◆　導入対話　◆ ────────

学生：友人のガールフレンドが妊娠したのですが，二人とも学生ですし，結婚もしてないので，近所の産婦人科で人工妊娠中絶をしたそうです。これは，法律上，問題はないのでしょうか。

教師：胎児は，いずれ「人」になる生命体ですから，その生命や身体は，保護されなければなりません。そのため，刑法典第2編第29章（堕胎の罪）の各規定は，堕胎を禁止しているのです。一般に，堕胎とは，自然の分娩期に先立って，胎児を母体外に排出すること，あるいは，胎児を母体内で殺害することをいうとされていますが，どのような場合にも，堕胎が禁止されるというわけではありません。母体保護法は，胎児が母体外で生命を保続できない時期（厚生事務次官通知によりますと，通常妊娠満22週未満ということです）で，かつ，妊娠の継続または分娩が「身体的理由」または「経済的理由」により母体の健康を著しく害するおそれのある場合（同法14条1項1号），あるいは，女性が暴行もしくは脅迫により，または，拒絶することができないあいだに姦淫されて，妊娠した場合（同2号）には，堕胎を認め，堕胎罪は成立しないのです（同法は，人工妊娠中絶と呼んでいます）。これらの場合以外の中絶は，原則として違法で，とくに中絶手術をした産科医には，刑法214条の業務上堕胎罪が成立するかどうかが問題となります。

学生：その女性の場合は，「経済的理由」に該当するとして，産科医は，中絶手術をしたそうですが。

教師：わが国の中絶の90パーセントないしそれ以上が，この「経済的理由」によるものです。たとえば平成10年の母体保護統計報告によりますと，同年のわが国における中絶の総件数は，約33万件で，おそらく，そのうちの30万件程度が，「経済的理由」による中絶ではないかと思われます。ここで注意しなければならないのは，母体保護統計報告の数値は，あてにならず，その2倍ないし3倍あるいは5倍位したものが，その実数だとされている点です。今，かりに3倍だとしますと，平成10年には，「経済的理由」による中絶が約90万件あったことになります。

学生：「経済的理由」による中絶は，どのような場合にできるのですか。

教師：「経済的理由」による中絶が認められるための主要な要件としては，まず

> 第一に、「胎児が母体外で生命を保続できない時期」つまり通常妊娠満22週未満であること（前出）、第二に、厚生事務次官通知によりますと、現在、生活保護を受けているような困窮状態、または、妊娠や分娩によって生活保護を受けなければならなくなるほどの困窮状態にあること（これらに類する困窮状態でもよいでしょう）、第三に、妊娠の継続または分娩が、かかる程度の困窮によって、母体の健康を著しく害するおそれがあること、という3種の要件が充足されなければならないことになっています。
>
> 学生：おかしいな。友人も、そのガールフレンドも、けっこう経済的には優雅に暮らしており、生活保護を受けているというのは、聞いたことがないですよ。
>
> 教師：その3種のうちの第二と第三の要件の両方が充足されている中絶は、非常に少ないというのが現実です。平成10年に行われた約90万件の「経済的理由」による中絶のうちのかなり多くが、母体保護法に違反する中絶なのです。妊婦が産科医に中絶を依頼すると、一番目の要件は調べるでしょうが、ほかの2種の要件については、詳細に調査することなく、中絶してしまうようですね。
>
> 学生：「胎児の生命の尊重」という理念は、どうなっているのでしょうかね。正確な数字はわからないでしょうが、毎年、80万位の胎児が**母体保護法に違反する中絶**によって殺されているのでしょうね。
>
> 教師：たぶん、そうでしょう。
>
> 学生：これらの胎児が、無事に生まれておれば、少子化の問題は、おこらないでしょう。このような状況を放置しておいてよいのですか。たとえば、中絶に対する法的規制を強化することはできないのでしょうか。
>
> 教師：難しい問題ですね。最近は、脳死・臓器移植の問題が、医事法学の花形ですが、中絶と人口問題も、もっと真剣に考えなければならないでしょうね。そのさい、中絶に対する法的規制を強化せよということが論議されることになりますが、どのような形で強化するかという問題とともに、強化することによって生ずる副作用も考えなければならないでしょう。

　母体保護法は、「……母性の生命健康を保護すること……」を目的とし（1条）、かような目的のために、同法は、主として母体の生命や健康を害するおそれのある場合における**人工妊娠中絶**や**不妊手術**（生殖腺を除去する**去勢**とは異なり、これを除去せずに生殖を不能にする手術のこと）を認めている（3条および

14条を参照)。ここで取り上げるのは、前者の方である。すなわち、同法14条は、母体の健康障害のおそれのある場合、その他の場合（後出）に、「人工妊娠中絶」という名のもとで**堕胎罪**（刑法典第2編第29章を参照）が成立しないようにし、こういったところについては、本法ならびに本法の前身である**優生保護法**（後出）の施行以来、数々の議論を呼んできている。そこで、まずはじめに、刑法上の**堕胎**の概念と、母体保護法における人工妊娠中絶の概念を明らかにしておこう。

(1) 堕胎の概念と人工妊娠中絶の概念

一般に、刑法上、「堕胎」とは、自然の分娩期に先立って胎児を母体外に排出すること、あるいは、胎児を胎内で殺害することをいうとされている（なお、「胎児」とは、受精卵が子宮内で着床してから、「**人**」**の始期**〔母体外に一部露出し、直接これに攻撃を加えることが可能になった時期をもって「人」になるとするのが通説・判例の立場で、これを**一部露出説**という〕に至るまでの生命体をいうとするのが、一般である）。

これに対し、母体保護法でいう人工妊娠中絶（以下、**中絶**と略す）とは、「……胎児が、母体外において、生命を保続することのできない時期に、人工的に、胎児及びその附属物を母体外に排出することをいう」と規定されている（同法2条2項：なお、かつての優生保護法2条2項も、中絶の概念について、上記とまったく同じことを規定していた）。この「生命を保続することのできない時期」について、厚生事務次官通知（平成2年3月20日）は、「通常妊娠満22週未満」としている（この通知は、優生保護法の時代のものであるが、母体保護法のもとでも、有効とのことである）。

以上からわかるように、堕胎の概念と中絶のそれとは、同じではなく、たとえば、妊娠満23週で、胎児を排出した場合は、刑法上の堕胎にはなるが（つまり、原則として堕胎罪が成立する）、母体保護法でいう中絶にはならず、したがって、堕胎の概念の方が中絶のそれよりも、広いということになる。

(2) 母体保護法における中絶の適応事由

母体保護法14条によれば、都道府県の医師会の指定する医師（以下、**指定医**と呼ぶ）は、つぎの事由（以下、**適応事由**と呼ぶ）のいずれかに該当する者に対して、原則として本人および配偶者の同意を得て（なお、同条2項を参照）、中

絶をすることができる。つまり，かような場合には，堕胎罪は成立しないのである。かかる適応事由として，14条1項は，①妊娠の継続または分娩が，**身体的**または**経済的理由**により，母体の健康を著しく害するおそれのある場合（同項1号），②暴行もしくは脅迫によって，または，抵抗もしくは拒絶することができないあいだに姦淫されて妊娠した場合（同項2号）をあげている。

これら2種の事由以外の場合，たとえば，単なる「子供嫌い」とか「社会的体面」といった理由の場合には，中絶は違法で，それをした医師には業務上堕胎罪（刑214条前段）が成立する可能性がでてくる。もちろん，これらの事由に該当しない場合でも，あるいは，医師ではあるが指定医ではない場合でも，胎児の排出が，正当な医療行為あるいは緊急避難といえるのであれば，刑法35条や37条によって犯罪の成立が否定されることは，いうまでもない（大判大7・5・18刑録24輯609頁を参照）。

なお，たとえ14条1項の適応事由があったとしても，「胎児が，母体外において，生命を保続することのできる時期」（前出）つまり妊娠満22週以後に，胎児を人工的に排出すると，原則として，やはり，業務上堕胎罪が成立する。

(3)　母体保護法の歴史

母体保護法の歴史を語るためには，前述の優生保護法の前身である**国民優生法**（昭和15年法律107号）にまでさかのぼらなければならない。

(a)　国民優生法は，昭和15年に制定され，翌16年に施行された。その頃のわが国は，太平洋戦争開戦前夜の軍事体制下で，「産めよ殖やせよ」の掛け声のもとで，**より多くの「良質の兵隊」・「良質の国民」をいかにして育成するか**が，重要な課題とされていた。このような当時の状況を反映して，国民優生法1条は，「本法ハ悪質ナル遺伝性疾患ノ素質ヲ有スル者ノ増加ヲ防遏スルト共ニ健全ナル素質ヲ有スル者ノ増加ヲ図リ以テ国民素質ノ向上ヲ期スルコトヲ目的トス」と規定していた。同法は，かかる目的を達成するために，遺伝性疾患や遺伝性の障害が遺伝するおそれのある者以外の者に対する不妊手術（同法は，不妊手術のことを，優生手術と呼んでいた）を禁止していた（同法15条および18条）。中絶については，適応事由にかんする直接的な規定をおかないばかりか，医師の正当な医療としてなされる場合（上述）でも，原則として他の医師の意見を聴取したうえで，行政官庁へ届け出ることを義務づけていた（16条：正当

な医療としての中絶でも，上記のように，非常に煩雑な手続を規定しているので，事実上，中絶を全面的に禁止しているのに等しいといえる）。このように，国民優生法は，出産増加に重点をおいていたので，なかなか中絶を認めず，きわめて厳しい態度をとっていた。やがて，わが国は，終戦をむかえることになる。

(b) 戦後，事態は一変した。出征兵士の帰還，出生数の増加などにより，人口が急増したが，他方では，敗戦により，わが国は国土を縮小され，経済的にも破綻をきたし，貧困や食糧難などにあえいでいた。そこでは，**いかにして出生数をおさえるか**が，重要な課題とされ，中絶に対する法的規制を柔軟にすべきとの声があがった。これが，昭和23年7月に優生保護法として結実し，同年9月から施行され，国民優生法は廃止された。当時の優生保護法は，優生上の見地や母体の生命や健康の保護の見地から，数個の中絶適応事由を規定し，柔軟な姿勢をとった。なお，そこでいう「優生上の見地」とは，「優生学的な立場」からという意味で，一般に，**優生学**とは，「優良な性質を子孫に残すため，わるい遺伝をさけ，よい遺伝を残すことを科学的に研究する学問」のことをいうとされており（金田一＝池田編『学研国語大辞典』〔第2版，1988年〕1994頁），これは，主として遺伝学的な観点からの研究である（それに対し，環境面の改良による優良な人材の育成を研究するのが**優境学**で，優生学は，**広義**では，優境学を含んでいる：優生保護法でいう「優生」は広義のそれである）。

しかし，当時の優生保護法は，適応事由の一部については，地区の**優生保護審査会**の審査を必要としていたため，妊婦が中絶手術を受けることを躊躇するというのが実状であった。これでは，出生数を減らすことにあまり効果がないと考えられたため，昭和24年と27年の改正で，審査要件を削除するとともに，適用事由を拡充し，さらに柔軟な姿勢を示した。

こうした改正後の適用事由として，優生保護法は，14条1項で，①本人または配偶者が，精神病，精神薄弱，精神病質，遺伝性身体疾患または遺伝性奇型を有している場合（同項1号），②本人または配偶者の四親等以内の血族関係にある者が，遺伝性精神病，遺伝性精神薄弱，遺伝性精神病質，遺伝性身体疾患または遺伝性奇型を有している場合（2号），③本人または配偶者が，ハンセン病に罹患している場合（3号），④妊娠の継続または分娩が，**身体的**または**経済的理由**により，母体の健康を著しく害するおそれのある場合（4号），

⑤暴行もしくは脅迫によって,または,抵抗もしくは拒絶することができないあいだに姦淫されて妊娠した場合（5号）を規定していた。以上のような適応事由のいずれかがある場合には,堕胎罪は成立しないとされていた。なお,中絶の概念,および,中絶手術は,本人と配偶者の同意をうることを原則とし,指定医によらなければならないことは（以上については,優生保護法2条2項,14条1項本文を参照）,母体保護法2条2項および14条1項本文の規定と同じであり,また,優生保護法14条2項も,母体保護法14条2項の規定と同じである。

　(c)　平成8年に,優生保護法は,原形をとどめないほど大幅に改正され,法律名も,「母体保護法」に改められた。ここでは,諸種の改正点のうち,上記適応事由の改正に限定して,解説する。

　まず,同年4月施行のらい**予防法の廃止に関する法律**の附則6条によって,上記③の適応事由つまり優生保護法14条1項3号の事由が削除された。つぎに,上記①および②の適応事由における疾患や障害のある場合における中絶を認めるのは,障害者への差別につながることは,もちろんのこと,これらは,主に優生上の見地からの事由で,このことじたいが差別的発想ということから,これらの適応事由が削除された。けっきょく,上記④と⑤の事由だけが残り,これらは,そのまま,母体保護法14条1項の1号と2号になった。要するに,母体保護法のもとでは,「胎児が母体外において生命を保続できない時期」であり,かつ,これら2種の適応事由のいずれかがある場合でなければ,中絶は,できないことになった（たとえば,羊水検査などで,胎児に障害があることが判明しても,原則として中絶できないことに,注意すべきである）。これに違反すると,原則として,堕胎罪の成立が問題となり,中絶に対する法的規制としては,前身の優生保護法よりも,厳格になったといえよう。

　(4)　母体保護法14条1項1号の「経済的理由」

　母体保護法が規定する2種の適応事由のうち14条1項2号のそれは,強姦されたことによって妊娠した場合が,典型例といえるが,わが国では,この適応事由による中絶は,少数である。また,同項1号でいう「身体的理由」（たとえば,肺結核にかかっているような場合）による中絶件数も少ないようである。詳細は【展開講義　11】のところで述べるが,現在,わが国の中絶の総件数

のうち，圧倒的多数を占めているのが，同項1号でいう「経済的理由」による中絶とされている（「経済的理由」による中絶が圧倒的に多かったことは，優生保護法の時代でも同じであった）。そこで以下では，この「経済的理由」による中絶が認められるためには，どのような要件が充足されていなければならないかを，解説する。

この「経済的理由」の条項の趣旨は，経済的な困窮によって母体の健康に危険が生ずる場合に中絶を認めようとする点にあるが，問題は，どの程度の，あるいは，どのような困窮でなければならないかである。厚生事務次官通知（昭和28年6月12日）によれば，この「経済的理由」に該当するのは，**現に生活保護を受けているような困窮の場合とか，妊娠または分娩によって生活が困窮し，生活保護を受けるに至るような場合**が通常とされている（この事務次官通知は，優生保護法の時代に発せられたものであるが，母体保護法のもとでも，有効とのことである）。したがって，「経済的理由」による中絶が認められるための要件の一つは，妊婦がこの程度の経済的困窮状態にあるという点である。つぎに，母体保護法14条1項1号の規定内容からわかるように，かような困窮だけでは中絶は認められず，その困窮によって，母体の健康が著しく害されるおそれがある場合でなければならない。したがって，二番目の要件は，かような困窮によって，こういった危険性が生じているということである。以上，2種の要件が充足されたときに，「経済的理由」による中絶が認められるのである。これらの要件が充足されていないのに，中絶手術をした指定医には，業務上堕胎罪（刑214条）の成立が問題となる。なお，上記2種の要件のほかに，指定医によること，通常妊娠満22週未満であること，原則として，本人および配偶者の同意を要することも，要件となることは，いうまでもない。

【展開講義　11】「経済的理由」による中絶は，適正になされているか

前記のように，昭和23年から27年までの優生保護法の施行・改正により，中絶に対する法的規制が著しくゆるめられたので，わが国の中絶件数は，どんどん上昇し，毎年出されていた優生保護統計報告（厚生省大臣官房統計情報部編）によれば，昭和30年には117万件強に達し，これをピークに漸次減少の傾向にあるが，たとえば，平成6年は364,350件，同7年は343,024件，同8年は338,867件（な

お，平成8年からは，厚生省大臣官房統計情報部編・母体保護統計報告による），同9年は337,799件，同10年は333,220件で，けっして少ないとはいえない。しかも，優生保護統計報告の数値は，あまりあてになるものではないとされ，実数は，その2ないし3倍あるいは5倍ともいわれていた（太田典礼『堕胎禁止と優生保護法』〔1967年〕182頁：おそらく母体保護統計報告の数値の場合も，同じではないかと思われる）。今，かりに3倍とすると，平成7年には，1,029,072件の中絶があったことになり，同年の出生数が1,187,064人であるから，中絶された胎児の数は，出生した新生児の人数に近いということになる。なお，10年ほど前までは，中絶された胎児の方が多かった。たとえば，昭和63年の中絶件数は，約145万8000件（優生保護統計報告の数値を3倍した数）で，出生は，約131万4000人であった。

ところで，優生保護統計報告によると，優生保護法のときの毎年の中絶件数の100％近くが同法14条1項4号の適応事由（前記を参照）によるものであり，その90％ないしそれ以上が同号の「経済的理由」によるものと一般にいわれていた。この傾向は，母体保護法のもとでも，かわらないようである（つまり，母体保護法14条1項2号による中絶や，同項1号の「身体的理由」による中絶よりも，同号の「経済的理由」による中絶が圧倒的に多いということである，田中圭二『法医学——刑法学者が見た法医学とその実務』〔近畿大学通信教育部発行，1998年〕172頁を参照）。そうすると，たとえば，平成10年の母体保護統計報告によると，同年の全件数が333,220件であるから，かりに90％が「経済的理由」によるものとすると，約30万件が，この理由による中絶で，実数は，上記のように，3倍とすると，約90万件ということになる。

では，これら約90万件の「経済的理由」による中絶は，前記2種の要件が充足された適正なものなのであろうか。つまり，中絶手術をする前に，指定医は，生活保護の受給を基準とした困窮状態の判断と，それによる「著しい健康障害のおそれ」の判断をしたうえで，中絶手術をしたのであろうか。この点にかんし，ある論者は，毎年こんなに多くの中絶（ここでは，平成10年を問題とするので，約90万件）をしなければ女性の健康を守れないほど日本の産婦人科学は幼稚なのか，また，日本の女性のこのように多数が妊娠や分娩にたえられないほど虚弱なのかといった趣旨のことを述べており（井上紫電『優生保護法改正をめぐる問題と意見』〔1968年〕7頁），そこでは，指定医の「著しい健康障害のおそれの有無」の判断が適正になされていないケースの多いことが示唆されている。さらに，同論者は，経済的に豊かになったわが国で，経済的困窮による中絶がこんなに多いは

ずがないといった趣旨のことを述べ（日本教文社編『胎児は人間でないのか』〔1982年〕3頁〔同書の「はしがき」部分〕），そこでは，指定医の困窮の判断が適正になされていないケースの多いことが示唆されている（なお，上記論者は，今よりも中絶件数が多いときに，このように述べたのであるが，現在でも，あてはまるように思われる）。

　以上からわかるように，わが国の「経済的理由」による中絶は，必ずしも適正になされているとはいえないようで，別の論者によると，「中絶を希望すればほとんど何等の障害もなくこれが許容されているのであり，そのかぎりで胎児の生命の保護は単に名目だけのものとなっている」とされ（中義勝「堕胎の罪」平場安治＝平野龍一編『刑法改正の研究2 各則』〔1973年〕305頁），これが，わが国の中絶の実状といえよう。

4　体外受精（ドナーを含む）

◆　**導入対話**　◆

学生：体外受精はいつ頃から行われるようになりましたか。

教師：日本では，1983年に初めての報告例があります。イギリスでは，1978年に発表されており，ドイツ，アメリカ，スウェーデンなど諸外国でもあります。

学生：体外受精はどんな時に行われるのですか。何故行われるようになったのですか。

教師：男女が結婚して正常な夫婦生活を続けているにもかかわらず，2年以上妊娠しない場合を一般に不妊症と診断しています。一般に約10％の不妊症患者がいるといわれており，その不妊の原因を取りのぞくことにより，一連の機構が円滑に進み，妊娠成立して健児が出生することに意味があります。体外受精・胚移植の必要な方には最終的手段として必要とされます。

学生：人工授精と体外受精は違いますか。

教師：人工授精は，第三者を借りて，すなわち第三者の精子と卵子を用いて人工的に受精させるのですが，体外受精は配偶者間の精子と卵子を体外で妊娠させて女性の子宮内で育てることになります。試験管ベビーの名があります。

学生：もっとくわしいことが知りたいのですが……。

4.1 歴史的に体外受精をみる問題の所在

「**体外受精**（In-Vitro-Fertilization and Embryo Transfer）」は世界の生殖医学に遅れること5年，1983年に日本で最初の報告があった。

生殖医学の**体外受精**の成功例はイギリスのTohn Hunter医博による1978年に発表されて以来，1985年までに約千名ほどの体外受精児が誕生している。不妊患者に福音をもたらした反面，生命・倫理と刑法上，多くの問題をはらんでいる。とくに人工授精にともなう多くの危険性は刑法の保護の範囲外に放置されている。最近，最先端科学である体外受精，胚移植，人工授精と刑法的保護がドイツ，イギリス，アメリカ，スウェーデンなど諸外国でも，やっと先駆的研究が刑法上にみられるようになった。

日本においても，中谷瑾子教授，石原明教授，下村康正教授等によって論究されている。

外国においては，**不妊治療**である体外受精をめぐり受精卵に対して人工的遺伝操作，性別判定，遺伝病回避，有料の代理母，借り腹とか借り卵（卵子養子），クローニング，キメラ，ハイブリットの出現も考えるようになってきており，受精卵に対する新技術とする細胞核を取り出し精子，卵子の取扱い上，実験的段階での動物実験で人の精子とハムスターの卵子を使うハムスターテスト，顕微鏡下で卵子に穴をあけて受精しやすくする「**顕微受精**」も行われている。そのことによる危険性，使用ずみ胚の扱い，余剰胚の使用などの倫理的な問題，社会的問題を投げかけている。

一方，受精卵に対する損傷の危険はないか，受精卵の「生命」についてどのように考えられているのか，排卵誘発剤使用による母体への影響（薬），多胎の問題，費用，奇形児発生の危険率はどうか。夫婦離婚後の凍結受精卵はどうするのか。凍結受精卵の保存期間，受精卵の親が死亡した時の相続はどうなるのか。他人に譲渡されないか。受精卵の所有権，卵子養子など。また，現在の問題として，出生後における児の発育はどうなのか，近親結婚などで社会的混乱を招く原因になるのではないかなどの心配がある。

4.2 人工授精の種類

(**1**) 人 工 授 精

人工授精は，授精を目的に人工的に注入器を用いて，**精液**を女性性器管内で

ある膣・子宮頸部・子宮腔に注入することで，通常は精子を子宮膣内に注入する。

人工授精の種類は注入精子の提供者が配偶者か非配偶者かにより大別される。
① **配偶者間人工授精**（Artificial Insemination with Husband's semem：AIH）
　　夫婦間の人工授精により生まれてくる児は実子であるため法的に問題にならない。
② **非配偶者間人工授精**（Artificial Insemination with Donar's semen：AID）
　　ドナーの違いによりさらに分かれる。
　(イ) 精子提供者が夫の兄や弟の場合（Artificial Insemination Brother：AIB）
　(ロ) 精子提供者が夫の父の場合（Artificial Insemination Father：AIF）
　　（AIB，AIF の方法は外国で行われているが，日本においては慶応義塾大学病院産婦人科では医学生である）

AIH の適応は精神無力症や精子減少症，精液寡少症による精液性状不良な精子運動率の低い症例，尿道下裂，陰茎短小，尿道屈曲，女性の膣狭窄，膣痙攣など性器障害のために通常の性交を行いえない症状を対象とし，性交後精子上昇テスト陰性例（精子頸管粘液不適合）（Huhner's Fest，post coital Testによって3回以上陰性のもの），機能性不妊（男性女性共に諸検査では正常であるが長期不妊状態が継続している場合），重症の無排卵症の数少ないチャンスを考慮して行う場合などである。

AID の場合の適応は，夫が不可逆的無精子症，精子死滅症，精子無能力症，極端な**精子減少症**などと夫が精管結紮術を以前に受けていたための不妊，再手術を受ける意志のない症例，夫に遺伝性疾患・遺伝子の異常があり，むしろ断種した方がよいと思われる症例，夫に外傷・手術・薬剤などによる射精異常を認める症例，血液型不適合による習慣性流産，早産を繰り返したり，不育症である場合，血族結婚によりいまわしい結果が濃厚に予想される時，あるいは妻の体液により夫の精子が凝集死滅をおこす症例などがあるが，AID の対象の大半は**無精子症**（azzos permia）である。

一方，人工授精の禁忌症例は，男性性器に炎症があるため精液による感染をひきおこすとき，女性の性器に感染症があるとき，出生児に対して精神的・肉体的に悪影響を及ぼすと思われる慢性疾患を共に持つとき，精神薄弱で子を養

育する能力がないと思われるとき，両親の年齢に関しては，妻が35歳以上，夫が50歳以上の場合は，家族計画的見地より十分な配慮を要する症例となる。両側卵管閉鎖，重症奇形などの通過障害は人工授精は無意味で体外受精の対象となる。

4.3 人工授精の危険性

人工授精にともなう危険と思われるものは，AIHの場合は施術中における感染症による感染である。AIDの場合は，AIDプログラム管理上にあやまちがあれば刑事法的医療過誤につながるおそれがあるので，そのプログラム管理をみることにする。

(1) AIDプログラム管理の注意点，慶應義塾大学産婦人科におけるプログラムは，
① 夫の評価として血液型，精液検査，夫の健康状態と感染症の有無
② 妻の評価として全身診療，内診，問診（とくに家族歴，遺伝的疾患の有無），不妊症の一般検査，血液型，梅毒ワッセルマン反応，HBs抗原の検査，風疹抗体，抗エイズ抗体，サイトメガロウイルス抗体検査
③ 同意書
④ AID希望者の同意書
⑤ ドナーの同意書

などを取り万全の注意を払って行っているとのことだが，その中にエイズ抗体による感染は死の転機，再感染の原因ともなり，エイズ感染症の子供が生まれるおそれもある。そして，ドナーの必要条件としてつぎのような点をあげている。

(2) ドナーの評価

まず健康であることが必要条件となる（図3－6）。
① 二親等以内の遺伝性疾患，遺伝性ではないが奇形や精神病があればドナーとして不適当とする。
② 過去6カ月以内に性器感染を起した者，外陰ヘルペス，外陰疣などの既往のある者はたとえその疾患が現在治癒していても，念のためにドナーの対象からはずす。
③ エイズのリスクグループである同性愛者，麻薬常習者を除外する。

図3―6 精子提供者の必要条件

Ⅰ．既往歴，家族歴のチェック
 1．二親等以内の遺伝的欠陥
  （奇形，染色体異常，精神病など）
 2．6カ月以内の性病感染
  （排尿困難，尿道分泌物，外陰潰瘍など）
 3．エイズのリスクグループ
  { ホモセクシャル，麻薬常用者
   エイズのリスクグループと性関係のある人 }
 4．外陰ヘルペス，外陰の既往
Ⅱ．診察，検査
 1．精液検査
  { 2ml 異常，5000万／ml 以上，運動率80％以上
   正常形態60％以上 }
 2．尿道分泌物，外陰潰瘍，外陰のチェック
 3．尿道培養（淋菌，クラミジア）
 4．検査
  梅毒，HBs 抗原，サイトメガロウイルス抗体，
  HTLV-Ⅲ（抗エイズ抗体），血液型，Rh

④ 精液検査2cc以上，5000万／cc，運動率80％以上，正常形態60％以上を正常下限として精液は使用毎に鏡検してこの基準にみたない場合や精液中に白血球が認められる場合には使用しない。

⑤ 尿道培養検査＝精液中の炎症所見が認められる場合や尿道分泌物のある場合に行う。

⑥ 血液型，Rh，梅毒ワッセルマン反応，HBs抗原，抗エイズ抗体検査を定期的に行う。

サイトメガロウイルス抗体検査に関しては検討中としている。

このきびしい条件のもとに，ドナーに同意書を求め，諸検査を義務づけている。

人工授精（とくにAID）のプログラム中にあるエイズ感染者をドナーにして人工授精でエイズが感染して生まれた例がオーストラリアで2例報告されており，図3―7に示すように，被受精者への感染率が高いことが証明されている。

図3—7 エイズと人工授精

報告1．同一人物の精液で人工授精を受けた女性のうち，4人にエイズウイルス（LAV/HTLV-Ⅲ）抗体が検出された（1985）。
  1人………エイズ発症
  3人………健康

報告2．エイズウイルスを持った男性の冷凍保存された精液で人工授精を受けた8人の女性の追跡調査（1985）

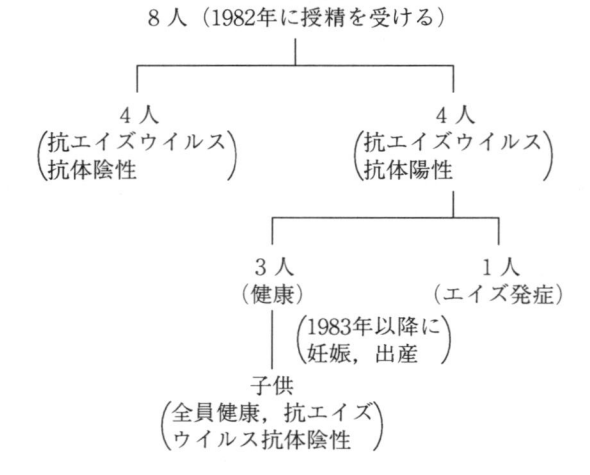

```
            8人（1982年に授精を受ける）
           ┌──────────┴──────────┐
         4人                      4人
   (抗エイズウイルス)        (抗エイズウイルス)
   (抗体陰性    )            (抗体陽性    )
                        ┌──────────┴──────────┐
                       3人                    1人
                      (健康)              (エイズ発症)
                        │
                 (1983年以降に)
                 (妊娠，出産  )
                        │
                       子供
                (全員健康，抗エイズ)
                (ウイルス抗体陰性  )
```

報告1は，同一人物の精液で人工授精を受けた女性のうち4人にエイズウイルス抗体を検出，そのうちの1人がエイズ発症，3人が健康。

報告2は，エイズウイルスを持った男性の冷凍保存精液で人工授精を受けた8人の女性の追跡調査（1985年）で4人が抗エイズウイルス抗体陽性であり，そのうちの1人が発症しているというもので，精子の冷凍処理保存はエイズの予防に何ら効果のないことが判明したことになる。

医療上の過失は，少しの不注意で大過につながる危険性を持っている。たかが精子で感染などあろうものかと夢々おこたることのないよう注意が必要となる。

(3) AIDの実施契約

AIDは一種の異端とも考えられていることから慶應義塾大学グループではAIDの実施に再契約書をとることにしている。日本にはAIDに関する法律が

ないため現行の拡大解釈と他国の法案を参照考にして，条件としての「夫婦の熱望」とする条件を具備している場合に限り，夫婦とも来院させて，夫の意向を十分に確認し，医師の面前で契約書にサインをしてもらい，捺印をし，戸籍謄本を提出してもらう手続をすませてから人工授精を実施している，としている（佐々木みさ「生殖医学と刑法──主として人工授精，体外受精，胚移植と受胎期の刑法的保護をめぐって──」『亜細亜大学院法学研究科論集第14号』）。

5　外国における胚子保護法

──◆　導入対話　◆──

学生：最近，外国やわが国でも，「試験管ベビー」などと話題になっていますが。

教師：ああ，「人工授精」による出生のことですね。結婚しても夫妻の間に子が生まれなくて困っている人々には，近代医学，とくに「生殖医学」の目ざましい技術は福音をもたらしましたね。

学生：夫の精子の方に欠陥がある場合と妻の卵子に問題がある場合では，手術や治療方法に相違があるんでしょうね。

教師：もちろん，体外受精の方法と胚子注入を伴う体外受精とちがいます。もともと「生殖医学」は人の不妊治療法から始まって，「試験管内受精」へと発展し，「人の胚を移植・注入」にまで及びました。ただ，困ったことには，配偶者夫婦間のみの補助生殖医学の枠を越えて，「代理妻」「貸し腹」など第三者（ドナー Donor）が加わり，さらに，「人の精子」を売買したり，キメラやハイブリッド，クローン人間などを人工的に造り出すところまできてしまったので，人間の尊厳と生命の初期の胚を保護し，生殖高度技術の乱用を防止，禁止しなければならないところに現在きています。そこで，各国が，それぞれ，その対策のために保護法を創設しはじめました。

学生：それぞれ国によって保護法がちがうのですか。どんな国がどのような方式を採用しているんですか。

教師：現在のところ，ドイツやイギリス，フランス，スウェーデン，オーストリア，スイスなどが立法で保護するようになりました。

5.1 ドイツにおける胚保護法

ドイツは，1990年10月24日に Gesetz zum Schutz von Embryonen（胚保護法）を制定。1991年1月1日から施行されている。この法律は，人間の尊厳と生命の保護という観点から，胚（受精卵）の保護をはかり，人工生殖技術の乱用を防止するのが目的である。

この法律では，第8条に定義規定があり，**「胚」**（Embryo）とは，人の受精し，成長能力をもっているヒトの胚で，核融合の時点から，胚とされ受精したヒトの卵子は，受精後24時間以内は成長能力があるとみなす。また，1つの胚から取り出された形成全能力を有する細胞も，他の必要な条件を備えれば，分裂し，1個の個体へと成長する。これらすべてを本法では「胚」と見なすものである。

本法にいう「Keimbahnzell」（生殖系細胞）とは，受精卵から始まり，その受精卵から成長したヒトの卵子ならびに精子にいたるまでの一連の Zell-Linie（細胞系）にある，すべての細胞をいう，と規定している。

(1) 生殖技術乱用の禁止

第1条は〔胚子・胎児への傷害〕について規定している。本文は「①胚子または胎台に作用を加えることにより，その胎児が出生した後の健康状態に障害を生ぜしめた者には3年以下の自由刑又は罰金刑に処する」となっている。

また，①女子に対して，他の女子の未精卵を移植する者は3年以下の自由刑が科せられる。これは，生殖のために卵移植を利用することによって，生みの母と卵の母の分離を避けるためである。ホルモン治療のためなどの受精を目的としない時は許容される。②卵細胞を，その提供者たる女子を妊娠させる以外の目的で人工的に受精することを企図した者も3年以下の自由刑または罰金刑に処せられる。研究のために最初から生殖を目的としないで胚を造り出すことと，胚提供によって子を作ることを目的に胚を作ることが禁止されている。これは，**生命保護優先の原則**にもとづくものであり，一方，**胚提供型の代理母**（Ersatzmutter）を予め締め出して防止しようとする法の意図がある。

人工授精は体外および体内（卵管内生殖子移植）を問わない。

さらに本法は，必要以上の受精卵・胚を移植することを禁止している。代理母も禁止している。ドイツでの定義によれば，「代理母」とは，合意にもとづ

いて，人工もしくは，自然の受精を受け，または，自分のものではない胚の移植を受け，または他の方法で懐胎し，子を出生した後，養子縁組もしくは永続的な受入れのために第三者に引き渡す意思をもった女子をいう。ただし，1条3項で，「**代理母**」は刑には処せられない。

(2) 胚の乱用の禁止

本法2条には，ヒトの胚を譲渡した者，または，ヒトの胚を生命の維持に役立たない目的のために，引渡し，取得し，もしくは使用した者は3年以下の自由刑または罰金刑に処せられる。これはボン憲法の下，人間の生命を譲渡や研究の対象物にしてはならない生命の至尊性があげられる。

さらに妊娠の目的以外にヒトの胚を，体外で成長させてはならない。

この者も3年以下の自由刑と罰金刑に処せられる（2条2項）。

または，性染色体によって選別された精子により卵子を受精させることを企図した者も処罰される（3条）。4条には，卵子提供者ならびに精子提供者の承諾なしに受精行為を行うことを禁じ，女子の承諾なしに胚移植を行うことを企図した者も3年以下の自由刑または罰金刑に処せられる。勝手に，受精したり移植することを禁止したものである。また，すでに死亡している精子提供者のことを知りながら，その精子を使用して受精させた者も3年以下の自由刑および罰金刑に処せられる。これは，冷凍胚の乱用を禁止したものである。

(3) Keimbahnzell（生殖系細胞）の**人工変異の禁止**

ヒトの生殖系細胞の遺伝情報たる胚・精子・卵子に人工的な変異を加えた者は，第5条によって，5年以下の自由刑または罰金刑に処せられる。

(4) クローン人間，キメラ，ハイブリットなど創出の禁止

特定の人または死者と同一の遺伝情報を持つヒトの胚を発生させた者（クローン人間の創造）の禁止と5年以下の自由刑または罰金刑に処せられる（同法6条）。

それを女子に移植した者も同罪である。異なった遺伝情報を持った複数の胚を1個に結合させてキメラを創造することも禁止し処罰される。さらに，動物とヒトの生殖子を用いて胚を発生させたハイブリッド人間を創造することを禁じ，ヒトの胚を動物に移植した者も同様である。いずれも5年以下の自由刑または罰金刑に処せられる（同法7条）。

ドイツ胚保護法は，刑罰をもって，『初期胚』を厚く保護し，将来起こるであろう先端遺伝子医学と胚との乱用（とくに，キメラ人間の創出など）を視野に入れながら，厳重禁止しているのは，さすが，ドイツらしい保護法であると思う（Deutsch, Embryonenschutz in Deutschland, NJW 1991, S. 721. 斉藤純子「胚保護法」（立法紹介）『外国の立法』（国会図書館立法考査局）30巻3号99頁，1991年）。

5.2 イギリスにおけるHFE法

イギリスにおいては，1990年，Human Fertilisation and Embryology Act 1990（ヒトの受精および胚の研究等に関する法律）によって，人の胚に対する保護とそれを護るための禁止規定が明示された。

本法の3条2項(a)では，「ヒト胚以外の胚を女性に移植する」ことは禁止された。同条(b)で，また「ヒト配偶子以外の生きた配偶子を女性に移植すること」を禁止している。これに違反すると10年以下の拘禁刑または罰金刑に処せられる（同法41条1項(a)）。また，4条では，「無認可でヒト配偶子を動物の生きた配偶子と混入する行為」は禁止されている（No person shall (c) mix gametes with the live gametes any animal.）。

3条には，「原始線条の現れた後の胚の保存と使用も禁止されている」（A license cannot authorise (a) keeping or using an embryo after the appearance of the primitive streak.），同条の(b)には，「ヒト胚を動物に移植する」ことを禁止している。同じく同条3項(c)には，「禁止されている条件下でのヒト胚の保存と使用」が禁じられている。さらに同条(d)では，「1つの他の細胞から摘出された胚細の核，受精卵，胚を他の細胞に入れ替えする行為」を禁止している。これに違反すれば，10年以下の拘禁刑または罰金刑である。なお，3条に違反して，無認可による胚創出や保存し使用した場合は，正式に起訴された時は2年以下の拘禁刑または罰金刑に処せられる。同法4条には，「無認可による胚保存」が禁止されており，同じく2年以下の拘禁刑または罰金刑に処せられることになっている。4条1項(b)では，「治療サービス提供において当該カップル以外の配偶子」を使用してはならない。これに違反すれば，6カ月以下の拘禁刑に処せられる。同法4条3項は，許可なくある条件下で，配偶子を女性に移植してはならない。これに違反すれば，同法41条2項(c)によって，6カ月以下の拘禁刑または罰金刑が科せられる。本法の外に，1996年の改正により，胚

の凍結保存が5年間だったものが，10年間保存期間が延長された。とくに，ガン治療中や早期閉経の女性のために，55歳の誕生日まで，胚を保存できる規定が追加された。HFEA によれば，「**体外受精**」は本法の認可された施設でのみ提供することができるようになっている。「**代理出産**」については，商業・斡旋や契約は禁止されているが，個人間の契約については無効ではなく法の拘束力はない。(Human Fertilisation and Embryoloy Act 1990 — Halsbury's Statutes of England and Wales 1996.)

5.3 フランスにおける人工生殖法

フランスは「**生命倫理法**」(1994年7月公布) によって，Assistonce médicale à la procréation (生殖に対する医学的介助) が定義づけられた。それによれば，「**体外受精**」は，「自然のプロセス以外で生殖を可能にするすべての技術」として，①配偶子の移植 (GIFT)，②膣内培養，③胚の移植 (CIVET) まで包括されている。本来①不妊症の治療と新生児が重篤な病気にかからぬよう生殖に対する介助行為であり，フランスにおいては，ドナーの関与や代理母は例外である。生殖医学の介助は，あくまでも夫妻間で行われるのが原則であるから，「他人のための生殖または妊娠を目的とする契約」はすべて無効とされている。

生殖に対する医学的介助は，国家機関による許可が必要であり，この許可を受けずにこの行為をすれば，2年以下の拘禁刑と罰金刑に処せられる (フランス公衆衛生法 L184～187条)。

フランスの配偶子提供の要件は，①ドナーは，子のいる夫婦の片方であること。②ドナーとなる夫婦と提供を受ける1組の男女の同意は，文書によってなされること。③提供を受ける夫婦のどちらでも，その同意を取り消すことができること。④ウイルスに対する安全性の考慮から，採取直後の精液や混合精液による授精の禁止などが詳細に規定されている。⑤1人の提供者による出生子の数についても，「同一の提供者の配偶子を使用して5人以上の子を出生させること」は絶対に行ってはならないと厳しく規定している。フランスでは，胚提供者は完全に匿名性を保障して，出生子による父を知る権利は認められていない。

つぎに，フランスでは，胚の人工受精に先立って，厳重な「出生前診断」

(Dianostique prénatal) を義務づけている。これは「子宮内の胚にとって重大な疾病がないかどうかを検査する」のが主たる目的である。これは「臨床検査」の性格をもっている。もし，生まれてくる新生子に，とくに重篤な疾病に侵されていると判断される場合は，妊娠中絶が行われる。その決定は，「出生前診断センターに所属する2名の医師の診断」にもとづかなければならない（フランス公衆衛生法L162〜112条）。「出生前診断」を行うことができるのは，許可を受けた機関および研究所のみである。

さらに「着床前診断」も義務付けられている。これは，非常に重い疾病を診断するために認められたものである。その要件は，①出生前診断センターの医師の証明，②夫婦の文書による同意，③特別な許可を受けた施設であること。④コンセイユ・デクレに規定された要件下の実施であることが義務づけられている。これに違反すれば，2年以下の拘禁刑または，20万フラン以下の罰金に処せられる。フランスでは，1994年の7月「人体尊重法」によって，「人の子孫を変えるためのいかなる遺伝形質の作り替えを行ってはならない」として，キメラ，クローン人間，ハイブリット人間の創出を厳重に禁止している。これに違反した場合は，20年以下の懲役という重罪に処せられる。フランスでは，これらの外に刑法典（1994年改正）に新しく「人の胚の保護」（De la Protection de l'embryon humain）規定が511〜515条以下にもうけられた。

5.4 スイス，オーストリアの胚子保護法

オーストリア生殖医療法は，夫妻間の体外受精のみならず，同棲者の男女についても認めている。ただし，「未婚の母」の人工授精は認めていない。非配偶者（Donor）による人工授精を認めている。体外受精（IVF）への精子の提供は認めていない。卵の提供も，胚提供も，「代理母」も認めていない。遺伝病の回避のために妊娠中断を認める場合がある。重篤な疾病があると思われるときは着床前診断を行う場合もある。受精卵の遺伝子治療は認めていない。胚の実験利用も禁止している。

スイスは，夫婦間のみならず，同棲の男女についても人工授精を認めている。「未婚の母」の人工授精は認めていない。夫婦のみならず，第三者（Donor）の人工授精を認めている。精子と卵子を採取して，一緒にして体外で受精させ，その結果できた胚を女性の子宮に移植する「体外受精」（IVF）を認めている。

卵の提供を認める，すなわち，他人の卵子の人工授精を認めている。「代理母」は認めていない。遺伝病の回避のためその女性の妊娠中絶も行う。出生子のために「着床前診断」を義務づけている。

―――――――――――――――――――――――――――――――――
【展開講義　12】　フランス刑法における人の胚の保護

　フランス刑法は1994年の改正によって，新たに「人の胚の保護」（De la Protection de l'embryon humain）を創設した。

　そこでは，511～515条で〔胚の有償取得を禁止〕①形態の如何を問わず，報酬と引換に，「人の胚を取得する行為」を禁じ，これに違反すれば，7年の拘禁刑および700,000フランの罰金に処するものである。②形態の如何を問わず，報酬と引換に，「人の胚の取得に役立てるために仲介を提供する行為」，または有償で第三者に「人の胚を引き渡す行為」は，前項と同様に7年の拘禁刑および700,000フランの罰金で処罰する。さらに「胚の不正取得」についても，同法511～516条で，公衆衛生法典（Code de la santé Publique）L152～154条およびL152～155条に定める要件を尊守しないで，「人の胚を取得する行為」は，7年の拘禁刑および700,000フランの罰金に処する，ことになった。

　〔違法な人工授精や生体外受精についても禁止〕

　フランス刑法は，511～512条で，〔違法な人工授精〕を禁止している。すなわち，公衆衛生法典L673～673条に違反して提供を受けた，未保存の精液または混合精液による人工授精を行う行為は，2年の拘禁刑および200,000フランの罰金に処することになった。このように人工授精についても厳重な要件を課して，刑法で保護することになった。「体外受精」についても①工業の目的であれ商業上の目的であれ，「体外受精」によって「人の胚をつくる行為」を禁じている。②さらに工業や商業の目的で「人の胚を利用する行為」をも厳重に取り締っている。これに違反すれば，7年の拘禁刑および700,000フランの罰金が科せられる。「研究目的や研究実験でも」生体外受精や胚については厳重な処罰がある。これは人の生命の胚の至尊性と配偶者（夫妻）の生殖補助医学を原則とする，フランスの生命倫理にもとづくもので，大変貴重な処置であると思われる。すなわち，フランス刑法511～518条の「研究または実験の目的をもって，生体外で人の胚をつくる行為は，7年の拘禁刑および700,000フランの罰金がそれである。また，公衆衛生法典L152～158条の規定に違反して，胚に対して研究または実験を行う行為も厳重に禁じられている。7年の拘禁刑および700,000フランの罰金に処せられ

る。さらに，フランスでは刑法（511〜523条）で，**「胚に関する情報漏示」**についても，厳重に取り締っている。すなわち，「胚を放棄した夫婦およびこれを取得した夫婦について，その身分を明らかにしうる記名情報を漏らす行為」は，2年の拘禁刑および200,000フランの罰金に処せられることになった（LOI n°94—653 du 29 juillet 1994 relative au respect du corps humain (1) より引用）。

第4章　患者の死亡

1　死の判定と脳死説

◆　導入対話　◆

学生：殺人罪をはじめ，傷害罪や過失傷害罪は，人の生命・身体に対する罪といわれています。

教師：そうだね，たとえば刑法199条の殺人罪を見ても「人を殺した者」はというように，人が客体になっている。

学生：これらの罪の客体である，「人」の範囲ですが，いったい，いつからいつまでをさすのでしょうか。

教師：そうだね，こう考えてみるといつから「人」になり（人の始期），いつ「人」でなくなったか（人の終期）は，大変大きな問題をはらむことになるね。

学生：いつから人でなくなるか。先生，これは「人が死亡する」ということでしょう。先生，「人の死亡」というのは，法律的にも大変大事な問題ですよね。それにもかかわらず，いつ死んだのかということについては，法律で規定されていないのですか。

教師：そうだね。こうなったら人は「死んだ」のだというのは，いままでの法律では，明記されていなかったんだ。
　　　問題は，医学の進歩により，レスピレータなどの人工心肺装置の発達と臓器移植の問題が現実に起こってきたことだね。

学生：たしか，角膜や腎臓は，心臓が停止している患者からの移植も可能だと聞いたんですが，肝臓・心臓の移植は，心臓が止まってしまったらできないのでしょうか。

教師：そうだね，だから心臓・肝臓の移植のためには，より早い時期に死を判定する必要が生じてくる。前にもいったけど，**人工心肺装置**は脳活動が停止した患者に対して，呼吸・心拍活動の継続を可能にしたんだ。そこで，脳活動が停止した時点で，「人の死」と認め心臓・肝臓移植を合法的に行おうとする，「**脳**

> 死説」が有力に展開され，現在に至っているわけだ。君は，脳死という場合は，もう死んでいると思うかね。それとも生きていると思うかね。
> 学生：うーん……。考え方によって，殺人罪になるとか，死体損壊罪とか罪名も変わるのかなー。
> 教師：脳死状態になった女性が，赤ちゃんを出産しているけど，死んだ人が子どもを産んだのか，それともやはり，生きている人が子どもを産んだのか，その辺は，どうかな。
> 学生：そこで，脳死は人の死なのか，そうではないのか。また，脳死の判定基準はどうなっているのかが問題になってくるわけなんですね。

1.1 自然人の生命

　刑法の条文は，「人を殺した」とか「人の身体を傷害した」とか「過失により人を死亡させた」というように，単に「人」として規定しており，いつからいつまでを「人」というかについては，解釈論の問題にゆだねている。

　しかし，この解釈の前提としての「人」という場合には，当然自然人を指すのであって，法人は含まれないというのが，共通の認識になっている。

　この自然人の生命は，出生から死亡まで継続し，自然人であれば健康・病人・老人・青年の区別がないばかりか，たとえ明日，死刑を執行される凶悪犯でも，また，不治の病に感染しており，死が目前に迫っている者でも「人」であり，これらの「人」を殺せば殺人罪になることはいうまでもない。

　判例でも，殺人罪の客体としての「人」は，「犯罪当時生活機能を備えていれば足り，その健康状態がよく，相当の天寿を亨けえた者であることは必要なく，さらに奇形児や将来発育の可能性のない産児も『人』であることはもちろんである」といっている。

　現在，**人の死亡**の時期を決めるにあたっては，①心臓の鼓動が永久（不可逆的）に止まったときとする**脈拍停止説**。②肺による呼吸が永久（不可逆的）に止まったときとする，**呼吸停止説**。③心臓の鼓動と自発呼吸が止まり，さらに**瞳孔反応が消えたとき**とする，いわゆる**三徴候説**が主張されている。

　ただ1つ，法律ではないけど，厚生省令の42号に「死産に関する規定」というのがある。そこには，「死産とは，妊娠第四月以後における死児の出産をい

い，死児とは，出産において，心臓博動，随意筋の運動，及び呼吸のいずれをも認めないものをいう」と規定されている。

1.2 脳死とはなにか

脳死とは，端的にいうと脳の機能が失われて回復不可能になった状態のことをいう。しかし，脳と心臓と肺は，それぞれ独立したものではなく，相互に関連しながら調和の取れた働きをしているのはいうまでもない。どのような場合に，脳死という状態になるかというと，その原因としては，たとえば，交通事故による頭部の外傷等による脳の損傷，脳出血や脳梗塞，脳腫瘍等の病気や，一酸化炭素中毒や薬物による二次的な原因で起こる場合もある。自発呼吸の停止が最大の特徴で，そのまま放置すればまもなく心臓も停止する。

この脳死者は，全死亡者の1パーセント前後といわれている。しかし，人工呼吸器を装着すれば，場合によっては1カ月以上，心臓を動かしつづけることができる。現実に，1985年に大阪大学の杉本教授のグループが，高利尿ホルモン＝ADHを使って54日間心臓を動かすことに成功したという例がある。アメリカでも，妊娠4カ月の妊婦が脳死状態になり，アドレナリンや高利尿ホルモンを使用し，6カ月生存させ，正常分娩をさせた事実も報道されている（立花隆＝NHK取材班「NHKスペシャル『脳死』」，1991年）。

脳は，感覚や思考，運動の命令や記憶をつかさどる脳の中で最も高度な働きをする大脳と，呼吸・血圧・意識する能力などを制御し，生命維持のために不可欠な機能を担う脳幹。さらに運動等が円滑にできるように指令を出す，小脳からできている。

1.3 全脳死，脳幹死，大脳死

これらの脳が全部死んだ「**全脳死**」と，脳幹部だけが死に，大脳の機能が残っている「**脳幹死**」と，大脳の働きが不可逆的に失われた，「**大脳死**」が主張されている。大脳に関しては，細胞活動があるかどうかを判断する。これは，脳波を見ることによってある程度判断できる。脳幹については，意識の有無，自発呼吸の有無，さらに脳幹に達するいろいろな刺激を与えて反応（脳幹反射）を見る。具体的には，瞳孔の拡散や，喉を刺激して咳が出るかどうか等の反応である。小脳については，判定することはできないとされている。

イギリスでは，これらのうち，脳幹脳死説が有力になっている。脳幹脳死説

と，全脳死との違いは，**脳幹脳死説**を取ると，大脳がその機能を失っていなくとも，脳幹がその機能を失えば死ということになり，全脳死説を取ったときより「死」の時期が多少早まることになる。いずれにしても，この人間生命の中枢である脳が，不可逆的に機能しなくなったとき，人間は死んだことになるというのが脳死説である。

これは，**臓器移植**の問題とパラレルに考えられることになる。すなわち，角膜や腎臓と違い，心臓は停止するまで待っていると，心臓が酸素不足などで壊れてしまい，正常な働きができなくなる。すなわち，血流の停止は，全身の酸素不足を招来する。そういう状態に弱い肝臓も，もはや移植には使えない。臓器移植は，まさに心臓が動いているうちでなければ，成功率が少なくなる。腎臓・すい臓もこういった意味で新鮮なものが必要になる。ゆえに，心臓・肝臓の移植のためには，より早い時期に「死」を判定する必要が生ずるのは，自明の理となる。

前に述べたように，人工心肺装置は，脳活動が停止した患者に対して呼吸・心拍活動の継続を可能にした。そこで，脳活動が停止した時点で「人の死」と認め，心臓・肝臓移植を合法的に行おうとする脳死説が有力に展開されることになった。

脳死と臓器移植は，切り離して論ずべきという意見もある。しかし，医療技術の進歩により，脳死状態の患者が存在するようになったのもまた事実である。また，脳死患者からの臓器移植により一命を取りとめた者がいるという現実もある。しかし，脳死と臓器移植を切り離して論ずるなら，従来，社会的・法的にも認められ，定着してきた三徴候説を，なぜここで1パーセントに満たない脳死状態の患者のために，脳死説に変更しなければならないのかという，大きな問題も提起される。

【展開講義 13】 脳死判定の基準

大脳機能が失われても，脳幹は生きている，いわゆる"植物状態"といわれる遷延性昏睡状態の大部分は，脳死とは異なる。この脳死をどのように判定するかについては，周知のように**厚生省脳死判定基準**（いわゆる竹内基準）が設けられている。すなわち，厚生省脳死に関する研究班が85年の12月にまとめた脳死を判

定するためのガイドラインによると，

(1) 深昏睡　痛み刺激に反応しない**深昏睡状態**をいう。グラスゴー・コーマ・スケール（開眼なし，発語なし，運動機能なし）などの指標を用いて判定する。

(2) 自発呼吸の消失　脳幹の機能を反映する自発呼吸が完全に停止しているかどうか。これを調べるには，人口呼吸器をはずして無呼吸テストをする。すなわち，最初に10分間，6リットルの酸素を流した後，人口呼吸器をはずすと血中の炭酸ガス分圧が上がってくる。動脈血の炭酸ガス分圧は，普通は40mm/Hg 以上になると，脳幹の呼吸中枢が働いていれば自発呼吸が出現する。脳幹機能が廃絶していると，自発呼吸が出てこない。人工呼吸器をはずして，炭酸ガス分圧が60mm/Hg 以上になっても，自発呼吸の出現がなければ，自発呼吸がないと判断する。脳死判定記載用紙には，人工呼吸器をはずして10分以上たったとき，血液中の炭酸ガス分圧の数値を記入する欄がある。

厚生省基準の脳死判定の検査で，客観的なデータが証拠として残るのは，無呼吸テストと脳波の2つである。ただし，無呼吸テストができない場合もある。炭酸ガス分圧が急速に上がり，血圧が低下し急性循環不全で，途中でやめざるをえない場合がある。したがって，限りなく脳死に近い状態であっても，実際には，全部の例に脳死の診断と判定ができるわけではない。

(3) 瞳孔が固定していること　以前は，**瞳孔が「散大・固定」**と表現した。現在では，瞳孔が4ミリメートル以上で，とくに散大がなくとも，固定して光に対して反応しないということが，必須条件になっている。

(4) 各種脳幹反射の消失　角膜反射など7つの**脳幹反射の検査**を行い，これに対する反応がすべて停止している事を確認する。たとえば喉を刺激する（気管内チューブにカテーテルを挿入する）と，バッキングといってゴホンゴホンと咳をする反射がある。その咳の反射が起こらない。角膜を綿で刺激すると，通常は瞬きをするが（角膜反射），脳死ではこの角膜反射が起こらない。耳の中を冷たい水で刺激すると，通常は眼震（前提反射）が起こるが，脳死ではその反射がない。また，人形の眼運動などいろいろな検査法で脳幹の検査を行う。
自発運動，序脳運動，除皮質硬直，痙攣が見られれば脳死ではない。

(5) 平坦脳波　(1)〜(4)の条件がすべて満たされた後，行う。脳波で示されるのは，脳幹の電気的活動ではなく，大脳の活動である。**脳波が平坦**であることは，大脳の機能がないことを示している。植物状態では，正常とは異なるが，脳波の波形は見られる。一方，脳死（全脳死）では，大脳機能も失われているので，波形はまったく見られない。感度を最大に上げて測定しても，波は平坦になる。脳

死の判定では，最低30分間脳波を取る（島崎修次「救急医から見た脳死」『脳死を考える』1995年参考）。

(6) 6時間後の確認　(1)～(5)までの判定を行い，さらに6時間後に再検査をしてもすべての条件を満たせば脳死と判定できるとしている。しかし，6歳未満の小児や，急性薬物中毒患者等は除外している。なぜならこれらのものは，各種反射検査が確実に判定できない場合があるからである。

医療機関の中には，これらのガイドラインを基準にしながらも，耳から音を聞かせて脳幹の機能を調べる聴性脳幹反射検査など，補助検査を追加したり，2回目の判定時間を24時間に延ばしているところもある（京都大学医学部倫理委員会は，最初の検査より24時間後の再検査を必要としているという）。

1.4　除　外　例

患者が，深昏睡，無呼吸であっても，脳死判定に対しては，以下の症例は除外しなければならない。

(1)　6歳未満の小児

一般に小児は，脳死判定をとくに慎重に行わなければならない。小児でも脳機能の不可逆的喪失の判断は可能であるが，6歳未満の乳幼児では，各種反射検査ができない場合があるからである。

(2)　急性薬物中毒

問診，経過，臨床所見等で，少しでも**薬物中毒**が疑われるときは脳死の判定をしてはならない。問診ができないときは，なおさらである。最も，確実な方法は，血液中の薬物の定量であるが，いつでもどこででもできるとは限らず，計量には時間を要し，薬物の半減期も個人差が大きい。

(3)　低　体　温

低体温は反射を減弱させる可能性があるので，直腸温で32℃以下の低体温であれば脳死判定をしてはならない。低体温があればブランケットなどで加温する。

(4)　代謝内分泌障害

肝性脳症，高浸透圧性昏睡，尿毒症性脳症などが代表的であるが，これらには，なお，可逆性が期待される場合があるので除外する。

【展開講義 14】 その他の判定

　脳血管撮影とは脳へ流入する血管に造影剤を入れ，脳血管を撮影する。最近のCTやMRIなどの画像診断法の普及により，かなり，正確に脳内の病状を診断することができる。しかし，脳血管撮影は，造影剤の副作用や脳死状態の患者の撮影室までの移送に困難がある。

【展開講義 15】 脳死判定の死亡時期

　脳死による死の判定が行われたとき，どの段階で死亡したのかという問題が残る。脳死を判定する医師と，判定時によっては，死亡時刻がいくつかに分かれる可能性が出てくる。6時間後，あるいは，24時間後の再検査のときにすべきか，あるいは，再検査をして脳死を確認したときは，最初の判定時に遡って死亡時刻とすべきかについては，意見が分かれる。どちらでもよいとするには，生体と死体の間に幅がありすぎ，法律的には，納得できない。やはり，6時間後の再検査の時に死亡時刻とするべきであろう。

　現実には，1回目の判定を行って6時間後，あるいは，6時間目以降に，2回目の判定を行う。1回目の判定を行ったとき，医師2人が署名する。次いで2回目の判定を行い医師2人が署名する。さらに1回目と2回目の結果を見て，2人の医師が「確かに脳死に間違いない」ことを総合判断する。1回目，2回目の医師の判定と総合判定と延べ6名の医師の署名によって脳死診断が確定されている。

　しかし，脳死と判定した後でも，ホルモンの放出など脳の機能が残っている事実も証明されている。すなわち，脳死に陥った人の脳を，心臓が停止した後顕微鏡で調べたら，脳幹の細胞が一部生きていたことが証明され，これによって**器質死**か**機能死**かの論争も生じてきた。脳死というのは，一般に「全脳の不可逆的停止」と定義されている。「死の判定」で，脳の全細胞の死まで確かめるのは意味がなく，実際上不可能というのが大方の意見である。

　生物学的にいえば，「死」という現象は停止した一点を捉えるものではなく，連続的変化の過程としてとらえるべきである。時間的に，ここで死が訪れたという判断ができない。しかし，心臓が停止し，完全に冷たくなった死体を通夜で一日置くと，かなりの長さにひげが生えることがわかる。しかし，この「死体」を生きている，という人はあるまい。このように「死」に関しては，日本の専門の医師や，アメリカの移植にかかわる専門の医師であっても，脳死の正確な定義や判断基準に混乱があるといわれている。

【展開講義　16】　法律上の問題点

　現在，人の死亡時期に関して，臓器移植を希望してドナーカードを所有している人は，脳死を認める**「脳死説」**をとる。しかし，人の「死」は，あくまで心臓が停止したときとして，心臓死を希望し，**「心臓死説」**をとる人もいる。

　人の死に，2つあることは前述した（死の判定と脳死説）。最も大事な人間の「死」という概念に，2つの考え方があるのは，大きな危険性が生ずる恐れがある。たとえば，車の事故で，同乗していた父と子が，心臓は動いているが，2人とも脳死状態になったとする。2人が病院に収容され，緊急治療を受けているとき，父が心臓死を常に主張しており，子は脳死を主張していた場合は，父を殺せば殺人罪（刑199条，刑の上限は，死刑），子を殺せば，**死体損壊罪**（同190条，刑の上限は3年）ということになる。同じ行為で，罪名が違うという大きな矛盾が生ずる。

【展開講義　17】　脳死判定の信頼度

　脳死判定は，前述したように薬物中毒と6歳未満の幼児は，反射検査が非常に不確かなものとして除かれている。脳というのは，いまだに多くの未解決の部分が残されている。薬物中毒，6歳未満のもの以外，その他の何らかの要素が加わった場合に，脳死者の蘇生ということが，起こることもありうるとの疑問も残る。しかし，これにしても判定基準を慎重に満たした諸検査により，ある程度乗り越えられる。検査は，あくまで慎重に絶対誤りはないという前提ではなく，謙虚に判定すべきである。厚生省の**脳死判定基準**は，必要条件ではあるが十分条件とはいえないからである。

　これらのことからも，脳死というのは，光の当たらない部分で医師の判断するものであっては，大変危険なものになる。どのように「死」を認定し，あるいは，判定するかは，確かに刑法のすることではなく医学の領域に属することである。しかし，より新鮮な臓器を望むのもまた医師なのである。脳死になった場合は，もはや蘇生することはないというのが，多くの識者の意見である。しかし，脳死になって生き返ったという報告もある。たとえば，アメリカのノースカロライナ州で，交通事故で脳死判定を受けたものが，臓器摘出の直前に生き返るという事実があった。この脳死の判定は，通常の検査のほか脳への血流検査も行ったという。医師の中には，臓器保存のための薬が脳に作用したとの見方もある。これは，「判定の未熟さ」か，「脳死概念の不確かさ」かのどちらかになる。しかし，通常脳死の判定は簡単にできるといわれている。

2 救急医療と脳死

◆ 導入対話 ◆

学生：先生，**救急医療**というのは，どういうものですか。

教師：そうだね，救急医療というのは簡単にいえば，急いで治療しないと命にかかわるような怪我や病気を治療することだよ。

学生：たとえば，どういう状態の患者を治療するんですか。

教師：たとえば，交通事故で大怪我をしたり，喉に異物を詰まらせたり，脳卒中や心臓の発作，また，水におぼれた場合のように，これらの人々が急に呼吸停止や心臓停止状態になったり，意識障害に陥ったり，またこれに近い状態になったときに，これらの患者を救うための治療だね。

学生：そうすると，かなり緊急性がありますね。

教師：近くにいる人が，患者を速やかに救助し正しい応急手当をして救急車に引き継いだり，医師に引き継げば，かなりの確率で救助できるといわれているよ。

学生：救急蘇生法というものですね。そういえば車の免許を取るときやったなー。

教師：一説によると，地域の2割以上の住民が**心肺蘇生法**を遅滞なく実施できれば，その地域で呼吸停止や心肺停止で病院に運ばれた患者の社会復帰は，著しく向上するそうだよ。

学生：それでは，国民の全部がこれを勉強すればいいんですね。

教師：そうだね，平成6年から高等学校の体育課程で，また，今君がいったように，自動車教習所でも**心肺蘇生法教育**が義務付けられたね。

学生：しかし，現実に緊急性のある患者が目の前に出現したら，あわててしまって冷静にできるかなー。

教師：声をかけたり，視診や触診で意識や呼吸，心臓の停止を確認して蘇生を開始する必要があるね。

学生：よく，自動車事故なんかの時，「頭を打っている様子なので，動かしてはいけない」ということをいう人がいますが。

教師：そうだね，警官や救急隊員にもそういう人がいるんだ。しかし，いまでは，人の命にかかわるような重大な局面で，それを救うために緊急的に行われた手段は，たとえ最良の方法でなくても免責されるよ。

学生：緊急は，法を持たないってやつですね。

教師：私も母が喘息で，早朝の発作で呼吸が止まったとき，妹と2人で，妹がマ

ウスツーマウスで呼吸を確保し，私が心臓マッサージをして救急車に受け継ぎ，10日間ほどの入院で退院することができたよ。
学生：それ，すごいですね。
教師：でも，あばら骨を1本折ってしまい，母はなくなるまで「おまえにあばら骨を折られた」っていっていたよ。あははー。
学生：蘇生がうまくいかず，ICU（集中治療室）等で高濃度の治療を加えて何日か過ぎると，脳死の問題が出てくるんですね。
教師：そうだね，普通は心臓が止まって，脳に血液がいかなくなり脳が死ぬんだが，交通事故や薬物などで直接脳がやられている場合は，治療の過程で脳が機能を停止していくんだね。

2.1 わが国の救急医療

日本の救急医療は，世界でもトップレベルで，全国での救急車の保有数は，平成9年で5,197台に上る。これは，人口2.4万人に1台といわれている。平成9年度中の救急出場件数および救急搬送人員は，それぞれ，347万6,504件と，334万2,280人で，救急業務法制化以降，増加の一途をたどっている。これは，約9秒に1回の割合で救急出場し，国民38人に1人の割合で救急搬送されていることになる。

覚知から，現状到着までの所要時間の全国平均は，6.1分，覚知から医療機関への収容までの所要時間の全国平均は，26.0分と，時間との戦いの中で，全国の救急隊は，住民に密着した業務に従事している。

平成10年7月1日現在，全国の消防機関で6,920人の救急救命士が活躍しており，このうち，5,846人の救急救命士が救急業務にあたっている。

平成3年に**救急救命士**制度が誕生し，医師の指示の下に特定三行為と呼ばれる応急処置が可能となった。①半自動式除細動器による除細動，②薬剤を用いた，静脈路確保のための輸液，③ラリンゲアルマスク等の器具による気道確保を行うの3種である。

平成9年度中における，全国の救急隊が搬送したすべての心肺停止傷病者のうち，家族や救急隊員によって，心肺停止の時点が目撃された傷病者の，1カ月後の生存者の割合についてみると，救急救命士による処置があった場合の方

が，ない場合の1.5倍に上っている。

2.2 救急医療とは

救急医療というのは，生命の危険が身近かに起こっている患者に行うもので，普通心肺蘇生法といわれている。

心肺蘇生法で大事なことは，傷病者が呼吸をしていない場合は，先ず呼吸の確保をすることである。その上で，人工呼吸をし，心臓マッサージをする。救助者は，自らの安全を確保し，原則として医薬品の使用はしない。あくまでも，医師に引き継ぐまでの手当であり，必ず医師の診療を受けさせる。救助者は，死亡の診断もしてはならない。

心肺蘇生法の中止は，次の条件で行う。①自発呼吸が回復したり，循環が回復した場合，②他の人に心肺蘇生法を交代できるとき，③救助者に疲労や危険が迫り，心肺蘇生法ができなくなったとき等である。

こうして救急病院に運ばれた患者は，人命救助のためのあらゆる治療が施される。自発呼吸がなくなったり，血中酸素濃度が極端に少なくなったりすると，通常は人工呼吸器が装着される。

脳は，大脳，小脳，脳幹（中脳，橋，延髄）脊髄からなっている。脳幹は，呼吸や循環など，生命を維持するための重要な役割を担っている。ゆえに，この機能が喪失すると，呼吸が止まり生命は維持しえない。脳幹機能が喪失して，自発呼吸が停止した後でも，人工的に呼吸を確保し，救命のために高濃度の治療が行われる。これが脳死である。

脳死は，前述したように①大脳死，②脳幹死，③全脳死の3種である。現在わが国では，脳死を大脳，小脳，脳幹を含む全部の脳の不可逆的機能停止説をとっている。しかし，脳幹死の概念をとっている国も，ヨーロッパの一部に現在もある。

全脳死，脳幹死ともに，人工呼吸器がなければ呼吸によって酸素を取ることができず，心臓は，数分で停止する。これと異なるのが植物状態である。

植物状態は，大脳の機能が喪失したが，自発呼吸をつかさどる脳幹は，生きているものをいうので，大きな違いとなる。全脳死になった後，心臓が停止するまでの期間は，半数が2～3日といわれている。現在まで報告された最も長い期間は，100日というのがある。

脳死の判定基準は前述したが（「1　死の判定と脳死説」参照），それ以外にも**聴性脳幹反射**という，検査方法がある。これは，ヘッドホンでカチカチとクリック音を聞かせると，脳幹機能が働いていれば，その音に反応して波が出てくる。この検査は，ベッドサイドで簡単に行える。また，脳血管撮影や，超音波などで血流を調べる検査法も行われている。

交通事故等で脳に損傷を受けたり，脳血管障害を起こしている場合は，脳がはれて頭蓋内圧が上昇する。ゆえに脳の血流が減少して昏睡が生ずる。脳血流がさらに減少すると，脳幹機能が消失して呼吸停止がおこる。最終的には，脳は溶解する（島崎修二「厚生省基準以外の検査」『脳死を考える』参考）。

しかし，現実の問題として交通事故で脳に損傷を受け，救急車で搬送され，「脳死」と判定された後でも，肩をたいたり，名前を呼んだりすると反応するという。また妊婦の体内で手足や首などが動く胎動もあり，脳死の女性からの出産も可能であり，現実に出産した事実もある。また，視床下部からのホルモンの分泌されるケースもよく知られている。そして，脳死の人は，肌もつやつやして普通の人と変わらず，ベッドに横たわる患者には意識はないが，人工呼吸器のおかげで身体は温かく，心臓も規則正しく動いている。さらに，眼からは，涙のようなものまで滲み出ている。

これらのことは，脳以外の主要な臓器がまだ正常に近い状態で機能しているのではないかという不安もある。これがはたして「固体死」といえるか。このようにまだ生きている（と思われる）人間の心臓や肝臓を取り出す行為に対して，多くの国民が不安感を持つのは当然である。

【展開講義　18】　臨床脳死

立花隆氏がその著書『脳死』の中で，多くの病院に「脳死患者が出たらすぐに知らせて欲しい」と依頼し，3件しかその現実に直面できず，「脳死」というのは，いかに少ないかを実感した，と述べている。確かに厚生省その他の発表する「脳死」概念を満たす脳死患者は，氏のいわれるように数少ないであろう。しかし，筆者は母の入院中（その後また，肺性心でICUに4カ月，一般病棟に約1年2カ月入院），1年半あまりの間に，某大学病院で友人，知人3人（脳出血，腎不全，肺性心）の臨終に立ち会う機会を得た。その際，レスピレータをつけている患者の家族に，医師（3人ともそれぞれ異なる担当医）は，「人工呼吸器で

心臓は動いていますが，もう『脳死』の状態です。」と家族に説明するのを現実に耳にした。その中の1人，筆者の友人の妻は，「もう，苦しめたくない。呼吸器をはずしてください。」と絶叫した。すると，担当医は，「はずしてもよろしいですね」と2度家族に念を押し，取り外してしまった。その後まもなく友人は死亡した（いわゆる心臓が止まった）。

　この現実を見て，筆者は釈然としないもの（はたして脳死の要件を備えていたのか，その判定は行ったのかという疑問）を感じた。それと同時に，「脳死」というのは，光の当たらない部分で医師の判断するものであっては，大変危険なものになることを実感した。確かに，「脳死」と**「臨床脳死」**とは，厳密にいえば違いがあるかもしれない。しかし，担当医師の言葉で「生きかえらないなら，これ以上苦しめたくない」と人工呼吸器を外すことを希望する家族がいることもまた，事実である。このような，「暗数」は，全国でかなり多くあるのではないかと危惧するものである。

　救急車で搬送される患者は，緊急性を持つ。ICUで高濃度の治療を施しながら回復を待つ。危険状態のときは，看護婦が24時間体制で数人枕もとにつき，看護にあたる。常時，医師も巡回する。面会には，マスクをかけ，白い上っ張りを着せられる。

　ICU（集中治療室）というのは，通常の治療をするところでなく，危険性のある患者に集中治療をして，危険性がなくなった後，一般病棟に移す過程の病室である。一般病室が本来の病室である。多くの注射針，点滴のチューブにつながれ，まさに懸命の治療が行われる。その過程で徐々に脳の機能が消失していく。

【展開講義　19】　脳死第1号〔高知赤十字病院〕

　わが国における，第1例の心臓移植が高知赤十字病院で行われた。これは，〔救急医療と脳死〕にふさわしい事例としてここにあげる。

　患者が赤十字病院に運ばれてきたのは，1999年2月22日であった。救急車で搬送されたときには，既に瞳孔が散大し，自発呼吸もないという重篤な状態であった。患者は自宅でくも膜下出血で倒れ，救急車によって午後11時過ぎ緊急入院した。救急隊員は，患者が呼びかけても答えないため，脳血管の障害と判断し酸素マスクを鼻と口に当てた。嘔吐物を吸引し，気道を確保する処置をとったが脈拍はあったので，心臓マッサージは行わなかった。到着後主治医は，脳低体温療法の適応ではないと判断する。家族に「手術のできる状態ではない」と説明。患者は人工呼吸器で管理し，容態を見ながら血圧を上げる昇圧剤や輸液などの治療を

実施する。

　26日午前の記者会見で、医師は具体的治療の中身を詳しく語ることを避ける。「治療をしてないのか」という質問に気色ばみながら「治療をしていなかったら何をするのか。まだ脳死ではない」と語る。しかし、医師は、23日以降　毎日脳波測定をしている。25日、わずかに出ていた脳波が消えた、と診断する。その後、臨床的脳死判定に入る。検査項目は1985年の竹内基準に加えてヘッドホンで断続的音を聞かせる、聴性脳幹反応検査を加える。

　さらに脳波が平坦なことを確認して、**無呼吸テスト**を10分間実施する。

　この無呼吸テストは、多くの医師から「患者にとどめをさす行為」と非難されているもので、臨床的な脳死判定では求められていない。医師は、「万全を期さなければならない。」と説明したが、家族の同意の前にもかかわらず、脳死した患者の臓器提供を意識していた可能性がある。無呼吸テストの実施も、家族に説明していない。一連の判定検査の結果、臨床的に脳死と判断される。25日、夜、家族の同意を得て、臓器移植法に基づく1回目の脳死判定作業に入る。このとき、まだ脳波は平坦ではなかったにもかかわらず、医師は、再び無呼吸テストを実施した。脳波が平坦でない場合は、危険性を伴う無呼吸テストは、通常行わない。移植法施行規則においても、脳波の平坦を確認した後、行うと規定している。病院長は、「そのときどういう判断をしたのか、分からない」と述べている。

　患者が、臓器提供のドナーカードを持っているのが分かったのが、入院翌日の23日の午前中。心臓死後の腎臓提供についての説明を移植コーディネータから受けたのは、23日夕方だった。医師により、臨床的脳死と診断された後の、25日の夕方、家族は、脳死移植について改めて、**コーディネータの説明**を受ける。医師も同席し、説明は1時間以上に及ぶ。臓器強要のやり取りはなく、コーディネータは、（同意は）いつでも撤回できると話したという。

　カード所持の有無に関しては、「誰が提示したか、どういうつもりで提示したかについては、家族に憶測を呼ぶのでいえない」と話した。

　脳死判定の実施や臓器提供について、病院側と家族の間にどんな会話があったのか、病院側から日本臓器移植ネットワークにどんな内容の連絡が入ったのか、家族にコーディネータが具体的にどんな説明をしたのかその中身ははっきりしない。脳死判定の終了時刻も、家族の許可が得られず公表されなかった（「朝日新聞」1999年2月27日朝刊）。

　どのように「死」を判定し、あるいは判定するかは確かに刑法のすることではなく、医学の領域に属することである。しかし、より新鮮な臓器を望むのもまた、

医師である。患者家族の医師に対する不信感の大きな原因は，医師と患者が対等な関係で，「脳死」ということについて，納得いくまで話し合えないこと。それまであまり，病室に来なかったのに，承諾したとたん手の平を返したように親切になり，医師が病室にたびたび来るようになったことなど。密室の中で，しかも，医師にしかわからない「脳死」という状態に対して，医師の側が十分な説明を怠ったりまた，不信感を持たれる行為をした場合は，当然臓器が欲しいために「脳死」といっているのではないかという，疑いすら持つことになる。すなわち，患者の治療より，移植を優先するのでは，という恐れをどうしても拭いきれなくなる。

　現代の医学において，多くの識者が指摘するように，たとえ確実に「脳死」が判定できるとしても，確実な判定基準にもとづいて，その判定が行われているという，医師への信頼感の回復が最も大事である。この信頼感の回復こそ，臓器移植にとって急務の課題といえる。

　また，近い将来脳死患者の治療ができる可能性があるとしている学者もいる。すなわち，脳死状態になっている脳細胞に，新たな脳細胞を移植することにより，新しい神経回路網が作られ，機能を始める場合があることが，実験によって確認されたという。

　また，普通の治療であれば，必ず脳死に陥る重症患者の体温を低く保つことにより，脳の症状の悪化を防ぐ方法が開発されている。医療の現場では，この療法により多くの患者が救われている。医療は日々進歩しており，将来，さらに，新しい療法が開発されないとはいえない。

　このように，脳死の治療が可能になると，脳死論者のいう，「脳」は代替不能という，大前提がくずれさることになる。

3　脳死と臓器移植法

◆　導入対話　◆

学生：先生，臓器移植法というのはいつ頃できたのですか。

教師：日本での臓器移植法は，心臓が止まった後でも移植のできる，腎臓や角膜についての「角膜および腎臓の移植に関する法律（以下角膜腎臓移植法という）」が昭和54年に施行されているね。

学生：それでは，この角膜腎臓移植法ができる前の移植は，法律にもとづいて行われていたのではないんですか。

教師：そうだね，現実には1956年にわが国でも腎臓移植が行われているが，この**「角膜腎臓移植法」**は，その後できたものだから，実際にこの法律のもとで移植が行われたわけではないんだ。

学生：それは怖いですね。法律の規制があってもいろいろ問題があるのに。

教師：そうだね，それでも腎臓や角膜は心臓が止まってからでも移植ができるので，それほど大きな問題にはならなかった。

学生：それが，心臓や肝臓移植が行われるようになって，急に大きな問題になってきたんですね。

教師　そうだね，心臓や肝臓は，心臓が止まってしまっては，もう移植できないからね。それをきちんとしないで移植をしたのでは，大変な医師への不信感になる。

学生：先生，札幌医大の心臓移植などはその典型的な例ですね。

教師：そうだね，それで，きちんとした法整備のもとに行おうと考えたわけだ。とくに心臓や肝臓移植は外国で実施されているわけだから，日本でもやらないと臓器摩擦が起きてくるからね。

学生：それで平成9年10月16日，新しい「臓器の移植に関する法律」ができたんですね。それでは，先ほど出てきた「角膜腎臓移植法」は，どうなったんですか。

教師：臓器移植法が成立した日に，附則3条によって廃止されたよ。

学生：ふーんそうか。

3.1 臓器移植法

欧米諸国では，脳死を人の死ということが法律によって認められ，脳死体からの心臓や，肝臓の移植は認められている。しかし，**臓器移植法**ができるまで日本では認められていなかった。ゆえに，日本の移植を必要とする患者は，外国へ行って移植手術を受けていた。しかし，外国においても適合する臓器の移植を待つ患者が多く，「日本人は，諸外国の臓器まで高い金で買っている」という臓器摩擦さえ起こっていたのが現状である。"本来日本で許されないものであるなら，外国でも許すべきでない"という矛盾も確かにある。臓器移植が

世界的な規模で実施されている以上，日本だけがこれを拒否するのは困難となる。現実に臓器移植を望む患者がいれば，諸外国で実施している以上，厳しい条件付の上で認めないわけにはいかなくなる。提供者自身の意思も尊重しなければならない。

そこで日本も，アメリカやオーストラリア等の諸外国の善意のみに頼らず，自分達の国でも臓器移植ができるように，臓器移植法の検討が始められた。

3.2 臓器移植法の成立過程

(1) 脳死臨調答申

平成4年1月，脳死臨調は，「脳死をもって人の死とすることについては，おおむね社会的に受容され合意されている」とした。そして，臓器提供の承諾については，本人の意思は，近親者の意思に優先すべきであるとし，本人の意思が最大限に尊重されなければならないとした。そして，本人が臓器提供を否定しているときは，近親者が提供を承諾しても臓器の摘出は認めるべきではないとしていた。

平成6年4月に，超党派の生命倫理研究議員連盟や，脳死及び臓器移植に関する各党協議会において検討された最初の法案が衆議院に提出された。

この内容の要旨は，

① 脳死と判定された死体が脳死体であると認める。
② 本人が**臓器提供の意思**を書面により表示していた場合で，遺族が拒まないときは臓器の提供ができる。
③ 本人が臓器の提供を拒否しているときは，臓器の摘出ができない。
④ 本人の意思が明らかでない場合は，遺族が書面で承諾していれば，臓器の摘出ができる。

というものであった。

2年後の，平成8年6月，法案の提案者自らが平成6年案の④本人の意思が明らかでない場合は，遺族の承諾で摘出できるとする個所を削る修正案を提出した。しかし，この法律案，修正案ともに衆議院の解散により廃案となった。

(2) 中山案と金田案の提出

平成8年11月，これまでの法律案に修正案の内容を盛り込んだいわゆる，**「中山案」**が提出された。法案の審議の中で，中山案は「まず，臓器を提出す

る本人がそれを望んでいるということが，最も厳格な取り扱いといえる」として，多くの議員により評価された。

そして，議論の中心は，脳死を「人の死」とすることに社会的合意があるかどうかの問題に移った。この過程で平成9年3月，脳死を「人の死」とすることに対して反対の立場から，金田誠一衆議院議員による，いわゆる金田案が衆議院に提出された。

金田案は，脳死を「人の死」とする国民の合意はまだない，とするものであった。しかし，共産党を除く各党は，人の命にかかわる大事な法案であるとして，党議拘束をはずしたため，衆議院本会議で可決された。

中山案は，次いで参議院に送付され，慎重な審議が進められた。途中，猪熊重二参議院議員によるいわゆる猪熊案が提出された。これも，脳死を「人の死」とする社会的合意はないとする立場で，「脳死の判定は，摘出医及び移植医以外の2人以上の医師による判断の一致により行う」とするものであったが，承諾要件は金田案と同じものであった。

その後，関根則之衆議院議員によって出された中山修正案というべき法案が6月16日国会に提出され，同日，参議院特別委員会で可決され，17日本会議で可決。直ちに衆議院に送付され，可決成立した。これが現在の臓器移植法である。このようにして，臓器移植法は，平成9年7月16日公布され，同年10月16日施行された。

3.3 臓器移植法に反対する意見

この臓器移植法は，限定付で脳死を人の死としながら，かなり厳しい内容になっている。しかし，以下のような問題点が含まれているため，当然反対の声も上がった。

この臓器移植に対する反対者の主な理由は，①脳死と判定された患者の生き返った事例などによる脳死概念への疑問，医師に対する不信感，②提供者および近親者の承諾の問題，③究極的にどちらの生命が重いかという生命の質の問題，④死についての社会的な承認や国民のコンセンサスが一律に得られなくとも，脳死か心臓死かは，本人もしくは家族が選択できるとする，「死」に対する客観的不統一，⑤死亡時刻の問題や，それに伴う遺産相続の開始時期と相続問題，⑥脳死状態にある患者の治療が，死んだ人間として打ち切られるのか，

それとも健康保険が使えるのか，⑦「死についての社会的合意」がまだないという事実等である。

3.4 臓器移植法の問題点
(1) 脳死判定の信頼度

「脳死」になった場合は，もはや蘇生することがないというのが多くの識者の意見である。しかし，脳死になって生きかえった例があるとの報告もある。アメリカのノースカロライナ州で，交通事故で脳死判定を受けた者が臓器摘出の直前に生きかえるという事実があった。この脳死の判定は，通常の検査の外脳への血流検査も行ったという。医師の中には，臓器保存のための薬が脳に作用したとの見方がある。これは，判定の未熟さか，脳死概念に矛盾があったかのどちらかである。しかし，通常脳死判定は，簡単にできるといわれている。

(2) 意思表示が15歳以上のため，子どもに移植ができない

臓器移植法は，その2条，6条で**「本人の意思」**を最優先としている。しかし，臓器移植は本人の死後行われることから，いわゆる遺言といってよい。わが民法の規定は，遺言は，遺言者自身がこれをするもので，代理人によって遺言をすることは許されていない。一種の意思表示であるから，意思能力のない者の遺言は，形式を備えていても無効となる。どのような者が遺言できるか。

民法は，15歳に達した者の遺言を認めている。ゆえに，臓器移植も，死後効力を発揮する遺言であり，当然15歳未満の子どもの臓器は移植することができない。しかし，子どもに大人の臓器を移植するのは無理がある。

また，脳死判定の対象者に，6歳未満の幼児は除かれている。これは，各種反射検査が確実に判定できない場合がある。幼児は，成人に比べて脳の回復力が強い。さらに，症例報告が少ないというものである。日本では，6歳未満の幼児の移植は不可能となっている。

これらの「不合理を是正」するためにという名目で，附則3条で規定している3年後の見直しを活用し，本人が，「意思を表明できない場合」は，家族の同意でもよいという，改正案が出されている。さらに，平成10年1月，竹内一夫杏林大学名誉教授を中心として，幼児の脳死判定基準の研究班が設置された。これにより，6歳以下の脳死判定基準が近い将来作成されることになる。

しかし，**自己決定権**はあくまで本人が決定すべきもので，第三者が他人の死

を認めて臓器移植を承諾するのは，人権侵害のおそれを禁じえない。

(3) 生命の質の問題

最近，さまざまなところで「生命に質がある」ということをよく聞く。憲法14条は，すべての国民は，法のもとに平等であり，差別されないとしている。しかし，現実に「安楽死」や「脳死」としても人工呼吸器をはずさず，最後まで治療を続ける者のいることを忘れてはならない。たとえば，「脳死」が法律で定められたとしても，天皇や総理大臣などの**人工心肺装置**は，はずすであろうか。このような社会的な地位による差別も，現実のものとして生じてくる。

また，移植に要する費用の問題がある。多くの人々の善意により募金を行って手術費用を集めているが，諸外国で行う場合は6,000万～7,000万円の莫大な費用がかかる。日本国内で先日行われた，肝臓移植であっても1,600万円の費用がかかっている。これは，保険が適用されても，移植した年は，1,200万円かかるといわれている。貧しい人はどんなに移植をしたくてもできない。将来，日本で移植が増えれば増えるほど，貧富の差が歴然と浮かび上がるおそれさえある。

(4) 脳死と心臓死という，2つの死の概念

臓器移植法第6条に，「生存中に臓器を移植術に使用されるために提供する意思を書面により表示している場合」で「家族が同意」していれば，脳死は「人の死」であるとしている。そうでない場合，あるいはそれを否定している場合は，心臓死が人の死となる。最も大事な死の概念がここに2つ生ずることになる。

相続開始の原因は，人の死亡である(民882条)。ゆえに，相続に関して「人の死」というのは，大変重要な意義を持つ。たとえば，相続開始以前に，被相続人が脳死状態になった場合に，相続権はどうなるかの問題である。

たとえば，祖父と父と子が同乗した車が交通事故を起こし，祖父(多くの財産を持っている)は，即死(心臓停止)，父が脳死状態になり，子は無事であった場合を考えてみる。父が，常に「人の死は心臓が止まったとき」として心臓死説を唱えていれば，脳死状態の父は，まだ生きていることになり，父が，祖父の財産を相続する。父が脳死説を取り，臓器提供も承認していると，祖父も父も既に死んでいるので，子が父を代襲して祖父の財産を相続する。この逆

（父が即死，祖父が脳死）の場合は，さらに複雑になる。祖父が心臓死説をとっていると，祖父はまだ生きているので，父の死亡が先となり，父の妻の相続権（父の親である祖父の財産に対する）は，認められないことになる。

また，民法は胎児の相続権を認めているため(886条)，**心臓死説**をとれば脳死状態の者（女性）が妊娠していれば，その胎児は，当然相続権を持つことになる。**脳死説**をとる場合は，脳死は既に「固体の死」であるから，女性は既に死亡しており，胎児の存在を認めないという考えもできる。あるいは，脳死からの出産も可能なことから，胎児の代襲相続権を認めるべきかの選択になる。

胎児の相続権を認めると，妊娠している女性を「脳死」と相続関係者が認め，人工呼吸器の取り外しを依頼した場合は，胎児の「死」を生ずることになり，胎児の最大の権利を剥奪する，大きな人権侵害になるおそれさえ生ずる。

最近の傾向として胎児の傷害罪さえ認めようとする風潮の中，この胎児に関する配慮も十分にされなくてはならない。脳死状態でレスピレータの取り外しを行い，胎児が死亡し，そのため何らかの刑に処せられた場合は，当然民法891条の相続欠格に該当するおそれさえ生ずることになる。

(5) 脳死患者の治療費の問題

今後，人間の最も大事な臓器は心臓ではなく「脳」であるとし，臓器移植とは関係なく脳死が「人の死」として一本化された場合に，「心臓死」を主張するものは，保健医療の適用外になるおそれがある。すなわち，保健医療は生きている者のためにあるという大前提がある。脳死を死と認めない家族が，いくら，「この人は生きている」と主張しても，死体として保険治療が打ち切られるおそれがある。すなわち，死体への治療は無駄使いだというのである。どうしても脳死を認めない家族は，その後の治療費は自分で払うことになる。

健康保険の自己負担金は，現在の日本ではかなり少ない。しかし，人間が一生に使う医療費の半分以上は，最後の1週間に使われるという。この最も医療費がかかるこの時期に，心臓死説をとっていたために，保険診療が打ち切られることは，家族にとっても死活問題になる。医療保険の目的は，国の政策として国民が医療負担のために，生活困難に陥ることを防ぐ制度である。すなわち，保健医療は生きている人のためにあるといってよい。1985年から89年までの統計では，**脳死判定後の医療費**は，1日21,000円で，平均9日間であったという。

アメリカなどにあっては，宗教上の理由で脳死状態になっているものを家族が死と認めない場合は，保険診療が認められるという特別な措置がとられている。これらの例外的な救済措置をもっと論議すべきである。幸いにして，臓器移植法は，附則の11条に「当分の間，医療給付関係各法の規定にもとづく医療の給付としてされたもの」との規定を置いているが，当分の間というのは，いつまでかが不確定である。

(6) 国民のコンセンサス

臓器移植法が施行され，3年を経過するが，世論調査によるとまだ日本の国民の多くは，脳死を「人の死」と認めることに抵抗を示している。これは，日本国民の宗教観・生命観からくるものと思われる。しかし，国民の多くが脳死を「人の死」だということを納得すればこの抵抗もなくなる。そういった意味で国民のコンセンサスは，必ず必要なものと思われる。本年が同法施行後の3年目に当たり，検討をすべき年であるので，よい機会といえる。

どのような形でコンセンサスを得るかについては，種々のものが考えられる。最も可能なものは，2001年の参議院選挙あるいは，総選挙の際等に国民投票にかけるのが最もよい方法であると思う。ことは，人間の「死」というきわめて厳粛な問題である。

【展開講義 20】 病院の不手際

臓器提供の意思を示すドナーカードの配布枚数は，すでに4,200万枚を超えた。臓器移植法が施行されてより，日本における臓器移植はこの3年の間に9例目を数えるにしかすぎない。この少ない移植の実施にあたって，種々の問題がおきている。たとえば，脳波検査の一部を省略したり，治療に使った薬物の影響が残っていたということで，病院が脳死判定を2度中止したという不手際があったり，その後，判定が確定するまで2日以上かかり，移植に適さないという，医学的理由で全臓器の摘出を断念した事実がある。

また，手順を間違えたミスでは，無呼吸テストを先にやってしまったというものがある。本来，深昏睡があり，瞳孔が固定し，脳幹反射が消失し，平坦脳波を確認して自発呼吸があるかないかの無呼吸テストに移る。そうしないと，血圧や心拍に影響を与えるので正しい判定ができない。この無呼吸テストを先にやってしまった。また，個人情報をマスコミに漏らし，脳死判定前に適合するレシピエ

ントの検索までして，あたかも患者の死を待つような報道をした。50代の男性の肝臓を少女に移植する試みは，男性の肝臓が脂肪肝により移植に適さず断念した。この事例は，劇症肝炎で他にとる方法がなかったので実施したとの報道があったが，この少女は，母親の生体肝移植で無事救われている。

【展開講義 21】 本人の承諾は必要か

(1) 本人の意思の確認

朝日新聞のアンケートによると，現在は，意思表示カードなどで提供者の意思が確認されていることが必要条件だが，この条件を緩和する動きがある。家族の承諾だけでも臓器提供できるよう法改正することについて，賛成・反対とも46パーセントで2つに割れたという。施行後3年をめどに法律を見直すことになっているが，**「本人の意思の確認」**という条件の緩和には，慎重な論議が求められている。

移植医や患者団体などから，提供者の意思が確認できない場合は，心停止からの腎臓提供と同じように，家族の承諾だけで臓器提供すべきだという声が出ている。これは，女性で見ると，「本人の意思の確認が必要」と答えた人は51パーセント，「家族の承諾だけでよい」は39パーセント。男性は，この逆でそれぞれ39パーセント，54パーセントだったという。

また，臓器移植の情報公開についても，家族が希望すれば情報を一切公開しなくともよいとする人が50パーセントで，一定の情報公開が必要とした人は，39パーセントであった（1999年10月13日「朝日新聞」朝刊）。

(2) **承諾のない移植**の危険性

厚生省研究班の1999年の調査で把握した，過去10年間における6歳未満の小児の脳死患者140例のうち3例と，調査以外の1例の計4例が，親の虐待で脳死に陥ったケースだったことが，毎日新聞の調べで分かった。この中には，親などが当初，事故を装い虐待を隠そうとしたものもあるという。臓器移植法3年目の見直し時期を迎えて，小児からの臓器提供を「親の同意」だけで可能とするのは，あまりにも，危険性がある。

東京の事例では，治療の途中で母親が「首を締めた」との告白をした。この事例で司法解剖に当たった杏林大の佐藤宣教授（法医学）は，「単純な事故に思える事例でも，よく調べれば虐待が疑われることがある。医療現場全体の日々の取り組みが重要だが，日本ではまだ虐待に関心が薄い医師が多い」と話している。このほか，育児が大変で発作的に水につけたり，身体の数カ所に不審な打撲跡が

あるものなど，最後まで虐待の疑いが捨てきれないケースもあったという（「特報子どもの脳死：虐待のケースも」2000年5月25日「毎日新聞」朝刊）。

　これらのことからも，とくに幼児の場合は，親の承諾のみでの臓器移植は大きな危険を伴うおそれがある。

4　移植治療

――――◆　導入対話　◆――――

学生：先生，移植治療というのは，いったいいつ頃から始まったんですか。
教師：そうだね，そんなに古くからあったわけでなく，20世紀に入ってから行われてきたものだろうね。
学生：ものの本によると，事故や先天性の疾患で，身体の一部に欠損があったり，機能しなくなったりした場合に，他のもので補ったりすることは，かなり古くからあったようですよ。
教師：おお，よく勉強しているね。たしかに義足や義歯などは，かなり古くから行われていただろうね。他人の身体を移植する例では，最初は皮膚や角膜などの組織の移植が，19世紀に普及してきたね。角膜の移植は，100年前から行われていたそうだよ。
学生：それで成功したのですか。
教師：1950年代には完全に成功して，現在，日本眼球銀行協会によると，1963年に統計を取り始めてから，1998年の2月までに3万4,235人，アメリカでは，毎年2万人以上の人が移植手術を受けているそうだよ。
学生：その他の移植治療についてはどうなんですか。
教師：そうだね。記録に残っているものでは，1902年にウィーンの外科医ウルマンという人が，腎臓移植の動物実験を行っている。
学生：それ，成功したんですか。
教師：移植された腎臓は正常に機能し，学会報告では大変な反響を呼んだそうだ。その後，羊や豚等の腎臓を人間に移植して失敗したが，1936年にウクライナのボロノイという医者が，急性腎不全の患者を救うために死者から摘出した腎臓を移植し，36時間生きていたそうだ。
学生：心臓や肝臓については，どうなんですか。

教師：1963年にコロラド大学のスタツールという医者が，世界で初めての肝臓移植を行ったといわれている。これは，移植直後に死亡しているね。スタツールは，その後も実験を続け，1967年には，400日という生存記録を残しているんだ。

　心臓については，南アフリカのバーナード博士が有名だね。彼は，1967年に世界初の心臓手術を行ったが，患者は18日後に死亡している。しかし，1968年の手術では，なんと9カ月も生きていたんだ。

学生：その成功が，移植ブームを引き起こしたんですね。

教師：しかし，ここに大きな問題が起こってきた。

学生：手術は，うまくいったんでしょう。どんな問題ですか。

教師：手術の良し悪しではなく，拒絶反応という大きな壁にぶち当たったんだ。移植治療は，まさにこの拒絶反応との戦いといってよいだろうね。

学生：ああ，そうか。移植された臓器が，自分を守る免疫反応によって拒絶されるわけだ。痛し痒しですね。

教師：1970年にスイスの製薬会社の社員が，ノルウェーの土から生えたカビからシクロポリンという物質を作り出したんだが，これが大変な免疫抑制を持つことがわかったんだ。

学生：その後免疫抑制剤の研究が一気に進んだんですね。

教師：そうだね。それが日本の心臓移植につながったんだ。

学生：現在までに臓器移植はどのぐらい行われているのですか。

教師：そうだね，1999年現在，心臓移植は，すでに4万件を超え，肝臓移植もすでに6万件を超えているね。角膜にいたっては，毎年2万人以上の人が移植を受けているよ。

学生：大変な数ですね。日本では，どうなっているんだろう。

4.1　日本の移植治療の歴史

　現在，わが国の移植治療の資料として残っているものは，腎臓移植のものである。これは，1910年に京都大学の山内半作氏の行った，犬や猫を使った腎臓移植の実験結果で，「臓器移植」という論文にまとめられた。その後，1956年新潟大の教授である楠隆光氏が，急性腎不全の患者の大腿部に突発性腎出血で摘出した腎臓を移植した。これは，人工腎臓の変わりに一時的に移植したもの

であった。1964年には，東大の木本誠二教授が慢性腎不全の患者に生体腎移植を行ったが，これが日本で初めての本格的腎臓移植である。同じ頃，千葉大で，2例の肝臓移植が行われた。1964年の中山恒明教授と（患者は5日目に死亡），1968年の岩崎洋治教授である。それ以後1993年まで死体からの肝臓移植は行われていない。

心臓に関しては，1968年，札幌医大の和田寿郎教授による，日本初の心臓移植が行われた。患者は，移植後83日間生存した。患者の死亡後，ドナーの脳死判定の曖昧さや，レシピエントに対する移植手術も，それ以外に方法がなかったのかどうか，など種々の疑惑が浮上して，手術をした和田寿郎教授は，殺人罪で刑事告発された。しかし，証拠不充分で不起訴になった。しかし，このときの鑑定が専門家同士のかばい合いの疑いが持たれ，かえって医師に対する不信感を深める結果となった。

わが国における，心臓移植が1968年に札幌医大で行われて以来，30年以上にわたって世界の流れから取り残された。しかし，この移植医療への不信感の中，少しずつではあるが移植医療への挑戦はなされていた。

東大医科学研究所では，1990年2月，研究所の倫理委員会が，脳死者からの肝臓移植を承認した。臓器移植グループは，手術の人や機械を準備する一方で，重い患者に移植のことを説明し，「移植手術をしていい」という承諾，いわゆるインフォームド・コンセントをとっている。このグループは，「告発されてもかまわない」として手術に踏み切った。しかし，これは，公然と違法な行為をしたものであり，法治国家としては許されないものであった。

4.2 角膜腎臓移植法上の問題点

角膜腎臓移植法は，「変死又は変死の疑いのある死体から，眼球又は臓器を摘出してはならない。」と規定していた（現在，この法律は，廃止されている）。

この法律の下で，1990年9月，傷害事件で大阪大学付属病院に運ばれ脳死状態になった会社員に対して，同病院が「脳死段階での腎臓移植」を希望したところ，認められず，心臓死後に摘出した。1993年3月には，大阪府千里救命救急センターで，交通事故に遭い，搬送された男性が脳死状態になったため，かねてから移植に前向きであった，同センターは，大学病院に「脳死者発生」を知らせたところ，東京の東大医科学研究所が肝臓移植の名乗りをあげた。そこ

へ捜査当局から横槍が入った。すなわち，交通事故死などの場合は事故責任立証などのため，警察による検証などのケースが多い。検証は，心臓の停止後に行うことになっているため，停止前に臓器の摘出は許されないというものであった。

1991年5月，阪大病院に交通事故で意識不明になった児童が，搬送されたケースでは，大阪府警安倍署が，医師団が脳死を判定する前に「脳死段階の臓器移植は，司法手続に支障をきたし，捜査妨害になり兼ねない。」との強い調子でのクレームをつけた。この角膜腎臓移植法の規定は，当然，その他の臓器に関しても同じ適用を受けた。

このように，今までは，どんなに本人から生前の希望があっても，交通事故や突然死などの警察から連絡のある，すべての不自然な死体に関しては，監察医制度のもと，「死者の人権が侵されていないかを観察」していた。すなわち，変死者を扱った医師は，必ず警察に届けなければならないことになっている。警察が検死を行い，ついで監察医制度のある地域では，監察医が死因を調べることになる。犯罪に絡む場合には，多くは司法解剖され，そうでないときでも，行政解剖されることがある。現在も都監察医務院には，臓器の提供を受けたいという，移植医から多くの接触があるが，変死者の死因を解明する前の摘出（すなわち，解剖する前）は，認められないとしている。

【展開講義 22】 臓器移植法の下の検死

臓器移植法の下でも，犯罪捜査を移植用臓器摘出に優先させる基本的立場は，同じである。すなわち，臓器移植法の7条に「医師は前条の規定により死体から臓器を摘出しようとする場合において，当該死体について刑事訴訟法第229条第1項の検死，その他の犯罪捜査に関する手続きが行なわれるときは，手続きが終了した後でなければ，当該死体から臓器を摘出してはならない。」と規定し，さらに附則の2条の3に，「刑事訴訟法上の検死その他の犯罪捜査に関する手続きと，第6条の規定による当該脳死した者の身体からの臓器の摘出との調和を図り，犯罪捜査に関する活動に支障を生ずることなく臓器の移植が円滑に実施されるよう努め」ると規定されている。

このように，現在でも検死の対象は，「心臓死」の人であり，脳死段階での検死はしていない。

臓器移植法の下，犯罪の嫌疑等がある脳死体に対して，病院側が取るべき措置に対する，厚生省保健医療局長から都道府県知事に宛てたガイドライン，同省保健医療局エイズ疾病対策課長から都道府県等の衛生主管部（局）長宛の「臓器移植と検視その他の犯罪捜査に関する手続との関係等について」と題する通知，および警察庁から各都道府県警察に対する通知によると，①臨床的脳死判定の実施，②主治医による**意思表示カード等の確認**，③家族がコーディネータによる説明に同意する，④コーディネータにより，本人の臓器提供の意思，家族の脳死判定・臓器摘出に同意する意思の確認，⑤その後，所轄警察署長に対する，速やかな脳死判定を行う旨の連絡（実際的には，交通課あるいは刑事課が窓口になる。），⑥病院から連絡を受けた警察署長は，本部の検死官に報告，⑦検死官が直ちに病院に臨場，⑧医師から本人の意思を表示した書面，家族の承諾書，死亡診断書等の書面の提示，およびその写しの提供を受ける，⑨所轄の警察官を指揮し，死亡の状況に関する環境調査を開始する，⑩これと並行して検察庁に報告を入れ，警視庁の場合は，東京都の監察医務院にも連絡をいれる。

しかし，この過程の中で，事件性が疑われると，**司法解剖**が行われる。

⑪事件性のない場合は，1回目，2回目の脳死判定に移る，⑫2回目の脳死判定が終わると，検死官による「検死その他の犯罪捜査に関する手続き」が開始される。これが終わるまで臓器の摘出はできない。⑬調査は，死体が犯罪に起因するものであるか否かの観点から行われ，「死体取扱報告書」が作成される。⑭以上の経過の後，調査が終了する。これに対して，事件性のある場合は，司法解剖が行われる

これらの一連の手続の終了には，多くの時間がかかりすぎ，脳死者の心臓が停止してしまい，臓器を利用できない恐れも生ずる。また，7条違反に対する罰則の規程がないのも問題となる（詳しくは，近藤和哉「検死と臓器移植」『刑法雑誌』38巻2号参照）。

アメリカでは，提供者の約3分の1は，交通事故の当事者といわれている。銃による自殺者からの提供も少なくない。日本で臓器移植を定着させようとすれば，これらの交通事故や，変死の人からの臓器摘出もあてにせざるをえない状態である。日本の臓器移植法の下では，アメリカのような「死因解明システム」は，認められていない。

しかし，監察医制度が整っていない地域では，救急医等の判断にまかされ，検死前脳死段階で変死体からの移植が行われることもまれにある。このように，脳死が「人の死」として社会的に認められても，脳死者からの臓器摘出に反対する，

反発の声は，捜査関係者からも多くあがっている。

【展開講義　23】　人権侵害の指摘

臓器移植法や厚生省令及び運用のガイドラインが，救命救急医療および移植医療で繰り広げられる患者に対する，重大な人権侵害になっているとの指摘がある。とくに，
1. 治療方針決定に必要として，医師の裁量による一方的な脳死判定を認めたことで，早々と救命治療が打ち切られる。
2. 現在配布されているドナーカード等では，臓器提供が生前の意思であったか否かの第三者機関による確認がなされないため，意思表示が偽造される。
3. 移植医療についての正確な情報が与えられず，患者にとっての公正な立場からの，適応判断が保障されない。

などをあげ，阪大事件や，関西医大事件，千里救命センター事件に代表される患者への人権侵害が公然となされる危険がさらに深まったと指摘している。そして，「脳死」移植110番を設置して，①「脳死」を宣告されてから不当な扱いを受けた人（家族），②臓器提供を要求されいやな思いをした人，③移植医療の被害を受けた人，④医療者側の態度に不信を抱いた人などから報告を受けている。

これらの人から，苦情や事例報告を受けて人権侵害の観点から弁護士・医療者など必要な専門家と共に，相談・検討を重ねて具体的な対応を実施している。
そして，行われた一連の臓器移植の実施に対して，厚生大臣に対し，情報公開を要求した。

これは，新たな医療現場での"死"の取扱いや臓器移植に対して，国民は事実を「十分知って判断する権利」を有するとしており，以下の7点を国民の前に明らかにせよとの要求であった。
1. ドナーとなられた患者の病名・症状経過の概略
2. 治療に当たった主治医による経過説明
3. 患者ならびに家族の脳死判定の合意，臓器提供意思の確認の方法・範囲・時刻
4. 移植ネットワーク側への患者の情報通知時刻とその後の具体的対応
   さらにこれに加えて，
5. レシピエント選択基準の具体的内容
6. レシピエントの最終合意の確認

（「脳死」臓器移植による人権侵害監視委員会より）

【展開講義　24】　移植医療の今後の課題

(1) 生存率の向上　　移植医療の今後の課題として，最も大きなものは，移植された患者の生存率の向上である。最近13年間に心臓移植を受けた40,775人のうち，約8割は1年以上生存し，半数が約9年以上生存している。移植手術が成功した場合は，退院後社会復帰して，元気な生活を取り戻しているという。しかし，1年以内に2割が死亡し，9年以内に半数が死ぬことを考えると，これは，完全な治療行為といえるかという疑問も湧く。放置していれば，ほとんどの患者が1年以内に死ぬことを考えれば，大変な成果とも取れるが，生涯，拒絶反応との戦いを続け，一生涯，免疫抑制剤を飲み続けなければならない。免疫を押さえると，当然抵抗力を弱めることになり，感染症にかかりやすくなる。また，抑制剤は大変高価なため，費用の面からも誰もが受けられるものではないとの危惧がよせられている。

臓器移植法11条に，臓器の売買，斡旋を禁止しているが，今後，現在の臓器移植法を改正し，移植を積極的に行っていくと，何としても臓器移植をしたい患者に対して，人の臓器や組織（骨，皮膚，血管等）を，売買する移植産業が成立する可能性すら，絶対には否定できない。現に，アメリカにおいて，商品として売買されている現実を見るときこの感を強くする。

(2) プライバシーの保護と情報公開　　いま一つは，臓器提供者側のプライバシーの保護と情報公開のバランスである。脳死臓器移植に反対している市民団体の代表が要求しているように，せめて臓器提供者の病名と症状の経過，治療に当たった主治医による経過説明，蘇生不能と判断した根拠，提供者や家族の意思確認の方法や時刻，脳死判定委員会のメンバー構成，判断の具体的経過，日本臓器移植ネットワークへの患者情報の通知時刻とその対応等については，提供者のプライバシーを侵す危険性もないため，臓器摘出前に明らかにすべきである。

(3) 移植コーディネータの重要性　　移植コーディネータの活動は，今後大変重要なものになる。臓器提供者が意思表示カードを所有しているか否かの確認。さらに主治医と移植医の間に立って説明を受け，家族の説得の役割をする。さらに，提供者と受給者の間に入り合意を得る。その上に，臓器提供者の家族と，提供される家族の心のケアまでその業務に含めると，片手間ではできない仕事になる。

現在，死体腎移植のシステムの中にも移植コーディネータは，活動の予算まで付加され，重要な活動を担っていることを考えると，これからは国家的レベルで移植コーディネータの養成をしていかなくてはならない。

5　安楽死と尊厳死

─── ◆　**導入対話**　◆ ───

学生：安楽死と尊厳死はどこか違うのですか。

教師：これは，現在でもはっきりした定義がなく，私の中でも明確になっていないんだ。しかし，安楽死というのは，各国の語源を尋ねてみると，"美しき死"とか"良き死"に代表されるように，自身の人生の満足，後顧の憂いなく，心身に苦痛のない人生の総仕上げ，という意味に使われている。

学生：え，それでは今日，いわれているように，現代医学においては，もはや救済する見込みのない極限状態にある末期患者を，激しい苦痛から解放するために楽に死なせる医学的措置という意味ではないんですか。

教師：そうだね，安楽死（Euthanasie, eathanasia）というのは，ギリシャ語での，Euthánatos に起源し，本来の意味は良き死，大往生という意味なんだ。

学生：ああそうか。それがガンなどの末期患者の極限状態の苦しみから解放するため，安楽に死なせるという意味に変わってきたんですね。そうすると日本ではいつ頃から使われるようになったのでしょうか。

教師：そうだね，安楽死という言葉が，マスコミに頻繁に使われるようになってきたのは，昭和の40年代になってからだろうね。

学生：それまではあまり使われていなかったんですか。

教師：刑法のテキストや学者の論文の中では，種々論じられていたけれど，今日ほどテレビや新聞等で話題にはなっていなかったね。

学生：なにかキッカケがあったんですか。

教師：そうだね。日本では昭和37年12月，名古屋高裁において，安楽死が法的に認められる可能性について，具体的に6つの要件を列挙した。また，その後1976年の3月31日，ニュージャージー州最高裁でのカレン判決が，大きな波紋を投げかけ，法律関係者のみならず国民の間に，現代の著しい医学の進歩と相俟って，この起こりうる身近な問題に対して，安楽死是非論，死ぬ権利，さらにいわゆる「生者の意思」（living will），としての遺言的事前意思の表明などについてのさまざまな論議と関心が集められるようになったことが1つの起因になっているね。

学生：いわゆる死を選ぶ権利，願望としてのリビングウィルということですね。

教師：そうだね。安楽死承諾書ともいうべき事前意思の表明だね。これは，非人

格的生存を無意味とする，尊厳死思想というべきものだね。
学生：無意味な延命の拒否，人間らしく死なせて欲しいという要求ですね。
教師：そうだね，人間として品位と威厳を持って死にたいという，いわゆる尊厳死の主張をいかにするかという問題になるね。
学生：なるほど，安楽死と尊厳死がどこに違いがあるかわからなくなりますね。

5.1 安楽死

わが刑法は，自損行為は処罰しておらず，したがってそれへの教唆・幇助もまた処罰の対象となっていない。さらに「同意は違法性を阻却する」(Volenti non fit injuria) というローマ法の原則のもと，被害者の承諾により侵害が可能な個人的法益は，その承諾は違法性を阻却する。しかし，生命のような重大な法益は，個人の所有物とは異なり，自分一人の意思では放棄しえないとする，生命の絶対不可侵の原則のもと，自殺の幇助・教唆は処罰の対象となり，さらに真摯でかつ明白な意思表示があったとしても，これを殺した場合は，**嘱託・承諾殺人罪**（刑202条）として処罰している。「生命は尊貴である。一人の生命は全地球よりも思い」とした，最高裁の判決は，まさに至言ともいうべきものである。このことから，安楽死もまた結論すれば，この刑法202条に規定せられた，処罰の対象となる，自殺の幇助・教唆，さらに承諾・嘱託殺人罪に他ならないのではないかという疑問が生ずる。

(1) 安楽死の概念

安楽死概念の明確な定義はない。しかし，一般的に安楽死と呼ばれるのは，次の3種に区分して論じられる。①強度の精神病者や，精神薄弱者のように，その生存自体が社会の負担となり社会的に無価値な生命を毀滅する場合であって，「生存に無価値な生命の毀滅」(Vernichtung lebensunwerten Lebens) と呼ばれる。②「生命の短縮を伴う安楽死または，**積極的安楽死**」(Sterbehilfe mit Lebensverkürzung od. aktive Euathanasie) と呼ばれるもので，ガンのような不治の病気で瀕死の状態にあるものが，激しい苦痛で悩んでいるのに対して，自然死に先立って人為的に楽に死なせる場合，さらに，③上の②と同じ極状態のもと，しかし，「生命の短縮を伴わない安楽死 (Sterbehirfe ohne Lebensverkürzung)」で，死期を早めず，また死期を早める方法でもなく，臨終の苦痛そのものを除去して安らかに自然死を迎えさせる場合である。この③の場合は，明らかに治療行為であり，殺人の構成要件に該当しない。

　安楽死が，いちばん問題になるのは，不治の病にかかり，その死が目前に迫りながら，激しい苦痛により瀕死の状態にあるものを，楽に死なせる場合であり，さらに現代医学の目覚しい発達は，「植物状態」のままでの生存を可能として，大きな社会問題まで提起した。これが，前に述べた，人間として，人格と品位と威厳とをもって死にたいとする，いわゆる尊厳死の主張である。

　しかし，これにしても，あくまで自然死に先立ち，人為的に生命を絶つ行為であることには変わりはない。肉体的苦痛および意識のない**植物人間**の出現に伴って，安楽死概念の明確さが薄れてきたのは事実である。しかし，それと共に古い概念とも思われた，前に述べた3種の安楽死概念も大きく脚光を浴びてきた。すなわち，生存に無価値な生命の毀滅というべき，功利主義的生命観が，植物人間をはじめとして，老人性痴呆（ボケ），重症心身障害者，奇形児等の自立が困難な生命に対する安楽死の適用を広げ，老人よりも若者，病人よりも健康者とする生命価値のランクづけを行っているのではないかという危惧感すら生じている。

　たとえば，患者の生命が，ある共同社会にとって何らかの特別価値ある人物に関して（たとえば，大統領や天皇，総理大臣など）は，明確に自然死が到来するまで最善の治療を施すであろう。さらに，莫大な財産がある場合などもこれに入るかもしれない。このように，安楽死問題は，本来平等であるべき人間の生命に大きな差別さえもたらす恐れさえ生じてきた。

【展開講義　25】　名古屋高裁の安楽死を認める6要件

　わが刑法は，前述したように，「嘱託を受けまたは承諾を得て」殺害した場合にも処罰している。これは，生命は被害者の同意の有無に関係無く，それを奪う行為は，違法性を有するからであり，このことからも，まさしく安楽死は，実質的に刑法202条の嘱託承諾殺人罪に該当する。なぜなら，前述した名古屋高裁が，安楽死が法的に認められる可能性について具体的に述べた6要件は，以下のとおりである。①不治の病に冒され死が目前に迫っていること。②苦痛がはなはだし

く何人もみるに忍びない。③死苦の緩和の目的である。④意思を表明できる場合には，本人の真摯な嘱託承諾があること。⑤医師の手によること，そうでない場合は，特別な事情のあること。⑥方法が倫理的に妥当なこと（名古屋高判昭37・12・22刑集15巻9号674頁）である（なお，東海大学附属病院での安楽死の4要件も，ほぼこれと同旨である）。

このうち，④の「意思を表明できる場合は，本人の真摯な嘱託・承諾があること」について考えてみる。これは，承諾殺人罪（刑202条）における，本人の「承諾あるいは嘱託」と質的に何ら変わることははない。ゆえに承諾・嘱託があったとしても承諾殺人罪を構成することは明らかである。さらに，「楽にして，殺してくれ」は，この苦しみをわかってくれ，助けてくれとの裏返しだとする意見もあるように，当然，真意ではないという危険性と，重大な疑問を内包する。ゆえに，承諾・嘱託の有無は，安楽死における違法性を阻却する一要件であるとは認められない。

また，⑥方法が倫理的に妥当であることが要求されている。名古屋高裁もこれを重視し，病人に飲ませる牛乳に有機燐殺虫剤を混入して殺害した方法について，さらに絶えがたい苦痛に執拗に死を求める妻を愛情ゆえ絞頸の方法で殺害した夫に対して（鹿児島地判昭50・10・1時報808号112頁），ともに倫理的に許容しがたい方法であるとして違法性を阻却しないとした。

これは，かつて，死刑が残虐な刑罰か否かに関する最高裁の判断で，「現行の絞首刑は，火あぶり，はりつけ等に比すると，残虐な刑罰とはいえない」（最判昭23・3・12刑集2巻3号191頁）とした，判決と同じで明らかに矛盾する共通の要素が2つある。何が矛盾する要素かといえば，問題の本質は，「人間の生命は全地球よりも重い」としながら，その生命を人為的に絶つことが残虐であるにもかかわらず，問題の本質を回避して，「手段・方法の残虐性」を論じたことである。

安楽死問題の本質が，人為的に他人の生命を絶つという反倫理性にあるにもかかわらず，その方法が反倫理性を持つから違法だとした，本質のすり替えが酷似する。

次に，国が絞首で殺すのは，死の苦痛から考えて残虐ではなく，個人が首を絞めて殺すのは，反倫理性があるとしたことである。同じ首をしめて殺すことに関して，国家と個人の間の差別観を見る。思うに，他人の生命を奪うという行為は，方法・手段がどのようなものであっても反倫理性を持つ残虐な行為とはいえまいか。

また，判例は，自殺の何たるかを理解する能力のないものは，自己を殺害することを嘱託しまたは，承諾する能力を有しないとしている（大判昭9・8・27刑集13巻1086頁）。未成年者や精神障害者の同意は，これを認めないとする，立法趣旨が各国で説明されているのも，これと同意であろう。しかし，死という状態の何たるかを知りうる人がこの世にいるであろうか。死ということに関しては，すべての人が無能力者といわねばなるまい。

　さらに学説・判例が安楽死を許容する要件としての苦痛については，精神的苦痛よりも肉体的苦痛を重視する（東京地判昭25・4・14裁時58号4頁）。精神的苦痛は，死以外に他の方法での救済が可能だとするのである。しかしこれは，本質的にあやまりがある。肉体的苦痛は耐えることができるが，精神的苦痛は耐えられない場合があること。精神的苦痛が精神的なものとして，退けられる簡単な苦痛ではなく，肉体的苦痛を倍化させる働きを持つ強い相関関係のあることを忘れてはならない。さらにまた，外見上どちらの苦痛かを明確に判断する困難さなど，肉体と精神を明確に分けて論ずることは不可能といえる。肉体的苦痛の除去はもとより，この精神面の苦痛を取り除く心理療法が，ペインクリニックとあいまって，採用される必要がある。

　安楽死を肯定するさらに大きな要因は，苦悩にあえぐ患者を救済したいという，人道的な要請である。宮野教授は，安楽死の考えを徹底的に遠ざければ，生命の保持に努められたという，満足感には浸れようが，しかし，患者を苦しめるだけ苦しめたという後ろめたさが残るとされる。安楽死肯定論者の京都大学の滝川博士が，肉親の強い希望に対して，どうしても忠実に実行できなかったと心の迷いを述べられ，さらに，妻がガンによって，激痛にさいなまれているのを目前にして，鷲頭左七氏は，「わたしは，夫として，いな人間として，どうしても妻の命を縮める処置を容認することができなかったし，最後の死の瞬間まで回復の可能性を捨てることができなかった」と述懐している。この２人の述懐からもあくまで病気を治したい。妻や肉親と一日も長く一緒にいたい。これこそ，真のヒューマニズムであり，人間性のあらわれである。その中には，最後まで共に戦ったという満足感はあろうが，後ろめたさはない。手段・方法が人道的であり，苦しみの少ないものであればとする安楽死論が，見るに忍びない「苦痛多き生」か，どうせ死ぬのなら楽で安らかな「人道的な死」か，という二者択一を迫り，人道という名のもとに，法の力で解決せんとする，思い上がりを感ぜざるをえない。

　さらに，不治の病，回復不能とする医学的判断の不確実さにいたっては，論をまたない。苦痛は，大きな悪であり，除去は好ましいが，生存や精神的苦痛その

ものまで犠牲にして求めねばならないものではない。今日の医学の進歩から見て，合理的な鎮痛が不可能という判断も下せない。

―――――――――――――――――――――――――――――――――――――――

5.2 尊厳死 (Death with dignity)

「人」とはなにか，という問題に対して，「人とは，社会的存在であり，人格が崩壊するともう人ではない」との考えがある。アメリカやイギリスで使われている，「パーソナル・アイデンティティ・セオリィ」(Personal identity theory 人格同一性説) という言葉もこれに類似すると思われる。これは，大脳が全体として壊れるとある種の徳性が失われ，人は死んだことになり，「人格の同一性が失われる」というものである。しかし，そうなると脳死状態になった場合や，無脳児や，植物人間，さらには，高度の老人性痴呆状態になった人間のすべてが最早社会的存在とはいえなくなる。すなわち，人格の同一性が失われることになるからである。これは，認めることはできない。しかし，そうなったときに，無意味な延命治療を辞退する，いわゆる非人格的生存を無意味とする**「死を選ぶ権利」**が登場してきた。人格が崩壊する前に死にたいという事前意思の表明であり，尊厳死ともいうべきものである。

日本尊厳死協会の会員は，現在，全国で9万1,000人を超える会員がいるといわれている（協会発表1999年）。尊厳死協会の会則の5条2項に，会員は，会員カードの交付を受け「尊厳死の宣言書」を本会に登録することができる。と規定している。その尊厳死の宣言書リビング・ウィル (Living Will) は，次のような文面である。

「私は，私の傷病が不治であり，かつ死が迫っている場合に備えて，私の家族，縁者ならびに私の医療に携わっている方々に次の要望を宣言いたします。

この宣言書は，私の精神が健全な状態にある時に書いたものであります。

従って私の精神が健全な状態にある時に私自身が破棄するか，又は撤回する旨の文書を作成しない限り有効であります。

(1) 私の傷病が，現代の医学では不治の状態であり，既に死期が迫ってい

ると診断された場合には徒に死期を引き延ばすための延命措置は一切おことわりいたします。
(2) 但しこの場合，私の苦痛を和らげる処置は最大限に実施してください。そのため，たとえば麻薬などの副作用で死ぬ時期が早まったとしても，一向にかまいません。
(3) 私が数カ月以上に渡って，いわゆる植物状態に陥ったときは，一切の生命維持装置をとりやめてください。
以上，私の宣言による要望を忠実に果してくださった方々に深く感謝申し上げるとともに，その方々が私の要望に従って下さった行為一切の責任は私自身にあることを付記いたします」。

そして書類を協会に送り，協会は登録番号を附してその1通を保管し，コピーの2通を返送する。そのうちの1通は本人が所持する。また，他の1通は，配偶者，親，子，後見人等が所持する。この宣言書は，必要が生じたときに医師に提示し，その宣言を理解してもらうというものである。

(1)は，前述したいわゆる**消極的安楽死**であり，殺人罪や嘱託殺人罪の構成要件には，該当しない。(2)に関しては，苦痛がある場合には，医師はその苦痛を和らげるために当然沈痛の措置を取る。これは，明らかに治療行為であり，違法性は阻却される。医師もモルヒネ等の多用が心臓の衰弱を多少早めるとしても使用する場合が多い。問題は，(3)の植物状態になった場合である。

しかし，これにしてもあくまでも生者，すなわち，健康体における意思表示であり，生への執着の強い死の切迫時の意思とは，明らかに異なるのではないかとの疑問を持つ。また，これを認めることは，ある条件のもとでは自分の生命を自由に放棄することを許すもので，自殺の弊害につながる。

【展開講義 26】 カレン事件

1975年にアメリカで起こったカレン事件は，まさにこの尊厳死をめぐるものであった。カレン事件というのは，ニュージャージー州に住む21歳の女性であるカレンが，パーティで酒を飲み，その後薬物を飲んだことにより，昏睡状態になったことに端を発する。彼女はすぐ病院に搬送され，レスピレータを装着され，高

カロリーの栄養をチューブで補給されるが，大脳機能が一部喪失し，いわゆる植物人間になってしまった。彼女の父親は，美しいカレンがだんだん見る影もなくなってくるのを見かねて，もし，娘に意識があれば，「安らかに死なせてほしい」と必ずいうであろうとして担当医に依頼するが，これを拒否されてしまった。そこで父親は，ニュージャージー州の高等裁判所に「レスピレータをはずさせてほしい」という要求をした。1975年11月10日，ニュージャージー州高裁は，「患者が自らの意思を決定できない場合は，生き続けることを選ぶとするのが社会通念である」として要求は退けられた。

父親は，カレンの死ぬ権利を求めて，同州の最高裁判所に上告した。最高裁判所は，ある種の留保を付してカレンの治療の終わりを，プライバシーの権利として，「死ぬ権利」を認めた。

しかし，レスピレータをはずしてからも，彼女は9年以上も生き続け，その後肺炎で死亡した。

この事件は，人間に死ぬ権利があるのか，死に対して自己決定権は及ぶのかという，大きな問題を提起した。はたして憲法上の基礎となるプライバシーの権利は，生命の放棄を認めているのであろうか。

(1) イギリスのマグナカルタ（1215年）に始まる人権宣言は，各国に強い影響を与え，アメリカの独立宣言（1776年）にも，造物主によって与えられた他人に譲り渡すことのできない諸権利として，生命，自由，および幸福追求の権利（Among these are life, Liverty, and the pursuit of happiness）が規定され，マサチューセッツ憲法をはじめとする各国の憲法が，生命と自由を享受し，保全する権利を定め，さらにわが国の憲法13条にも，国民の生命・自由・幸福追求に関する諸権利が掲げられ，生命尊重の理念を自然の譲り渡すことのできない最大の権利として保障した。これらはすべて，人が人として生存するため，生きぬくための国家に対する国民の諸権利であって，憲法には死ぬ権利は規定されていない。さらに，人間は，生まれながらに社会人として，他者との関係の中に共同体を形成している。ゆえに，自分一人で生命を放棄しうると解する考えには問題がある。"死ぬ権利"を肯定すると，たとえば具体的例をあげれば，明らかに自殺の目的で雪山に登った者を救出する捜索隊の活動は，死に行く者のプライバシーの権利を侵害する違法な行為となる。

吹雪が激しく，捜索隊員が死亡した場合，全く無意味な死であり，他人のプライバシーを妨害した妨害行為の末の死と非難されることになる。さらに，自損行為や自殺での救急車の出動は，死に行く者の権利行使の侵害となり，無意味な浪

費となる。

　自殺は，自損行為の極端な場合であるから可罰的違法性がないとする立場もある。しかし，これらのことから，あくまでも生命は自己一存では放棄しえないものであり，自殺者の救助は，それをまさに放棄せんとする，違法行為の排除であり，法的正義回復のための行為と解すべきである。その過程における遭難も，正義の実現という行動の中で意味を持つことになる。自らの命は，自らの手で処分することができるとする，誤解の広がりが，社会的に与える影響として，胎児を自らの所有物として簡単に処分する危険，さらには，少年の自殺の増加など，プライバシーの権利を履き違えた，生命軽視の風潮につながるおそれさえ禁じえない。

　(2)　カレンの場合は，安楽死とは違って，死が目前に迫っておらず，さらに苦痛がはなはだしく見るに忍びないという状態でもないが，もはや回復の見込みのない植物状態の患者に対して，延命のための特別な処置をしないで「品位ある死を選ぶ権利」を認める。これが「尊厳死」といわれるものであり，安楽死とは，明確に区別すべきである。しかし，このカレンへの尊厳死は，明らかに本人の明白な意思表示もないことから，明らかな殺人行為といえる。

　20年後，いわゆる団塊の世代といわれる世代が老人になる。老人性痴呆症を看護する家族が増えてくるのは，間違いがない。そのとき，尊厳死という名で，命を絶ってくれ，と願う老人が増えてきたとき，美名のもとに命を絶ってよいものであろうか。

　これらのことを総合すると，あくまで本人の意思にもとづく安楽死は，自殺幇助・嘱託殺人罪であり，本人が意思を表明しえない場合は，明らかに殺人罪を構成することになる。ゆえに，現在問題になっている安楽死は，いずれの場合にせよ，刑法202条にかかわる違法な行為であると結論する。

　まさにヒポクラテスの誓いにある，「私が，自己の能力と判断にしたがって医療を施すのは，患者の救済のためであり，損傷や不正のためには，これを慎むでありましょう。たとえ，懇願されても，死を招くような毒薬は誰にも与えず，誰にもこのような示唆を慎み……。」が医師の使命であり任務であるからだ。

　しかし，考えなければならないことは，患者の生命を維持するために生ずる，家族の経済的・肉体的・精神的な破綻である。患者の心に，これ以上家族に迷惑はかけられない，他人の世話になってまで生きたくない，とういう気持ちが，少しでもあるとき，尊厳死を希むのではないかという危惧感をもつ。

　国民1人ひとりのコンセンサスのもと，たとえ，莫大な費用がかかろうとも，

すべて国家負担とするなら，家族は果して安楽死や尊厳死を望むものであろうか。ここに，単なる技術・手続，そして法律の解釈のみでは解決しない安楽死・尊厳死の大きな問題がある。

第5章　患者と医師・介護士との対応

1　患者のコモン・ウィルと自己決定

───────◆　導入対話　◆───────

教師：君がもし交通事故にあって，意識不明の重体となって病院に担ぎ込まれたら，どのような治療を望むかな。それが医学上，絶対治る見込みのないものであったらどうだい。

学生：いきなり，嫌なこといわないで下さい。でも，どうかな，意識不明の重体であっても，生命維持装置によって呼吸はしているし，心臓も動いているわけでしょう。やはり生き続けていたいような，かといって，単に機械に生かされてるだけの状態では生きている価値も見出せないような，難しい選択ですね。

教師：アメリカなどでは，これを尊厳死の問題として，死ぬ時も尊厳を持って死ねるよう法も整備されている。

学生：尊厳死といえばカレン事件が有名ですね。

教師：カレン事件については，さすが知っているんだ。植物状態になったカレンに対して，父親が生命維持治療を中止してほしいと訴えた事件だった。しかし，大事なことは，これを契機にコモン・ウィルに関する法律が制定されたことだよ。コモン・ウィルとは，あらかじめ意識がなくなった時のことを想定して，意識があるうちに，つまり意思能力を有している時点で意思表示をしておく。コモン・ウィルでは，それを公式な書面で残しておけば，それにのっとった方法をとってもらうことが可能なわけだ。

学生：ということは，自らの生命については，自ら決められるというわけですね。

教師：その通り。ここから患者の自己決定権についても考えなくてはならない。もともと憲法の要請にもとづく自己決定権は，尊厳死に関する以外にもいろいろある。もちろん憲法上の要件まで含めば，多種多様だ。しかし，公法上のものから私法上の領域に自己決定権が移っていくにしたがって，医療と自己決定権はますます重要性を持ってきたんだよ。ところで，カレン事件の後，ナン

> シー事件というのが起こって、水分や栄養の補給を止めることを認める判決も出されたりしている。そして、これも患者の自己決定法の制定へと進んでいった。アメリカは人権の発達した国だから、とにかく自ら決定した事柄は尊重されなければならない、ということかもしれない。
> 学生：日本でも、臓器移植法のドナーカードで意思表示する制度ができたのは、自己決定の機会として有効に生かしたいですね。

1.1　患者のコモン・ウィル

　患者のコモン・ウィル（**リビング・ウィル**ともいわれる）は、最近の医学における発達に伴って、回復する見込みが全くないのに心臓の停止という死期を単に延ばす目的で行われる延命治療から生じた尊厳死の問題に由来する。すなわち、患者本人に意思能力が存在すれば、患者本人の自己決定権によって末期医療を拒否することもできるが、意思能力がない状態に陥ってしまったなら、もはや自己決定権を行使することはできない。そこで、意思能力の存在している時に、あらかじめ延命治療を拒否する意思を書面に明確にしておくこと、これがコモン・ウィルである。そもそもコモン・ウィルは、民法上の意思表示の問題である。法律行為にとって不可欠な構成要素である意思表示とは、一定の私法上の法律効果の発生を意欲する意思を表示する行為であり、この表意者の意思にもとづき、その意欲したとおりの法律効果の発生が法によって認められるのである（幾代通『民法総則』現代法律学全集5〔第2版〕1988年）。

　このように、コモン・ウィルは、回復の見込みのない末期患者や植物状態の患者が、意識の明確な時点で死期を単に延期するだけの医療措置を拒否し、死に対する自己決定を明確にして尊厳を持って死を迎えることを基礎としている。そして、その内容とするところは、われわれには自分の将来について、自由意思にもとづく判断により決定する権利が与えられているのであり、死についても同様、コモン・ウィルの宣言は自分が健全な精神状態にある時に表現した願望で、この自己決定は尊重されなければならないこと。コモン・ウィルは自分の生活能力の低下に伴う第三者への依存ないし絶望的な苦痛による不名誉を問題にしており、医師の措置がたとえ死を早めるものであっても、それを容認す

る意思表示であること。回復不能な末期と判断された場合，特別措置により無理に生かしておくことのないようにという意思表示で，植物患者の不必要な延命措置の拒否も含むというものである（立山龍彦『自己決定権と死ぬ権利』1998年）。

アメリカにおいて延命治療の問題が起き，後の自然死法・リビング・ウィル法への道を開いた先駆けとなったのがカレン事件である。この事件は持続的植物状態に陥ったカレン・クィンランに対して，父親が人工呼吸器等の生命維持装置を取り外すことによる生命維持治療の中止を求め，その権限の付与を求めたというものである。ニュージャージー州最高裁は，プライバシー権にもとづき予後がきわめて暗い場合に身体的侵襲の程度が重い生命維持治療を拒否する権利を認め，その権利の行使を代理人として父親に与えた。この判決を受けて制定された，カリフォルニア州の自然死法は，意思決定能力が失われた時に備えて，あらかじめ生命維持治療の中止等の要望を書面で表明しておくことを認めるもので，コモン・ウィルに法的な裏付けを与えた法律として有名である。その後，多くの裁判例が出され，プライバシー権から同意原則へ，その根拠の変遷は見られたものの生命維持や自殺防止，医療の倫理性保護あるいは患者と関係のある第三者の保護といった反対意見があるにもかかわらず，延命治療中止の判決が数多く出されている（丸山英二「意思決定能力を欠く患者に対する医療とアメリカ法」法律時報67巻10号）。

現在アメリカでは，ほとんどの州でコモン・ウィルに関する法律を持っている。しかし，わが国ではまだそのような法律は制定されておらず，日本尊厳死協会の「末期医療の特別措置法草案」があるのみである。この草案では，意思表示について15歳以上の意思能力のある者は，不治かつ末期の状態になった場合には，過剰な延命措置を拒否する旨を，あらかじめつぎのどちらかの方法で文書により表示できるとする。①本人が不治かつ末期の状態となった時は，過剰な延命措置を拒否する旨を正常な意識をもってあらかじめ文書によって表示し，その文書に日付，住所，氏名を自署捺印する。②疾病その他の事由により本人が自筆署名できない時，本人が拒否する旨の意思表示したことおよびその日付を記録する文書に，その意思の表示に立ち会い，意思表示が正常な意識をもってなされたことを証明する医師２名が署名捺印すること，である。これは

アメリカと同様，わが国も文書による客観的な意思表示を必要とすることで，単なる表意者の意思そのものだけでなく，それを表示する行為までも重点を置いていることがわかる。とくに，医療行為におけるような医的侵襲を伴う（この場合は中止する）意思決定をする場合，正式な書面でもってはじめて意思表示が判断されるのは当然のことである。また，延命措置を拒否する意思表示は他の者が代行できないことになっている。意思能力があるにもかかわらず，たとえば家族が本人に代わってする意思表示は，もちろん無効である。ただし，意思能力のない者については，家庭裁判所の審判を受けて決定されなければならないことになっている。これも家族による意思決定のみで決するのでなく，家庭裁判所が妥当性を判断してから効力が発生することになる。

このようにコモン・ウィルは，延命治療を拒否する事前の意思表示から，最近では臓器移植における臓器提供を意思表示する**ドナーカード**まで，その範囲が拡大した。これもまさに意思能力のある時点で，ドナーカードに意思能力がなくなり回復の見込みがなくなった時点で臓器を提供する署名をすることで，将来患者となった場合の意思表示を行うのである。これからも患者のコモン・ウィルの問題は，医学の発達とともにその重要さが増すものと思われる。

1.2　患者の自己決定権

わが国の憲法において，もっとも根源をなす原理は人権尊重，すなわち基本的人権の保障である。人権とは，人間として当然権利を有するという考え方にもとづき，個人個人が尊厳たる存在であり，価値の究極の担い手は集団あるいは国家ではなく個人の人間であるとする個人主義の思想に立脚する。基本的人権の概念は，古く中世イギリスのマグナ・カルタにまで遡り，近代自然法思想を経てアメリカやフランスの人権宣言で確立したものである。日本国憲法13条で「すべて国民は，個人として尊重される。生命，自由及び幸福追求に対する国民の権利については，公共の福祉に反しない限り，立法その他の国政の上で，最大の尊重を必要とする」と規定してあるのがこれである（佐藤幸治『憲法』現代法律学講座5，1983年）。

この権利条項と医療に関する部分として，まず生命権，幸福追求権を規定した先の憲法13条に対応して医療法が1条の2第1項医療提供の理念で「医療は，生命の尊重と個人の尊厳の保持を旨とし，医師，歯科医師，薬剤師，看護婦そ

の他の医療の担い手と医療を受ける者との信頼関係に基づき，及び医療を受ける者の心身の状況に応じて行われるとともに，その内容は，単に治療のみならず，疾病の予防のための措置及びリハビリテーションを含む良質かつ適切なものでなければならない」と規定する。さらに憲法25条1項が「すべて国民は，健康で文化的な最低限度の生活を営む権利を有する」，2項「国は，すべての生活部面について，社会福祉，社会保障及び公衆衛生の向上及び増進に努めなければならない」として，ここから生存権や健康権が導かれるのである。そして医師は，これら健康な生活を確保するのが任務である（医師1条）。このような広い意味の患者の権利は国際的には過去1947年のニュールンベルク綱領からはじまり，64年（75年修正）**ヘルシンキ宣言**，72年患者の権利宣言，患者の権利章典に関する宣言，81年（95年修正）患者の権利に関するリスボン宣言が採択されてきた。その内容は，良質の医療を受ける権利，自己決定の権利，情報を得る権利，尊厳を得る権利，法的無能力の患者など多義にわたっている。

患者の自己決定権は，多く存する患者の権利の中でも中心的なものである。なぜなら，医療における医師と患者の関係は，かつて必ずしも対等ではなかった。医療にはその専門的知識や高度な技術を伴うことから，医師主導の関係，すなわち患者からすれば納得のいく治療が受けられなかったといってよい。したがって，患者は自らの生命や身体を守るために医的侵襲からもそれを承諾するのか否かを決める形で，自分自身で決定されなければならない。これはインフォームド・コンセント：医師の情報提供義務と患者の同意（詳しくは2項187頁）という重要な原則が確立されたのと密接な関係があるのである。

患者の自己決定権を具体的に表せば次のようになる。①インフォームド・コンセントの前提として自己決定する権利，②延命拒否，治療拒否など生前に有効な意思表示に関して自己決定する権利，③自分に代わって医師に指示する権利の委任に関して自己決定する権利，④臓器移植の際，ドナーになることに関して自己決定する権利，⑤臨床試験の被験者になることに関して自己決定する権利，⑥輸血を拒否して代替治療を求めることに関して自己決定する権利が挙げられる（『医療倫理Q＆A』1998年）。

これらの自己決定権のうち延命・治療拒否にかかるのが尊厳死である。尊厳死は脳に対する外部的傷害や脳内出血等の脳血管障害で意識不明となり，生命

維持装置によって生物学的生命が維持されてはいる，精神活動はまったく認められず，単に呼吸しているにすぎない植物状態患者，および意識が明確な回復不能の末期患者がいたずらに死を延期するにすぎない医療措置を自己決定にもとづいて拒否し，人間らしい尊厳性のある自然死を迎えることをいう（立山・前掲書）。このうち，**植物状態患者**であれば，自ら意思決定できないので，その場合家族による代行が考えられるが，末期患者の場合は，まさに尊厳ある死を迎えたいと決心すれば，自己決定権を行使することができるのである。その際，植物状態患者であれ末期患者であれ（とくに植物状態患者において）有効なのが，前述のコモン・ウィルの制度である。これは自分が健全な精神状態にある時に表現した願望であり，この自己決定権は尊重されなければならないこと，自らの名誉のため医師の処置がたとえ死を早めるものであっても容認すること。そして回復不可能な末期状態の場合，特別処置で無理に生かしておくことのないよう，また植物状態の場合でも，いたずらな延命処置を拒否する内容となっている。アメリカでは，カレン事件を契機にリビング・ウィル法が制定され，やがて各州に広がったことは，すでに指摘したとおりである。

　このように患者の自己決定権は，本来，公法たる憲法における保障の中でも私人相互間にわたる権利保障である。したがって，原則としては患者は自らの私的な事柄は何でも決定することができる。しかし，いくら権利が保障されているといっても制約がある。それは他人を害さない限りにおいて，あるいは公共の福祉に反しない限りということである。他人の権利を侵害しない，国家的・社会的利益を侵害しない，道徳に反しないなど，共同の社会生活を前提として人権が認められているゆえに制約があるのは当然とされる。なお，延命や治療拒否をはじめとする各自己決定をした場合は，その決定に対して，法的ないし道徳的自己責任が生じる。

1.3　ガン告知の問題

　患者が自らの延命・治療その他の事柄について自己決定できるとしても，ガンをはじめとする，近い将来死の訪れる不治の病に対しては，いまだ医師と患者の関係は不安定である。ガンをはっきり告知して，患者に自己決定権を与える医療機関も増えてきてはいるものの，一方では病名を隠す場合もある。本来患者の自己決定権を第一に尊重するのであれば，医師は本当の病名を知らせ，

自己決定の機会を患者に与えなければならない。しかし，現実にはガンなどは患者に甚だしい精神的打撃あるいは動揺を与え，患者の病気に対処する態度に悪影響を及ぼしかねず，告知されなかった場合と比べて，適切な医療の遂行を妨げる結果になるのを医師は恐れる。このガン告知の問題は，多くは告知する医師側の説明義務の問題としてとらえられる。しかし，逆にいえば，患者に対して自己決定権を認める限界の問題でもある。

ガンの告知についてはリーディングケースとなる最高裁判決（平7・4・25民集49巻4号1163頁，別冊ジュリスト「医療過誤判例百選」（2版）28頁）がある。

事案は，上腹部痛を感じたX（女性）がY病院を訪れた際，検査を受け，その検査結果から医師は胆嚢の進行ガンを強く疑った。そしてXを入院させて精密検査の必要があると判断した。しかし，その時点はXの性格，家族関係等不明であったのでXに説明せず，精密検査後家族に説明することにした。しかし，Xは検査入院を旅行や仕事家庭の事情から拒み，旅行後入院することで約束していたにもかかわらず，再び家庭の事情を理由に入院を延期，やがて病状が悪化し胆嚢ガンと診断されて治療を受けたが死亡したというものである。そこでXの家族はX本人または家族に対し説明しなかったことが診療契約上の債務不履行に当たるとして訴えた。第1審，原審はいずれも説明義務に違反しなかったとして原告が敗訴。それに対して，原告は医師と患者の関係は対等でなく患者は弱い立場にあり，診療契約では患者の自己決定権や知る権利がその内容となっているので，もし医師が説明義務を尽くせば知る権利が充たされ自己決定権が行使できた。しかし原審は医師に自由裁量権を認め，弱者である患者の権利を尊重すべきであったのにしなかった等の理由から上告したのが本件である。

最高裁は，しかしながら患者の自己決定権をはじめとする憲法上の権利を明言することを避け，単に客観的な状況から総合的に判断して医師に説明義務は認められないと判示したに止まった。このようなガン告知のケースでは，患者の自己決定権から出発し，権利を侵害するかしないかの形で医師の説明範囲を決定する場合と，不治の病といった特殊性から医師の説明範囲を決める場合があり，第1審では前者の，原審では後者のアプローチを採ったものといえる（植木哲『医療の法律学』1998年）。

もし，患者の自己決定権を重視すれば，前述のようにすべてガンを告知し，

そして患者本人が告知された後，残された時間をいかに有意義に過ごすか考えることを前提に，その中で本件のように患者自身の性格が不明であったとか，まだ告知する段階でなかった等，諸般の事情から告知しない場合もあり得ると考えることになろう。しかし，死に至る不治の病である特殊性から告知しないと考えるのもわからないではない。この問題は，とりもなおさず患者の自己決定権と医師の裁量と，どちらを重視するか比較衡量論なのである。

【展開講義　27】　死ぬ権利

　患者のコモン・ウィルと自己決定権において，カレン事件と同様，重要な事件とされるのが，ナンシー・クルーザン事件である。なぜならクルーザン事件は，連邦最高裁判所として，はじめて「死ぬ権利」を承認したものだったからである。当時25歳だったナンシー・クルーザンは交通事故により意識不明の重体となった。その後植物状態が7年続くが，病状は回復せず自発呼吸はするものの，生命維持のために必要な水分・栄養の補給がなされていた。ナンシーは，このまま生命維持治療を続ければ，今後まだ何十年間は生き続けられる状態であったとされる。しかし，ナンシーの両親は，決して回復の見込みがないことから，このままの状態がはたしてよいのか，本人も望んでいないであろうと決意し，水分・栄養の補給を止め，ナンシーに尊厳ある死を求める訴えをミズーリ州高等裁判所に起こした。高等裁判所はこれを認め，水分・栄養の補給を中止する決定を行ったが，州側が上告，州の最高裁で争われることになった。州最高裁でナンシーの両親は，彼女が胃のなかにチューブがつながれ無理に栄養補給が行われている現状は，憲法が保障する自由権を損なう。本人はこれを拒否できないので代わりに両親が拒否する旨主張した。

　これに対して州最高裁の判断は，両親の主張を退けた。理由は，ナンシーがかつて示していたとされる本人の意思決定が，当てにならず信頼できない，よってそのことだけで栄養補給を絶つ決定を下すことはできないとした。さらにもし認めてしまったら，他の患者達が自分の生命を州によって断たれる不安を持たせることになり，クオリティー・オブ・ライフより生命を重視する判決を示したのである。この判決に不服なナンシーの両親が，連邦最高裁に上訴，意思無能力者に対する生命維持治療に関するはじめてのケースが示されることとなった。1990年6月，連邦最高裁は，まず本件の争点である生命維持のための水分・栄養補給の拒否について，裁判官の全員一致でこれを認めた。すなわち，不治の病あるいは

末期状態にある患者の拒否権は，合衆国憲法の適正手続条項で保護される自由権に含まれる。つまり，死ぬ権利というものの存在を明らかにしたのである。もっともこの拒否権は，意思無能力者は自ら行使できないので，代理人が行使するが，患者本人の意識が明確な時点で，かつコモン・ウィルのような客観的に証明できるものがない場合は，希望が明確で説得的な証拠により証明されることが必要であるとし，一定の条件を付けて際限なく権利が濫用されることに歯止めをかけている。これは州最高裁のクオリティー・オブ・ライフより生命の維持が勝との決定に，合衆国憲法上容認した判断といえる。そして，ナンシークルーザンの場合は，水分・栄養の補給を中止してもかまわないという明確な意思表示が見当たらず，その証明もないことから両親の訴えは認められなかったのである。しかし，ナンシーは後に元同僚という女性の証言を得，これが証拠となって同年12月補給を停止され永遠の眠りについた。

　その後アメリカでは，ナンシー事件を契機に患者の希望が正しく実現されるよう，各州が定める要件を明確にし，それがまた患者に正確に伝わるようにするシステム，そしてコモン・ウィルの実効性を高める意味からも新たな法律として**「患者の自己決定法」**（The patient Self-Determination Act）を制定した。これは各州において，患者の持つ権利や権利行使に際し，課せられる要件を文書でもって患者に示し，有効な患者の意思表示を引き出す目的がある（立山・前掲書，丸山・前掲論文）。

　このようにアメリカは，死ぬ権利まで自由な権利として承認されてきたわけであるが，それは単なる自分の生命に関することだからそれをどう処分しようと自分の自由である，ということを意味しているわけではない。たしかに医療は生命を維持させることが目標であり，そのためには過剰とも思われる治療も行われている。機械の助けを借りなければ，自発呼吸も栄養補給もかなわない意識のない患者に対し唯一存在する権利といえば，人間らしく生きる権利であろう。通常の病死であれば，死を迎える時まで意識があり，たとえ昏睡状態に陥ったとしても死を迎えるまで長い期間はかからないので，最期までその人らしい生き方ができる。しかし，このような状態の患者においては，もはやその人らしい生き方をしているとはいえない。尊厳ある死を迎えさせることは，それが本人の明確な意思表示の存在が条件であるが，家族をはじめとした人たちの義務ではなかろうか。わが国でも，臓器移植のドナーカードが普及しはじめた。自分が意識のない状態になった時，どのような最期を迎えたいか，その意思表示を個人で考えるときが確実にきている。

2　インフォームド・コンセントとは

──────── ◆　導入対話　◆ ────────

学生：先日，友人が病気で入院したのですが，担当してくれた医師は懇切丁寧に説明してくれて，自分が今どういう状態で，これからどういった治療を受けるのか，よく理解できたといってました。

教師：ほう，それはよい先生に見てもらったね。医師の中には，忙しいことを理由に，あまり説明してくれない人もいるみたいだよ。

学生：でも医師なんだし，先生に任せておけば間違いないんじゃないかな。別に説明聞いてもわからないし……。

教師：君のように考える人がいるかもしれない。確かに医師は医学の専門的知識を持って病気を治すことを使命とする職業だから，患者はある意味，おまかせの状態で治療を受けることもあるだろう。しかし，現代の発達した医学のもとでは，治療法は1つとは限らないんじゃないかな。その中でどの治療法をとるか，医師は患者に対し説明する義務があるよ。また，患者も自分のからだのことなんだから，おまかせしないで，医師の説明をじっくり聞いて納得の上で治療に専念してもらいたいものだな。このように，治療に際し，医師の説明義務と患者の承諾のことを**インフォームド・コンセント**と呼んでいる。アメリカで発達した考え方なんだよ。

学生：じゃあ，医師がろくすっぽ説明しないで，患者が後になって聞いてないよってことになったら，医師はなにか犯罪にでもなるのですか。

教師：それが手術のように医的侵襲を伴うものである場合，もし，その説明を受けていたら手術に同意するはずがなかったなら，医師は勝手に手術したことになり，傷害罪が成立することもある。なぜなら，ナイフで人を刺そうが，手術でメスを入れようが，身体を傷つけることに変わりはないからね。でも，インフォームド・コンセントの場合説明義務違反によって医師が負わなければならない責任は，民事責任が主だ。つまり，民法709条の不法行為による損害賠償責任が生ずる。

学生：それなら，医師は早口でもなんでも説明すればいいんですね。

教師：それでは困る。もう1つ重要なのが，患者の同意だよ。ちゃんと患者が理解でき，治療を受けるかどうするか決定する判断材料を与えるのが，医師の大事な役目だ。病気を治すのは医師だけではない。患者も納得して，協力して初

めて完治するというものさ。その意味で，インフォームド・コンセントは人間関係論といったところかな。

2.1 インフォームド・コンセントの基礎概念

インフォームド・コンセント（informed consent）とは，インフォメーションが提供された上でのコンセント，すなわち，医師による情報の提供とそれにもとづいた患者の同意という意味である。通常，医師の説明義務と患者の承諾と呼ばれることが多い。インフォームド・コンセントは，将来行われる治療行為に際し，医師が十分な治療の内容や危険性を提供する必要があり，患者も医師の提供した情報を理解し，納得の上で治療を受け入れることが要件とされる。したがって，医師の情報提供と間者の同意，両方が揃って初めてインフォームド・コンセントが満たされるのであり，医師の情報が不十分の場合や，たとえ十分であっても患者が同意したとはいえない場合は，要件を欠くことになる。

もともと，インフォームド・コンセントは，アメリカで誕生した原則で，裁判を重ねていくにつれて確立されたものである。アメリカでの歴史は，20世紀の初めにまで遡る。まず，1914年のシュレンドルフ判決において，「正常な判断力を持つ成人はすべて，自らの身体につき何がなされるのか決定する権利を持つのである。よって，患者の同意がなく手術を施した外科医は，傷害を犯すことになり，これについて損害賠償の責任を負わなくてはならない」と判示された（Schloendorff v Society of New York Hosp., 211 N.Y. 125, 105 N.E. 92）。ここでは，患者の同意の必要性，重要性が説かれ，医師が治療の一環として患者の身体を傷つける場合であっても，患者の同意がなければ不法行為責任を免れない原則ができあがった。つづいて，1957年，サルゴ判決で，患者から同意を得る前に，患者が同意するかしないか決定する判断材料として，医師に対し必要な情報を提供する義務を負わせた（Salgo v Leland Stanford Jr. Univ. Bd. of Trustees, 154 Cal. App. 2 d 560, 317 P. 2 d 170）。また，サルゴ判決は，インフォームド・コンセントの語を初めて用いたことでも有名である。そして，1960年以降になって，医療がめざましく発達し，いくつもの治療方法が出現すると，当該患者に行われる治療方法の内容や危険性，代替治療法，あるいは治

療しない場合どうなるかなど、医師が説明しなくてはならない情報がふえると同時に、インフォームド・コンセントが完全に確立することとなった。一方、わが国におけるリーディング・ケースとしては、昭和46年東京地裁判決がある。事案は右乳房の乳腺ガンに罹った原告が、手術による摘出を同意していたところ、医師は乳腺症のある左乳房も将来ガンのおそれがあるとして乳腺を摘出したというものである。これに対して、東京地裁は、医師や病院に左乳房について同意を得ていなかったことから、損害賠償の支払いを命じ、併せて医師の情報提供義務を認めた（東京地判昭46・5・19下民集22巻5＝6号626頁）。わが国では、この事件以降インフォームド・コンセントの重要性がました（丸山英二「インフォームド・コンセント」『法学教室』120号）。

　インフォームド・コンセントは最初、**患者の同意**を要することから出発した。これは、患者自身の体は自分で決める権利・患者の自己決定権にもとづく。かつてのように患者の立場が弱かった時代は、医学の専門知識を持った医師に全面的に治療を任せていた。しかし、患者の権利意識の高まりとともに自分の体は自分で決定するようになると、患者も治療に対し、受け身でなく主体的な立場に置かれる。もちろん患者は、医師ほどの医学知識を持っていないのが通常であるから、主体的とはいっても限界がある。それでも、与えられた医師の情報を正確に把握し応じるか応じないか等患者側にも、その意味で主体性が求められるのである。今日、医師、看護婦に加え、患者も交えた「チーム医療」が大切とされるのも、その背景にしっかりとしたインフォームド・コンセントがなければならない。

　さらにいえば、**医師の情報提供義務**は患者の自己決定権の後押しから生じてきたものである。そして、このことが非常に重要である。すなわち、医師の情報提供と患者の同意といった場合、いわば情報提供が主で同意がそれに付随する関係と思われがちかもしれない。なるほど、患者は情報提供があって初めて治療に同意するかしないか決定できる。しかし、インフォームド・コンセントにおいては、すでに見てきたように患者の同意が大きな割合を占める。その意味では、自己決定の権利の裏返しとして、情報提供の義務が発生してきたことになる。それでは、医師は常に情報を提供しなければならないか。たとえばガン患者に対する告知のような場合、問題が残されていよう。

2.2　医師の提供すべき情報の内容

　医師が患者に対し，なにを説明すればインフォームド・コンセントにおける情報提供をしたといえるか。その具体的内容を分類すると，つぎのようになる（菅野耕毅＝高江洲義矩『医事法概論』1999年，大谷實『医療行為と法』〔新版〕1990年）。

(1)　患者の同意を前提とするもの

　さきに述べたように，**インフォームド・コンセント**で重要なのは，患者の同意を得ることである。したがって，これは当該治療を受け入れるか受け入れないかの判断材料として，医師が説明する必要不可欠な情報である。具体的には，①患者の症状，②患者に対する治療方法の内容およびその必要性，③治療した場合の改善の予想及び程度，④治療しなかった場合の予後，⑤代替可能な他の治療法，⑥治療の際の副作用等の危険性等が挙げられる。これらの内容を欠いた，あるいは不十分な説明では同意を得たといえず，患者の自己決定権を侵すことになり，その医的侵襲は違法な行為となる。ただ，注意を要するのは，これらは形式的要件として存在するのであり，実際の治療に際して，どの範囲で医師が情報を提供すべきかは個々の状況で異なってくる。しかし，少なくともその説明がなされていれば，患者は治療を受け入れなかったであろうという範囲が，医師の説明範囲といえよう。

(2)　療養方法等の指導

　これは，医師の業務として医師法23条において規定されているものである。すなわち，「医師は，診療したときは，本人又はその保護者に対し，療養の方法その他保健の向上に必要な事項の指導をしなければならない」とされる。療養方法等の指導については，それ自体治療行為の一部であって，行わなかったないし不十分だった場合の医師もまた不法行為責任を免れない。なぜなら，医師と患者の間に結ばれた医療契約のなかにこの指導も含まれており，療養方法等の指導は医師の本質的履行義務とされるからである。なお，具体的な内容は，①診断結果，②治療方法の内容，③療養する際に守るべき事項，④今後の病状変化等が挙げられる。しかし，この指導は，患者の同意を前提とした情報と比べて，実際に医療契約を結んだ後の説明なので，より具体的な病状改善のために患者にとって有益な情報を提供すべきであろう。とはいっても，この意味で

の指導は，医師が医療プロフェッションとして提供するものであるから，その基準となるのは，「医療水準」である。医療水準は医療として確固たるレベルに達したものをいうので，そのレベルに達していないものについては，説明義務はないとされる。たとえば有名な未熟児網膜症判決で，一部試験的に行われていた光凝固法を認識していなかった医師が，必要とされる眼底検査結果を説明すべき義務があるかどうか争われた事件においては，未だ有効な治療方法として確立されておらず，その説明義務はないと判示された（最判昭61・5・30民集40巻4号139頁）。

(3) 転医についての説明

患者の病状が自己の専門外であったり，必要な治療設備が整っていなかったりした場合，医師は転医を勧める義務がある。これも提供すべき情報の1つである。なぜなら，患者には転医の自由があり，医師もまた適切な医療機関を紹介し転医の必要性がある場合は示さなければならない。そのことによって，患者の自己決定権を満たすことになる。転医を勧める状況として，①患者の疾患が，自己の専門外か自己の臨床経験ないし医療設備によって当該患者の疾病の治療が困難なこと，②患者の容体が危険状態を脱しているか，あるいは手遅れとなっていないこと，③患者の病状との関連で搬送可能な地域内に適切な設備，専門医を擁する医療機関があること，④転医によって，患者に重大な結果回避の可能性および改善の見込みがあること等が必要とされる（金川琢雄「医療における説明と承諾の問題状況」『医事法学叢書(3)』1986年）。具体的には，①転医を勧める理由，②転医先の情報と転医後の改善予想，③転医しなかった場合の予想等が内容として挙げられよう。もし，転医の勧めを不注意によって勧告しないで患者の病状が悪化した場合，医師は注意義務違反として過失責任を問われる。もちろん，転医を勧めても患者が転医の意思を示さず病状が悪化した場合は，この限りでない。

以上のように，医師はさまざまな**情報提供義務**を負っている。しかし，状況によってはこの義務が免除される場合もある。これには客観的な理由と主観的な理由が考えられる。客観的な理由としては，①緊急時の場合，②危険性が低いないし予測可能性がない場合，③患者が判断無能力の場合，④患者に対し悪影響が考えられる場合である。このうち，①は意識不明に陥っている患者や手

術中に新たに治療を要する場合，②は軽微につき特段の説明がいらない場合，③は患者が判断能力に欠ける乳幼児や精神障害者等の場合，また，④は患者に情報を提供すれば明らかに患者自身，あるいは治療に対し悪影響を与えることが予想される場合等である。一方，主観的な理由には，①患者に知識がある場合，②常識，公知の事実の場合，③患者が説明を要求しない場合がある。①はたとえば患者自身が医師であったり，そうでなくても特別に医学知識がある場合，②は当該治療が既に常識的なものであったり広く知られているような場合，そして③はさまざまな理由から，患者自ら説明を受けることを拒否したり，医師の個別的説明を放棄している場合が考えられる。

2.3 患者の同意

患者の同意に関する問題点としては，いくつか挙げられている（菅野＝高江洲・前掲書）。まず，同意する権利は誰に帰属するかである。これについて個人の生命・身体に関する利益は，各人の人格に関わる人格権であるから，患者の身体に対する侵襲に同意する権利は当該患者本人に帰属する。したがって，判断能力があるかぎり，本人の同意を得ることが大原則である。判断能力を有するのは，成人に達した者は当然として，未成年者や精神障害者であっても，判断能力を有していれば同意能力として問題はない。しかし，乳幼児や重度の精神障害者等については，判断能力を有せず，親権者，後見人といった代理人（法定代理人）の同意が必要である。いずれにしても，本人の同意を得る場合の本人の意思は，家族の意思を無視して成り立つものではない。その意味では，家族の意思が大きな役割を果たす。ただし，治療を拒否する場合は，本人の意思が絶対的なものであり，たとえ家族が治療を望んでも，患者本人の意思が優先されるべきであろう。

つぎに，同意を得る時期とその表示の仕方についてである。患者の同意を得る時期は，もちろん，治療にあたる事前である。なぜなら，医師にとって情報提供義務違反が損害賠償の責任を生じさせるのだから，事前に同意を得ておかなければならない。また，当初治療に同意の意思を示していたのに，撤回したり，あるいは治療の途中で撤回した場合，その撤回意思が真摯であり，正常な判断能力を有していれば，撤回後の悪影響が重大とならないかぎり，尊重されるべきである。一方，同意に対する表示の仕方であるが，これには言葉による

明示，動作や態度による黙示，推定的同意の三種類がある。言葉による明らかな表示が望ましいが，黙示の場合でも治療内容をよく理解した上で，当該治療を受ける具体的な一連の動作・態度に関連したものであれば有効とされる。これに対して，推定的同意は，患者が意識不明で自ら同意することができない場合や，手術中，別の治療を行う必要が生じたとき，患者本人の同意を得られない場合である。この場合，現実に患者自身による同意はないが，もし患者が事情を知ったなら，当然，治療に同意するであろうと考えられるなら，その意思を推定して治療が行われても違法性はなくなる。もっとも，患者の意思が確認できない以上，客観的あるいは合理的な患者の意思を推定して治療を行うことが必要であろう。

【展開講義 28】 医師の説明範囲の基準

ここでは，医師が情報提供（説明）する際，一体何を基準にして医師は説明したらよいのか。すなわち，医師とすれば，当然説明がなされていれば，患者は治療を受け入れなかったと思われる範囲が説明範囲だとしても，あるいは，言葉を換えて，医師が善良な管理者としてその具体的状況下で相当と認められる範囲が説明範囲だとしても，説明する側としては，何に標準を合わせてすればよいのか迷うところである。確かに，具体的説明内容は，既に掲げたとおりであるが，ひとつひとつ検討しても，やはり何に重きを置くかで，その範囲が異なってこよう。そこで，どこまで説明すべきか，基準をどこに置くかにつき，以下のごとく学説が分かれる。

(1) **医療慣行基準説**　これは，当該状況において，医療慣行上要求されている説明をすることが必要であるとする考え方。つまり，各治療ごとに慣行として行われている医療の範囲で説明がなされていればよいとするものである。

(2) **合理的医師基準説**　当該状況に置かれた，合理的な医師が判断を下した場合，患者に与えるであろう説明が必要であるとする考え方。したがって，客観的に見た合理的な医師の立場から考察し，患者に与える説明をすればよいとするもの。

(3) **合理的患者基準説**　当該患者の状況に置かれた，合理的な患者であれば必要とされるであろう説明を要するという考え方。この場合，いったん患者の立場から考察し，それから通常の人間に置き換えて，その治療に同意するかどうか決定するプロセスを経て，その際，重要と考える事柄の説明がなさ

れればよいとするもの。

(4) 具体的患者基準説　当該状況に置かれた患者自身が必要とされるであろう説明を要するという考え方。合理的患者基準説が通常の人間に置き換えて考えたのと違って，その患者自身が重要と考える事柄の説明がなされればよいとするものである。

(1)から(4)までの学説のうち，どれが妥当であろうか。ここで重要なのは，誰に重きを置いて考えるかである。すなわち，現在の医療あるいは実際に治療を行う医師を重視する場合，医療慣行基準説や合理的医師基準説が当てはまる。逆に，患者の自己決定権を重視する場合，合理的患者基準説ないし具体的患者基準説が妥当とされる。一般的には，**医療における医師の裁量権**として当該治療に際し，いかなる措置を取るか，患者の選択に委ねるのは当然として，しかし，そのために医師が患者に対し情報提供の義務を負うのではない。医療は医師の責任で行われ，高度な専門性を有し，その医師が正当と思う治療を行うべきものである。もし，常に患者の意向を確認しそれに沿った治療を行わなければならないとすると，専門技術として適正な医療が行えなくなる，といった理由から医療慣行基準説あるいは合理的医師基準説が採られる。しかし，医療慣行が標準となると，患者の意思決定権を損ない，また，具体的患者基準説でも医師が個別の患者の特異性や主観的事情をすべて把握するのは困難で，医師に大きな負担を強いることから，合理的患者基準説が妥当とする考え方（菅野＝高江洲・前掲書）。さらには，一次的には，合理的医師基準説に従い，二次的には個々の患者の自己決定の判断材料として，その要求に応じた説明，具体的患者基準説も必要だとする，段階的説明義務説も提唱されている（前田和彦『医事法講義』（全訂第4版）1999年）。

【展開講義　29】　患者の同意能力の問題

医師から情報の提供を受けた患者が，治療に同意する際，いったい何をもって同意したといえるのか。確かに，すでに示したとおり，同意を要する年齢や精神障害の軽重といったことで同意を推し量ったり，同意を得る時期や表示の仕方で同意の存在，不存在を客観的に考察することはできる。しかし，具体的に患者が同意したというには，何を患者は理解したのか明らかにしなければならない。これが，患者の同意能力の問題である。この問題はさらに同意能力の内容について，および同意能力の基準について分けられる。まず，同意能力の内容については，以下のことが考えられる。

(1) 説明内容の理解　これは，医師から説明された内容を正しく理解できて

いるか，理解力が存在しているか，というものである。せっかく医師が情報を提供しても，患者の側に理解する能力が欠けていれば，インフォームド・コンセントが適正に行われたとはいえない。

(2) **説明内容の適正・不適正の判断**　医師による説明が，常に正しいとは限らない。時として誤った情報の提供もあり得る。この場合，患者は医師に対し再度の説明を求めたり，他の医師の診断・説明を求めることも必要である。このように，疑問を持ったときに納得のいく理解を得る能力も同意能力の内容といえる。

(3) **治療の必要性**および**治療方法の正しい認識**　患者が現状を正しく認識し，病状や治療の必要性あるいはこれから行われる治療方法の利益と損失等，冷静になって自分で考えてみる能力も，また同意能力における重要な内容である。

(4) **患者自身の生き方**に合った**現実的治療の受入れ判断**　患者自身の人生の価値観に照らし合わせて，説明の内容も理解し，内容の真偽も判断でき，そして治療の必要性や方法に対しても正しい認識がなされたとき，治療を実際に受け入れるか否かの選択を現実に判断する能力である。

これらの同意能力の内容が考えられる場合，どの内容を重視するかで基準となる学説が分かれる。

① 患者による決定の有無で考える説　患者自身による決定が，あったかなかったかを基準に同意能力を推し量る。

② 説明の理解力の有無で考える説　患者が説明された内容を理解可能であったかどうかで同意能力を推し量る。

③ 意思決定プロセスの妥当性で考える説　治療を受け入れるまでのプロセスを重視して，それが妥当であったかどうかで同意能力を推し量る。

④ 意思決定プロセスの結果によって考える説　治療を受け入れた結果を重視して，決定したこと自体が妥当であったかどうかで同意能力を推し量る。

⑤ 現実認識における錯誤の不存在を要件とする説　説明を理解した上で，現実の認識に著しい誤りがなかったかどうかで同意能力を推し量る。

以上のように諸説があるが，どれか1つの基準をもって同意能力を考えるには限界があろう。したがって，②説で患者に説明された内容の理解力が備わっており，③説による治療受入れまでのプロセスに妥当性が見出されるなら，患者における同意能力があると考えられるのではあるまいか。他説は，いずれも②説，③説に含められ得ると思われる。

3 助産婦・看護婦の役割とインフォームド・コンセント

━━━━━━━━━━ ◆ 導入対話 ◆ ━━━━━━━━━━

教師：インフォームド・コンセントとはどういうものだったか，覚えているかな。
学生：簡単にいえば，医師が治療を行う前に説明して，患者はその説明を理解した上で，治療を受け入れることです。
教師：確かに，説明を行ってから治療を施し病気を完治させるのが医師の役目だが，病院で同じ目的を持って医療に従事している人が，他にもいるよ。
学生：看護婦ですね。
教師：そう。それが，もし病気ではないけれど出産に際し従事している人だったら，助産婦さんだ。じゃあ，看護婦や助産婦はインフォームド・コンセントと全く無縁の存在かな。
学生：無縁とは思わないけど，看護婦さん，そんなに何か説明しながら仕事を行っているかな。むしろ，淡々と行っている印象が強いけど。
教師：それは一面しか見ていないな。看護婦についていえば，大きく分けて2つの業務がある。療養上の世話と，診療の補助だ。看護婦は，あくまで医療従事者として入院患者の生活をささえたり，心理面でのケアをしなくてはならない。その場合は，患者の不安を取り除いたり，より良い入院環境を作ったりしなければならないし，また，医師の説明が理解できない，あるいは疑問がある患者と医師とのパイプ役や，補助的な説明をしたりと非常に多くの業務内容を抱える。したがって，患者とのコミュニケーションをはかって円滑な医療ができる体制作りが重要だ。そこでは，さまざまな情報を提供しなければならないし，その前にそもそも患者のことを，よく見たり聞いたり，観察して知らなければいけない。だから，同じ医療従事者でも医師と看護婦は，インフォームド・コンセントの質が自ずと違うんだ。
学生：なるほど。看護婦は体力も必要だけど，繊細な神経を持っていないと，とても勤まらないことが看護婦とインフォームド・コンセントの問題を通して，わかるような気がします。

3.1 看護婦と患者の関係

今日の医療においては，直接治療を行う医師，医療従事者としての看護婦，

そして治療を受ける患者の三者が協力して治癒を目指す，いわゆる「チーム医療」が重要であるとされる。この場合，看護婦は患者に対して，病気になる以前と同じ生命の質，ないし**生活の質**（クオリティ　オブ　ライフ；QOL）をどう確保するか考えなければならない。その中にあって，看護婦のインフォームド・コンセントにおける役割も，この QOL を高め，あるいは保つことにあるといってよい。看護婦は医師と共に情報を提供する側である。しかしながら，医師が治療に関する種々の情報提供義務を負っているのと異なり，看護婦は患者の入院生活の質を向上させるのが役目である。そこでは，看護婦と患者は，対等な関係である。また，相互に信頼しあう関係を築くことも必要である。一方，患者が提供された情報を正しく理解し，治療に同意した場合，その過程で看護婦は患者や家族の考えを尊重しなければならない。そのためには，常に患者の立場でものを考え，実行すべきである。このように，患者を中心としたチーム医療ができ上がると，看護婦は個々の患者のニーズにより注意深く対応し，日常のケアのすべてについて計画を立て，スケジュールにもとづく看護を行え，患者との最善の関係が築けるのである。

　看護婦は，心身共に苦痛や不安から，その人らしさを保てない状態にある患者と直に接する関係にある。看護婦は，このような入院患者の基本的な日常生活に関わるケア（たとえば，食事の世話や排泄，身体の清掃等）を行う際，患者の心理を汲み取り配慮する，あるいは患者のさまざまな情報を得ることで，患者の考え方を知り，その上で対応や援助の方法を考えていくことも合わせて必要となってくる。看護婦に求められているのは，患者の援助者としての役割である。これは単なる助言や忠告を行うのでなく，患者を見守ることによる。見守ることは，相手に対して希望を失わせないで，自由を与えるものであるから，自ずと看護婦と患者の間に信頼関係が生まれ，患者は安心感を持つ。さらに，患者に対して看護婦が有する役目として，患者の持つ価値観を認めそれを引き出すというものである。患者はだれしも，それまで生きてきた中で培われた固有の価値観がある。看護婦は，患者の価値観を曲げないように自立を援助し，そして，患者の価値観に裏打ちされた治癒能力を引き出すのも必要なことである（勝村達喜監修『ナースのためのインフォームド・コンセント』1997年）。以上のような患者との関係を踏まえて，インフォームド・コンセントと助産婦・看護

婦の役割を考えなくてはならない。

3.2 インフォームド・コンセントにおける助産婦と看護婦の役割

　助産婦と看護婦の業務については，保健婦助産婦看護婦法に規定してある。助産婦は，3条に「助産又は妊婦，じょく婦若しくは新生児の保健指導をなすこと」，また看護婦は，5条に「傷病者若しくはじょく婦に対する療養上の世話又は診療の補助をなすこと」と規定されている。なお，37条の但書において「臨時応急の手当をなし，又は助産婦がへそのおを切り，かん腸を施し，その他助産婦の業務に当然附随する行為をなすことは差支ない」となっている。したがって，看護婦は，臨時応急の手当てまた助産婦はその業務に当然付随する行為も業務に含まれる。もっとも，本項では看護婦を念頭に置いて，看護婦の役割とインフォームド・コンセントを中心に考ていく。

　はじめに，看護婦の医療における役割であるが，つぎのように説明される（勝村監修・前掲書）すなわち，看護婦は臨床の場では医療の調整役であるが，そこには論理的医学的知識を持たない「単なるやさしさ」だけでなく，患者の訴えに耳を傾け，正確に聞き取る技術，あるいは情報を的確に伝える技術，そして，患者とコミュニケーションをとり調整していく能力，的確な判断能力や対応する態度が必要である。また，医師が患者に対し説明する際に，看護婦は同席し，説明を受けている患者や家族の反応を見て，理解できたかどうか考えなければならない。この点，もし疑問があれば説明終了後，患者に確認を取り，場合によっては患者が医師の説明で理解できなかった部分の補足説明もすることになろう。さらに，入院生活における患者とのコミュニケーションも重要である。わかりやすく的確な指導のもと，患者にとって聞きやすい環境作りも看護婦の役割なのである。

　インフォームド・コンセントは，これまで主として医師と患者の関係として捉えられてきた。患者にとって医師による病状の説明や今後の治療方針等，まさに自らの意思を決定する材料こそが，重大な関心事なのであり，そこに看護行為が入ることはきわめて稀であったといえよう。ましてや，看護婦の情報提供義務と患者の同意という法律的観点からも，これまであまりなされてこなかった。その理由として，看護婦は，長い間医師の補助者としての役割があったからである。補助者であるから，治療は医師にまかせて看護婦はそのサポー

ト役でなければならない。したがって，インフォームド・コンセントの内容として治療に関する部分がクローズアップされることから，看護行為はかすんでしまっていたことになる。しかし，看護婦は患者と接する時間が医師よりも長い。このことは，医師と患者の間の橋渡しの役割を意味する。つまり，医師からなされる情報提供を患者が受け取る方向と逆に，患者が発する要望を医師が受け取る方向，双方向に関与する。とくに，医師に対して患者の情報を提供することが，医師と患者間のインフォームド・コンセントを円滑にするために重要なことで，インフォームド・コンセント全体からみた看護婦の独自的な役割といえる。この双方向における看護婦の役割は次のことが挙げられる（勝村監修・前掲書）。

① 医師の説明を患者や家族が正確に理解しているか確かめ，必要時に補足説明をする
② 患者が主体的に判断できるよう十分な情報提供をし，患者により良い援助をする
③ 患者・家族に代わって医師に患者側の要求，情報を提供する
④ 常に医師や患者・家族双方の情報を得る

というように，広い範囲にわたる。

さらに重要なのは，看護婦は，対患者との関係で相手の反応に注意を払うことである。患者の言葉や表情等，状態をよく観察してそれを過去の経験から解釈し，患者の回復に役立てる。そのために，看護婦は聞くという行為が基本となる。患者の話しを聞くことは，相手の身になって対応している表れを示しているのであり，お互いの信頼感に影響を与える。そして，これこそがインフォームド・コンセントの大事な要件である。患者に納得のいく治療を受けてもらうための大きな支えであり，根底をなすものである。

実際の看護行為において，聞くことを中心とした患者との関係については，以下のことが指摘されている（勝村監修・前掲書）。

① 相手の一番苦痛であろうこと，聞いてほしいことから聞く
② コミュニケーションの手段に，言葉は最も多く使用されるが，動作，行動，しぐさ等見落とさない。非言語的な隠れた訴えに目と耳を傾ける
③ 事実の議論ばかりしない。自分の正当化に走り，余計に患者の怒りに変

えてしまう
④ 先入観で相手を見たり，決め付けたりしない。とくに最初の出会いは理解したいという態度で接する相手が感情的になっている場合は，どんなことで腹を立てているのか知りたいという態度で接する
⑤ 相手の感情に巻き込まれない。看護婦は自己防衛しがちであるので，静かに観察する態度が必要
⑥ 疾患のみにとらわれない。生活習慣，性格等を含めその人の全体像に目を向ける
⑦ うるさい人，訴えの多い人，わがまま・頑固な人，何もいわない人等，自分を中心に考えがちであることに気付く。看護婦自身が無意識のうちに看護の範囲を決めてしまい，それを越える要求や反応があったときに，変な人，訴えの多い人となる
⑧ 自分の心に浮かんだことは，誠意をもって言葉に変え，相手に伝える
⑨ 患者は看護婦に本音で話ができるので，医師の説明がわからないときは，本音でわからないといえる患者対看護婦の関係を築く

　看護婦が聞く行為に続いて大切なのが，患者へのサポートである。これは何も患者の入院生活における行動を手助けするだけでなく，患者の心理的なサポートも大きな役割である。たとえば，末期医療にある患者の場合，とくにこの点が重要と思われる。末期患者は，不安や心配事を看護婦に訴えてくることがある。看護婦も，しだいにその患者と接することが苦痛となり，避けたくなる心情にもかられよう。しかし，看護婦は患者の心理的なサポートを行わなくてはならない。どんなに苦痛であろうとも，患者と正面に向き合って，訴えを聞き，精神的な不安感を取り除く，それから適切なアドバイスができれば理想といえる。もちろん，末期医療の場合に限らず，すべての患者が少なからず不安を持って入院生活を送っているのだから，看護婦はなるべく患者とのコミュニケーションをはかり，不安や心配を軽減する。これら心理的サポートがあってこそ，またインフォームド・コンセントにおける患者の立場に立った医療が実践されることとなる。

【展開講義　30】　助産婦・看護婦のインフォームド・コンセント

基本講義では，主として看護婦のインフォームド・コンセントにおける役割について概観してきた。そこで本項は，やや具体的に助産婦・看護婦のインフォームド・コンセントを示しておきたい。なお，便宜上看護婦から先に解説する。

保健婦助産婦看護婦法の規定から，看護業務は①傷病者，もしくはじょく婦に対する療養上の世話，②診療の補助である。あるいはまた，緊急を要する時は，③臨時応急の手当ても含まれる。①は主体的業務とも呼ばれ，看護独自の専門領域とされ，②は医師が行う診断や治療の補助的業務とされている。

最初に①の療養上の世話とインフォームド・コンセントであるが，これには患者が先ず入院する際におけるインフォメーションが挙げられる。

(a)　入院生活に関する一般的な規則，1日の入院スケジュール，設備とその使用方法についての説明
(b)　身の回りの必需品，不用品の指導
(c)　療養上の必要事項，たとえば，安静度に関すること，食事に関すること，非常時の避難に関する説明

さらに，看護婦が医師の治療方針を理解した上で，看護を展開していく際に必要なインフォメーションとして，

(d)　看護婦が立案した看護目標，看護計画，教育計画についての説明

あるいは，患者の家族に対して行うインフォームド・コンセントとして，

(e)　患者が陥りやすい孤独感，無力感，不安，あせり等の心理状態を把握した場合の情報提供と治療，ケアに協力してもらえるよう同意を得ておくこと等

これら看護婦の主体的業務におけるインフォームド・コンセントの場合，その責任は看護婦が負うものとされる。しかし，療養上の世話に対する情報提供義務違反からくる患者の不利益は少ないと思われ，これまで問題となった事例は見当らない。

次に，②の診療の補助については，以下のようなインフォメーションが考えられる。

(a)　医師が説明した後の患者の質問の補足説明
(b)　患者が服薬中の薬に関する質問の補足説明
(c)　点滴の際の開始の時刻，巡回について，および終了時刻，苦痛の有無，等の説明
(d)　採血の際の目的や採血量，結果の時期，等の説明

(e) その他，補助行為を行なう際の注意事項，等の説明

これら診療の補助では，医師が行ったインフォームド・コンセントにおける看護婦の立会い確認が重要となってくる。医師が説明したことを看護婦は自ら分析，理解し，患者に疑問ある時は説明する，あるいは，補助行為を行う時も患者の理解が深まるよう，さらなる説明指導も必要である。この診療補助の場合，看護婦の責任は，原則としてないといえる。なぜなら，看護婦は医師の行う治療についての補助的な業務を行っているに過ぎない。したがって，主体的治療は医師が中心となって行われているわけだから，インフォームド・コンセントに関わる責任も医師にある。もっとも，たとえば(a)の場合のように，医師の説明を患者が理解せずに補助説明をしなければならないとか，(b)のように，薬の効能について説明しなければならない時，患者に納得のいく同意を得た上での治療受入れに，何らかの支障をきたすほどの誤った説明，ないし，連携役としての報告・連絡にチーム医療を妨げるほどの責任が認められるといった場合，少なからず看護婦もインフォームド・コンセント違反となろう。しかし，それでも全体的責任は医師が負うのであり，看護婦が独自に責任を追及されることはない。

③の臨時応急の手当てについては，通常医師の指示に従わなくてはならない制限を超えた場合に存するので，その主体的業務性は看護婦にある。よって，この場合の責任は看護婦にあるといえるが，インフォームド・コンセントにおける免除事由として挙げられる，緊急時であるとか，軽微につき特段の説明を必要としないことも多いであろうから，実際上責任を負う場面は少ないと思われる（勝村監修・前掲書，寺本松野＝村上國男＝小海正勝『自己決定を支える看護』2000年）。

これに対して，**助産婦のインフォームド・コンセント**についてであるが，助産婦の業務は，助産又は妊婦，じょく婦あるいは新生児の保健指導を行うことにある。したがって，インフォームド・コンセントを考えた場合，分娩に入る準備段階としての説明，分娩時における心構え，分娩後の養生についての説明ないし新生児を扱う上での注意点，等が挙げられよう。いずれにしても，妊娠した女性の出産に対する精神的不安等を取り除くことを中心に，いかに出産を円滑に行えるかに配慮する必要がある。また，分娩は緊急時のことも多く，その場合は，インフォームド・コンセント上の要請は免除されることになる。

4　医療行為と代諾

───────── ◆　導入対話　◆ ─────────

学生：前に患者のコモン・ウィルと自己決定を勉強しましたけど，意思表示する前に意識不明に陥ってしまったらどうしたらよいでしょう。

教師：あきらめなさい。というのは冗談で，これは代諾あるいは意思決定の代行という問題になります。つまり，自ら意思表示できない場合，他の者が代わって決定することができるわけだが，意思決定できないのは意識不明の人ばかりでなくて，幼児のような未成年者あるいは精神障害者も代諾が必要とされます。この問題は，民法の代理と深い関係があるんだ。民法はこれまで禁治産者，準禁治産者等の呼び名で代理人を必要とする人を規定してきたけど，平成12年4月から新成年後見人制度をスタートさせた。これは高齢化社会に対応させるものとして，成年被後見人，被保佐人と名称を変えた上，新たに被補助者が加わったり，あらかじめ代理人を選んでおいて，実際，意思能力を喪失した時から監視人のもとで代理をはじめてもらう，任意後見制度が新設されるなど細かな対応ができるようになったんだ。

学生：医療の現場ではどうなりますか。あまり保佐とか補助とか聞きませんけど。

教師：たしかに法定代理人の中で医療と係り合うのは家族のことが多いかもしれない。家族は自分が育ってきたところだし，家族による代諾だったら本人も納得するんじゃないかな。

学生：しかし，いつもそうとは限らないですよ。以前，川崎で起きたエホバの証人の事件。

教師：あの10歳の少年が，両親が宗教上の理由から輸血を拒否されたために，手術を受けられなくて死亡してしまった事件ね。痛ましい事件だったけど，両親も医師も責任を問われなかったな。このエホバの証人による一連の輸血拒否も，このように子供が患者の場合，親の代諾の問題であるし，患者が成人で，しかも自らエホバの証人だったら，まさに患者の自己決定権が重要なテーマとなってくるね。

学生：また，最高裁で判決も出ましたよね。

教師：これは，説明義務と同意というインフォームド・コンセントもからんだ事件だ。エホバの証人の事件は，いろいろな医事法上の問題点を提起しているといえるんじゃないかな。

4.1 代　　諾

　すでに見てきたように，患者の自己決定権は憲法が認める各種の権利の中でも，私人相互間，すなわち私的自治と呼ばれる原則のはたらく私法における領域が，色濃く反映する部分である。本来，患者自らが意思決定をすべきところ，意識不明の重体患者や未成年者，精神障害者のように自ら意思決定できない，ないしは意思決定があっても治療内容など理解した上での決定なのか判断できない場合，本人に代わって他の者が意思決定を行うことが必要となる。これが「代諾」あるいは**「意思決定の代行」**の問題である。もちろん，患者の推定的承諾理論から考えることも可能だが，身近に代諾する人がいれば，その人達に代諾してもらわなければならない。それでは代諾を許されるのはどのような人なのか。民法において規定される親権者（818条・819条），後見人（839条）および保佐人（847条）と呼ばれる法定代理人が代表的である。もっともこれまで，法定代理人の制度は意思決定できない人の財産をいかに管理するか主眼が置かれてきた。少なくとも代理制度として，これを医療における代諾にも適用していくことが必要である。

　これまで民法は自ら意思決定のできない代理人を必要とする者として，20歳未満の未成年者，心神喪失者である禁治産者，心神耗弱者である準禁治産者を規定してきた。しかし，高齢化の進む現在の情況や自己決定権の確立した時代要請に合致するよう，法改正の必要性が以前からあった。とくに，高齢者は日常生活の中で援助を求める機会が増え，たとえば在宅看護サービスを受けるとか，医療を受ける際の診断あるいは入院契約を結ぶといった場合に，満足のいくサービスや医療が受けられるのか難しい社会となったのである。しかも，禁治産者や準禁治産者の型が画一的であり要件も厳しいこと，また代理人になる人も限られているなどから新しい制度作りが行われ，平成12年4月に施行となった。それが**「新成年後見制度」**である。

　この制度の特徴は，法定後見制度と任意後見制度の二本立となったことである。法定後見制度は，民法の禁治産者と後見人，準禁治産者と保佐人の制度を改正したものであり，任意後見制度は，「任意後見契約に関する法律」において新しく設けられたものである。それぞれの概要を見てみよう。法定後見制度は，従来の禁治産，準禁治産を後見（判断能力を欠く者），保佐（判断能力が著

しく不十分な者）へと改め（したがって，成年被後見人と成年後見人，被保佐人と保佐人），さらに判断能力の程度が二者より軽い補助（判断能力が不十分な者）の型が新設された。これにより能力の程度に応じた類型が適切に選べるようになった。同時に保佐の場合，従来準禁治産者が保佐人の同意を得た上で，行為自体は準禁治産者が行っていたものを，たとえば療養看護における介護契約，医療契約の締結等を含む特定の法律行為に対し，**保佐人に代理権**を与えるとか，補助の場合には程度が軽い，したがって本人の意思決定が少なからず存在するので，被補助者の情況や必要性に応じてケース・バイ・ケースで代理への形態が決まることになるといったきめ細かな代理人制度となっている。また成年後見人制度で大きく変わった点は，身上看護義務から**身上配慮義務**への変化である。従来，禁治産者において療養看護義務の規定が置かれ，身上看護が職務内容とされてきた。療養看護という看護行為が時として求められていたのである。しかし今回の改正では，あくまで代理の範囲は被後見人の生活，療養看護および財産の管理に関する事務ということである。看護行為といった行為自体ではなく，たとえば介護サービスや養護老人ホームに入所する契約や医療機関に入院する契約等の法律行為を代理すること，そのような事務手続きによる身上配慮義務となった。このことは，被後見人の意思を尊重し，かつその心身の状態および生活の情況に配慮して行われなくてはならない。

　一方，新たに設けられた任意後見制度とは，精神の障害により判断能力がなくなったり低下した場合，自らの生活や療養看護および財産管理に関する事務の全部または一部を事前に委託して，代理権を与える委任契約を特定の代理人と結び，現実に判断能力がなくなる，あるいは低下した時点で当該代理人に後見人として活動してもらうものである。代理人が後見活動する際，家庭裁判所から任意後見監督人が選任される。これにより，従来せっかく代理契約を結んでおいても実際判断能力がなくなった後，後見人によって権限を濫用されるおそれがなくなった。先の法定後見が一定の要件にもとづく場合に開始されるのに対し，任意後見はあらかじめ自らの意思で代理人を決めておき，不測の事態に備える点で，任意後見制度は自己決定権を重視した制度といえる（安永正昭「成年後見制度」『法学教室』236号）。

　このように従来の制度を改正ないし新設する形で施行されることとなった成

年後見制度であるが，実際の医療において法定代理人として患者本人に代わって承諾することが多いのが，やはり家族である。先にわれわれは，患者の自己決定権の項目で患者にはコモン・ウィルがあり，アメリカでは事前に意識不明の状態に陥ったら治療をどうして欲しいのか，治療を止めて欲しいのか，明らかにする制度について見てきた。しかし一方では，アメリカにおいてコモン・ウィルのような文書で残すことをしないで，そのような状態に陥った場合，家族の決定に委ねる傾向もあるという。これは，コモン・ウィル作成の難しさの裏返しでもあるが，家族に委ねるという患者自身の意思が強いこととか，結局患者にとって決定された結果を受け入れるのは家族であること，あるいは患者が生まれ育ってきた家庭において，患者の考え方なり価値観が決定される要素が大きく，それは親子であれ兄弟であれ夫婦であっても，お互いのことがよくわかっているなどから，家族の決定に委ね従うことが多いとされる（丸山英二「意思決定能力を欠く患者に対する医療とアメリカ法」『法律時報』67巻10号）。

4.2 エホバの証人による輸血拒否

医療行為と代諾を考えるに場合に忘れることができないのが，「エホバの証人による輸血拒否」の事例である。もっとも，エホバの証人の事例には2つのタイプがあって，1つは成人である患者がエホバの証人であって，自ら輸血を拒否しながら治療を受ける場合，もう1つは意思能力の不十分な子供が患者であって，その両親がエホバの証人であり輸血を拒否する場合である。この項目で問題としている代諾についていえば，後者の事例がそれについてである。一方，前者の場合は患者自らエホバの証人であり自分の責任で輸血を拒否したのであるから，本来は患者の自己決定権の問題だが便宜上本項で取り上げることとする。また，平成12年2月にはエホバの証人の事例として最高裁判所の判決も出されたので併せて紹介したいと思う。それでは一体，エホバの証人とはどのような人達なのか，なぜ輸血を拒否するのか見ていくことにする。

「エホバの証人」は，19世紀の後半アメリカで誕生したキリスト教の一宗派である。世界中に1,000万人を越える信者，わが国でも40万人近い信者がいるといわれる。神の名は「エホバ」であるとし，それを証とすることからエホバの証人と称されるが，独自の聖書の解釈を行い，輸血拒否のみならず堕胎や喫煙の禁止，兵役につくことの拒否，さらには柔道や剣道などの武道を学校の授

業で行うことまでも禁止している。輸血を拒否する理由は，血を避けなければならないとの教えから，生命である血を食べてはならない，そして体外に流れ出た血液はもはや死んだものであり，それを体内に入れることは，永遠なる命を約束されないと考えることからきている。しかし，エホバの証人自身は輸血拒否はするけれども治療拒否をしているわけではない。無輸血治療を欲しているのである。実際信者たちは輸血を拒否する意思表示として，医療における宣言および免責証書，あるいは輸血謝絶および免責証書を医療側に提出することで，つぎのことを自己決定している。すなわち，輸血として拒絶するものとして，全血，赤血球，白血球，血漿，血小板があり，また個々の信者達の解釈に委ねられているものとしては，アルブミン，免疫グロブリンなどの成分，血友病製剤，あるいは体外循環を中断しない術中血液回収や人工透析などは受け入れる。輸血拒否は，医師から輸血が必要であること，無輸血の危険性を説明された上での決定であり，意識不明となっても決定が変わらないこと，そして輸血しなかったことでいかなる損害が発生しても病院や医師の責任を問わないとしている（石原明「エホバの証人と輸血拒否」『産大法学』32巻2・3号，『医療倫理Q&A』1998年）。もちろんエホバの証人もわが国憲法において信教の自由が認められている（憲20条）のであるから，通常の信仰という意味では何ら問題はない。しかし，輸血を拒否することについては，これまで生命維持を業務とする医師・医療との間で問題を提起してきたことも事実である。いくつかある輸血事件の中から3つを選んで考えてみたい。

　最初は，エホバの証人による輸血拒否が裁判で争われたはじめての事件として有名な大分の事例（大分地判昭和60・12・2判時1180号113頁）である。この事件は，左足大腿骨が骨肉腫に侵された患者Xが，そのまま放置しておけば他へ転移し，やがて死に至る可能性が高く，担当医師も転移を防ぐためには左足大腿部の切断手術しかなく，救命の確立が切断しない場合より高いことをXに説明した。当初手術に同意していたXは，手術の際必要とされる輸血について，宗教上の理由からこれを拒否し無輸血手術を望んだ。病院側は，Xが輸血の承諾をするまで手術を見合わせていた。その折，Xの両親がXは3人の子の父であり平穏な家庭を営んできたこと，したがって，輸血拒否は自殺行為に等しいとして，両親はXの生命健康を護る法律上の権利を有すると主張。病院に対し

て輸血を伴った医療行為をXに代わって委任する仮処分を申請したのが本件である。この申請に対し，大分地裁はこれを却下。理由は，両親の申請は親族関係における幸福追求権，将来の扶養義務の履行を期待する親族権を有してはいるが，Xが輸血を拒否することは，理解，判断能力を含めて正常な精神能力を備えた成人の判断であり，危険を知った上で拒否していることは親族権を侵害するほどの違法性を帯びてはおらない。またXは他の放射線療法や化学療法は受け入れており，単純に生命の尊厳に背く自己破壊行為とはいえないとした。本件の場合，輸血拒否を止めさせ，手術を行うことを求めた両親の親族権と輸血を拒否する患者の正当性が比較考慮された事件といえる。その上で，患者の輸血拒否が信教の自由にもとづくもの，また拒否自体は不作為にとどまることといった患者の目的や態様が親族権を侵すものではないと判断されたのである。その中心となるのは，やはり自己決定権の尊重である。もちろん，自己決定権を重視しすぎるのも問題ではある。とくに本件のように親族が反対するケースは，患者の命は自分ひとりのものではないことを痛感させられる。それでもなお，患者の意思を重んじたのは，自己決定が生命を維持することを越えた存在として認められたことによろう。

　つぎに，未成年者に対する輸血拒否として有名な川崎の事件がある。これは，昭和60年に川崎市で当時10歳の少年がダンプカーに跳ねられ両足を骨折，聖マリアンナ医科大学病院に担ぎ込まれた。緊急手術を必要としたが，両親がエホバの証人の信者であり輸血を伴う手術を拒否，病院側も手術をするよう説得したものの結局受け入れられず，やがて少年が死亡したというものである。なお，ダンプカーの運転手は，輸血拒否と死亡との因果関係が証明されず，業務上過失致死罪に問われたが，両親，医師に対しては責任を問われなかった。この事件は何といっても子供に対し，両親が宗教上の理由から生命維持に必要な措置を拒んだことによって，死亡に至らしめたことに問題がある。大分の事例と違って，患者は未成年者であり，本来子を養育，監護すべき両親は子の監護および教育する権利を有し，義務を負っている（民820条）のであるから，意思表示できない子供に代わって，子供の利益に反するような決定を両親はすべきでなく，民事上違法（親権の濫用）となろう。また刑事上も保護責任者遺棄致死罪（刑219条）や，場合によっては不作為による殺人も適用されてしかるべ

きではなかったかとさえ思える。いくら宗教上の理由があろうとも，患者である子供自らの意思表示がない場合，両親が手術を拒むのは決して尊厳ある死を選択させたとはいえまい。

　最後に，平成12年2月に出された最高裁判決（最判平12・2・29判時1710号97頁）についてである。本件事案は，当時63歳のエホバの証人である患者Xが肝臓の血管腫で都内の病院に入院したところ，輸血を必要とする手術をしなければならないとされた。Xは無輸血手術を望んだものの同病院では難しいことから，東大医科学研究所付属病院へ転院を決意した。そこでは，医師Yが過去エホバの証人に無輸血手術を行っていたこと，また回収式自己輸血装置を使っていたことからYを信頼して入院したが，Yから危険な状態になったら輸血も必要との病院の姿勢について，説明を受けなかった。そしてXはあくまで輸血拒否を意思表示し，一切の責任を問わない免責証書も手渡した。ところが，実際手術がはじまると輸血なしでは生命に危険がおよぶとYは判断し輸血を行った。輸血の事実は手術後に判明，これに対し患者および患者の死亡後は遺族が医師・国を相手どり訴訟を提起したものである。第1審の東京地裁は，いかなる事態であっても輸血しないとの約束は公序良俗違反となり無効であって，救命のための輸血は社会的正当行為に当たると判断，請求を棄却した。それに対して，原審の東京高裁は医師の側の説明義務違反であり，患者の自己決定権を侵害したとして，不法行為を認め，逆転判決を下した。そこで医師・国側が上告したのが本件である。しかし，最高裁は原審を支持した。理由は，患者の輸血拒否の表明は人格権の一内容として尊重されなければならず，また場合によれば輸血を行うとの説明もなく手術を施し，輸血を実際に行ったことは意思決定する権利を奪ったとして，当該人格権の侵害を認定，不法行為責任を認めた（樋口範雄「エホバの証人最高裁判決」『法学教室』239号）。最高裁が中心に考えたのは，インフォームド・コンセントである。医師が当病院の輸血もあり得る旨の説明義務を果たしていたなら，患者はそれでも手術に同意していたであろうか。したがって，患者には輸血を拒否する人格権が存在するが，その権利を行使する機会を失わせてしまった病院に責任があるとしているのである。このことは，今後病院が輸血に対しどのような方針を採っているか説明する義務を持ち，患者もそれに同意したなら医師の責任はもはや問われないという形が確立

されるものとして重要な意味を持った判決といえる。

【展開講義　31】　意思決定無能力者と医療契約者
　医師と医療契約を結ぶ際，片方の当事者が患者であることはいうまでもない。そして，患者に意思決定能力がある場合には，本人の意思のもとで契約が結ばれ治療が行われる。しかし，意思表示のできない子供や意識不明の状態の者，精神障害者が患者である時には，家族をはじめとする親族等が実際上治療を申し込むことになる。しかし，代わりに治療申込みをした者を契約の当事者として法律的にどう考えたらよいのか。
　たとえば，患者が幼児であった場合，成年に達しない子は父母の親権に服すことから親権者が，また精神障害者であれば，家庭裁判所が任命した成年後見人や保佐人，補助人といった法定代理人が代理人として契約の当事者となる。同じ未成年者であっても幼児と違い，たとえば20歳に近い意思能力がある程度備わっている者の場合，同様に両親が法定代理人の立場となるが，それは患者である未成年者の自己決定権あるいは治療の承認に対する代理行為といった代諾と異なり，あくまで患者の保護のためになす両親の権利行使，すなわち監護権行使と考える見解もある（寺沢知子「未成年者への医療行為と承諾三・完」『民商法雑誌』107巻1号）。この見解は，これまでの親権にもとづく代理という受け身でなく，積極的な権利行使とすることに特徴がある。
　問題となるのが患者が意識不明の場合である。もし，夫婦の一方が意識不明となり配偶者が受診の申込みを行った場合には，その配偶者が代理権の行使すなわち夫婦の一方が日常の家事に関して第三者と法律行為をした時は，他の一方はこれによって生じた債務について連帯してその責めに任ずる（民761条）との規定から，代理による医療契約と考えられる。他方において，配偶者以外の親族の場合，これを第三者のためにする契約と考える見解がある。第三者のためにする契約とは，契約により当事者の一方が第三者に対してある給付をなすことを約束した時は，その第三者は債務者に対し直接その給付を請求する権利を有する。またその場合に，第三者の権利はその第三者が債務者に対して契約の利益を享受する意思を表示した時，発生する（民537条）。この場合，当事者の一方，すなわち両親や親族等が第三者である患者に対し治療を受けさせる約束をした時，患者には債務者つまり医師に直接治療を請求する権利があるとするものである。そして患者の権利は，患者が医師に対し治療を受ける意思を表示した時，発生するのであるが，これを両親や親族が患者のために契約するという考え方や，最初から両親

や親族が契約の当事者であり，患者を第三者として契約すると考える，あるいはその他に代理権を有しない者が他人の代理人としてなす契約は，本人がその追認をしなかった場合効力が発生しない，**無権代理**（民113条），ないし義務なく他人のために事務の管理をはじめた者は，その事務の性質に従って最も本人の利益に適す方法で管理しなければならない**事務管理**（民697条）と考える見解等，多義にわたっている。なお，このうち第三者のための契約説と無権代理説は後に患者の意識がもどった場合，意思表示や追認という形で再度医療契約を確認する必要がある。さらに最近は交通事故や通りすがりの事件，事故により第三者が救急病院へ担ぎ込むケースも多くなっている。この場合は，事務管理が問題となる。ただし第三者は担ぎ込んだ時点で事務管理は終了し，それ以降の事務管理の範囲は医師に移ることになる。そして，このような救急の場合ではとくに管理者は本人の身体，名誉または財産に対する急迫の危害を免れさせるために行った時は，悪意あるいは重大な過失がなければ，生じた損害に対し賠償する責任は負わないとする**緊急事務管理**（民698条）の適用がある。（菅野耕毅＝高江洲義矩『医事法概論』1999年，前田和彦『医事法講義』（全訂第4版）1999年）。

5　新生児の親子関係と法律上の問題

◆　**導入対話**　◆

学生：最近，「人工授精」が発達してきましたね。
教授：医学上は，「人工生殖医学」といいますが，この分野の急速な先端技術の開発によって，不妊は昔話になりつつあります。しかし法律上重要な問題が生じてきました。それは，配偶者間（夫と妻）の生殖補手段としての人工生殖から一歩進んで，他人の精液の提供を受けて人工妊娠を願うものや，他人の卵子の提供による人工妊娠を願う者や，妻の卵子と夫の精子を試験管の中で受精させ，それを他人の女性の体内に移植または注入する「貸し腹の母」も出現してきたことです。妻が不妊なので妻の承認の下に，夫の精子を，代理妻を承諾した女性の体内に，人工授精させて，子を懐胎し出産してもらい，親となる人（夫婦）に引き渡す契約も出現してきました。世に言う『代理妻』**（代理母）**の問題です。そればかりか，未婚の女性が，人工授精によって子供を出産したいと願う，『**未婚の母**』の問題も出現してきました。

学生：このような場合，その子供の父と母は誰なんでしょうか。
教師：その点が，法律上，とくに家族法で大問題が発生したのですよ。
　「新生子の嫡出性の法的要件」という問題です。生まれてきた子は，誰を父とし，誰を母と法律的に認めるか，結婚しないで生まれた子の父は誰とするか，などやっかいな諸々の問題です。この親子関係が，人工授精や**試験管ベビー**の出現で，家族法の基本概念が大きく変貌をとげようとしています。家族法の基礎にかかわる重要な問題です。

5.1　親子関係の確定

　親と子の関係を規定している民法の家族法では，「妻が婚姻中に懐胎した子は，夫の子と推定する」（民772条1項）と法定されている。新生子が，結婚して，夫と妻となった者の間に生まれた場合である。これを「配偶者間の出生子」といいます。俗にこれを「実子」といい，血のつながった実の子という意味で，「血族実子」といっている。この親子関係ですら，夫にとっては，本当に自分の子と確定する方法は従来はなかった。

　現今では，DNA鑑定法，MCT-118型鑑定法，YNH24型鑑定，CMM-101型，HLADQα型鑑定など，かなり精度の高い「**鑑定医学**」の発達によって確定できるようになってきたが，それでも，断定して確定できるものではない。そこで，現今でも，民法は，「夫の子と推定する」という推定規定になっている。妻が不倫したり，夫以外の複数の男性と性交を持った場合，生まれてきた子が，夫の実子と確定する方法はない。そこで，民法は，一応推定規定を定めて，その上で，自分の実子ではない場合は，否認規定をもうけて否認し，また，子供の側からも，「父を定める訴え」をする方式をとっている。これが，「嫡出性」の親族法の法的要件（民774条・773条・775条・776条・779条）である。

　いわゆる「未婚の母」については，母と子の親子関係は，確定（分娩という事実により）できるが，婚姻によらないで，生まれた子であり，父が特定できず，父により認知されないので，法律上は，「認知されない非嫡出子」として，法律上も，社会生活していく上でも，不利な立場に立たされる。

　さらに「夫以外の精液を提供してもらって受胎・出産」した新生児の場合はどうなるか。この場合も現実に問題が多発している外国（ドイツ・フランス・

アメリカ）では，裁判上争いがあり，学説も対立がある。たとえば，ドイツの裁判所の通説は学説の多数説に反して，非配偶者による人工授精は，たとえ，父たる夫の同意があっても，子による嫡出否認の訴えは残されているとする。たとえ，母たる人が精液の提供を立証された場合，その子は，非嫡出子の法的地位を得る。それによって，その子は，精液提供者に対し，「遺伝上の婚姻外の父」として，扶養の義務を遡及的に課しうるとする。さらに，相続権もしくは，相続代償請求権が子にあるとする。これは，精液提供者が，ドイツの親族法や相続法上では，懐胎期間中に妻と性交した場合と同様に判断していることを物語っている。しかしながら，Artificial Insemination by Donor（AIDと以下略称する）非配偶者間人工授精によって，精液提供者は匿名性が護られているので，このようなケースでは，「医師に対する情報提供請求権」のみが残るというのが一般である。このように，新しい「生殖医学」の進歩は，「人工授精子」の体外受精子の誕生をめぐって法律上の諸問題を提出することになった。そこでの主たる問題点は，①「親子関係の確定」（「嫡出性の認定」），②**「代理母」**（Ersatzmutter）の有効性，③**「借り腹」**（Meitemutter）契約の有効性，④精子提供者の父性（と同時にAID子を出産した妻の夫の父性）の問題，⑤卵子提供者の母性（その女性に夫が有り，子がいた場合の関係性）の問題，⑥ドナー（Donor）の匿名性の法律上の保証，⑦死後における凍結精子の生殖，出産，子についての法律上の問題，などが，われわれ人類に21世紀に解決を迫っている，法律上，とくに「医事法」の重要課題である。

5.2 嫡出性の認定

(1) 嫡出性の認定

　嫡出子とは，法律上の婚姻によって生まれた血族実子が原則である（民772条1項）。その法律的要件は，①子の父母は，法上配偶者としての夫と妻であること。②その配偶者間に婚姻中に懐胎され生まれた子であること。いずれも，「夫の子」と推定される。婚姻成立の日から200日後か，婚姻解消または，取消の日から300日以内に生まれた子は，これまた，婚姻中に懐胎されたものと推定している（民772条2項）。これは，医学上の知識にもとづいて法律上，そのように規定されている。これがわが国の家族法の原則である。ところが，わが国でも，1949年8月，慶應義塾大学病院で非配偶者間の人工授精（AID）第1

号の子が誕生し，AIH や AID が生殖医学の発展にともなって発生して以来，この原則に修正を加えざるを得なくなってきた。以下，場合を分けて説明する（表5—1参照）。

　(a)　**人工授精**（Insemination—インゼミナッィオーン）による子　「人工授精」子には，①婚姻中の妻が夫の精液によって，**人工授精**して生まれた子（医学上は，Artifical Insemination by Husband, AIH と略称），②婚姻中の妻が夫以外の者の精液によって人工授精して生まれた子（Artifical Insemination by Donor, AID と略称），③婚姻していない女性（未婚の母）が，人工授精して生まれた子，に分けられる。

　①の場合は，婚姻中に生まれた子で，民法772条の嫡出推定を受ける嫡出子である。これは，生殖医学による**「生殖補助方法」**による出生で，法律上は，全然問題にはならない。ところが，夫の死後，夫の保存精液によって受胎し，出産した子については問題が生ずる。現行民法は，「婚姻中に懐胎」と規定しているので，嫡出推定は受けられず，嫡出子にもならないし，相続権もない（民886条）。ただ，夫の保存精液が，**「精子銀行」**などに登録されていれば，夫の子であることが証明されるから，「死後認知」されうる道がある。

　②の場合は，夫以外の Donor（ドナー）の精液提供を受けて懐胎分娩された子であるが，(i)夫の同意の有る場合と，(ii)夫の同意の無い場合に分けられる。通常は(i)の場合が多いが，(ii)の場合も起こりうる。(i)の場合は，同意のあった時点で，人工授精子が第三者のドナーの精液であっても，民法772条の嫡出推定を受けるとするのが通説である。したがって，その人工授精子に対して「嫡出否認の訴」（民775条）はできないとする見解が一般である。(ii)夫の同意の無い第三者のドナーによる「人工授精」子については，夫の嫡出否認権があるのは当然であると解されている。その否認された場合に，その子は法律上，どう扱われるか。問題のあるところである。

　③婚姻していない女性（未婚の母）や未亡人が，人工授精によって受胎し分娩した場合は，現行民法では，その女性の**「嫡出でない子」**と認定される。その子の権利上，不利な問題が生ずる。立法的な解決の方法が要請されるところである。

　(b)　**体外受精**（In-Vitro-Fertilisation and Embroy Transfer—V と略称）の子

「**体外受精**」子とは，妻に不妊の原因がある時，妻の体外にその卵子を取り出し，試験管の中で受精させ，受精卵の分割が始まる時点で，妻の子宮内に戻し着床させる，卵移植による出生子である。

配偶者間の体外受精子であれば，民法上は，夫婦の推定による「実子」で法律上は，全然問題がない。また，第三者のドナーの精子を体外受精する場合も，夫の同意があれば問題は生じないが，夫の同意がない体外受精の場合は，人工授精子の②の場合と同様な問題が生ずる。

「代理妻」または「**代理母**」(Ersatzmutter) や「借り腹母」(Meitemutter) の体外受精子が民法上，家族法上，問題が生ずる。非配偶者間の体外受精子であるから，「法と倫理」の狭間で，人類の英知がためされている重要な問題である。外国は，立法（スウェーデン人工授精法，イギリス「人の受精：胚研究法」（HFE法），ドイツ胚保護法（1990年），フランス人工生殖法（1994年）など）で解決しようと試み，あるいは，生命倫理法で，歯止めをかけるなどの処置が講じられてきている。

民法上，法技術的には，「代理母」契約は，そもそも有効かどうか。「借り腹母」の契約にも問題がある。しかも，卵子を提供した女性が，妊娠中に中絶の必要が生じた時，その決定権は，誰がもつのか。「**嫡出性の正当性**」は誰なのか。遺伝上の母と産みの母が，異なる時は，正当な血族の母は，どちらか。また，子の側から，自己と遺伝上の血縁関係にない母を否認する権利はあるか。「貸し腹の母」と子は，どのような法律関係に立つのか。契約説，合意説，養子説など論争は続いているが，どれも，決定的学説はない。その上，だから医師法で禁止すべきであるという者さえいる。人類が，invitro（試験管）の中で，Treiben（人の芽）をしようと願って，インゼミナッィオーン（人工授精）を試行した時から，人類の英知が問われる問題を背負った苦悩である。（中谷瑾子『21世紀につなぐ生命と法と倫理』（生命の始期をめぐる諸問題）「第2部生殖補助医学をめぐる諸問題」165頁以下参照，1999年）。石井美智子「治療としてのリプロダクション―人工授精・体外受精の法的諸問題」『ジュリスト増刊号』199頁，1986年。イギリス・HFEA (The Patients' Guide to DI and IVF Crinics, 1998)（国立国会図書館立法考査局『外国の立法』参照。))

【展開講義 32】 外国の人工授精・体外受精の立法

イギリスでは，人工授精・体外受精が481名に及んだ1985年以来，この問題に真剣に取り組み，1887年，家族法を改正（The Family Law Reform Act, 1987）して，その27条に新設条文をもった。それは，AIDによって生まれた子は，夫婦双方が治療に同意している場合には，夫婦の子として扱われ，夫が父親として届け出ることを認めている。さらに，それと連動して，1990年 **HFE 法**（Human Fertilisation and Embryology Act 1990）にも，その30条に，「代理母」が出産した子も，代理出産を依頼した夫妻の「嫡出子」であることを法廷で決定することにした。

ドイツにおいては，1990年 Embryonen-SchutzGesetz（ESchG と略称）が制定され，1991年1月1日から施行された**「ドイツ胚保護法」**によって，生殖技術を不正に利用して，①他人の未受精卵を婦女に移植しようとした者，②卵子を採取した女性本人を妊娠させる目的以外に卵子を人工的に受精させようとした者，③1月経周期内に3個を超える初期胚（Embryonen）を女性の体内に胚移植しようとした者，④配偶子を卵管移植（Gamete intrafallopian transfer）により，1月経周期内に3個を超える卵子を受精させようとした者，⑤代理母に人工授精を行うこと，に対しては，3年以下の自由刑または罰金刑に処する旨の規定がおかれた。したがって，ドイツにおいては，「代理母」は違法で処罰されることになっている。その9条で，医師のみが，①人工授精，②ヒト初期胚を女性に移植すること，③ヒト初期胚子・ヒト精子の保存が許されることになった。

フランスでは，1982年に体外受精子第1号アマンデーヌが誕生して以来，Centre d'etude et de conservation du sperme—CECOS と略称が研究し，急速に立法化がすすみ，①新しい刑法に規定し，②人体の提供及び利用，生殖への医学介助法（1994年7月29日），③保健の分野における研究情報処理法（1994年7月1日），らが施行されている。そこでは，人工生殖は，夫妻間でおこなわれるのが，原則であり，第三者のドナーと行うのは例外と規定している。したがって，「他人のための生殖または妊娠を目的とする契約」は，すべて無効とする（フランス民法典1章2節16条⑦）の立場を採用しているので，フランスでは，「代理母」契約は無効である。

スウェーデンの体外受精法は，1989年1月1日から施行されたが，その第2条に，「体外受精された卵子」の女性の体内への移植は，つぎの条件を満たした場合にのみ行うことが出来るとして，①女性が結婚していることが前提である。同

棲している場合でもよい。②夫の同意か文書による同意が必要である。同棲者の場合は同棲男性の文書による同意が必要である。③卵子は，その女性のものであることが前提で，夫または，同棲者の精子を用いて受精させること。3条で，体外受精は社会庁の承認が必要で，公立総合病院でのみ認められる。4条で営利目的の体外受精は禁止されており，これに違反すれば，処罰される。**スウェーデン人工授精法**（Lag om Insemination 1984）の1条及び2条にも同様な旨の条文となっており，4条に，人工授精子が，相当なる判断力を持つ年齢に達した時，病院に保管されている精子提供者の個人資料を入手する権利を取得する。第5条に，子の父性に関する争いが生じた場合は，裁判所が必要と認めた時に限り，人工授精に関する資料の提出をもとめることができるとなっている（比較法学会「人工生殖の比較法的研究」『比較法研究』53号102頁，1991年。坂本優子「スウェーデン人工授精法」(『六甲台論集』32巻4号116頁。菱木昭八朗「スウェーデン人工授精法と改正親子法における人工授精子の父性」『ジュリスト』835号122頁以下。「**フランスの人工生殖法**」については，国立図書館立法考査局『外国の立法』(全訳) 190巻2号，1994年によった。

5 新生児の親子関係と法律上の問題 219

表5—1 医学的生殖補助の方法

	精子	方法	卵子	子宮(出産者)	コメント
1	夫	→	妻	妻	自然の懐胎
2	夫	→(AI)	妻	妻	AIH (Artificial Insemination by Husband), 排卵誘発剤の使用, 男女産み分け。
3	夫	→(AI)	女	女	代理母(体内受精)(surrogate mother, Ernatzmutter)。
4	夫	→(AI)	妻	妻 子宮洗浄	夫の精子を他の女性に人工授精してできた受精卵を子宮に着床する前に子宮洗浄の方法で取り出し, 妻の子宮に移植して妻が子を産むというもの。1984年1月, アメリカで臨床例が報道されたが, イギリスの Warnock Report (5) は, 現時点では認めるべきでないとしている。
5	男	→(AI)	妻	妻	AID (Artificial Insemination by Donor), 第三者の精子を採取して妻の子宮に注入する。
6	男	→B→(AI)	妻	妻	精子銀行経由の精子を使用する AID。アメリカにはノーベル賞受賞者の精子銀行もあるほど, 多くの希望に応えられるよう精子の種類を各種取り揃えて, 現在, アメリカだけで28の精子銀行があり, その他英・仏・西独など諸国に見られる。
7	夫	→V←	妻	妻	AIH に相当する夫婦間の体外受精 (In-Vitro-Fertilisation and Embryo Transfer)。
8	夫	→G←	妻	妻	簡易体外受精 (GIFT), 夫の精液と妻の卵子を体外で混ぜただけで, 受精を確認しないで妻の子宮に戻す。手法は IVF に似ているが, 受精自体は妻の子宮で自然な形で行われる。越谷市立病院で臨床例がある (1985.11.14読売新聞)。
9	夫	→G←	妻	女	8のヴァリエーション。
10	夫	→G←	女	妻	8のヴァリエーション。
11	夫	→V←	妻	女	借り腹 (host mother, Leihmutter), 代理妊娠。
12	夫	→V←	女	妻	借り卵。
13	夫	→V←	女	女	代理母(体外受精による)。
14	夫	→V←	女₁	女₂	この場合, 生まれた子は卵子の母(女₁), 産み(子宮)の母(女₂), 育ての母(妻)と3人の母を持つことになり, 女₁, 女₂がともに有夫のときは, 5人の親を持つことになる。
15	男	→V←	妻	妻	AID に相当する体外受精。
16	男	→V←	妻	女	第三者の精子と妻の卵子を体外で受精させた受精卵をホスト・マザーの子宮に移植する。
17	男	→V←	女	妻	第三者間の受精卵を妻の子宮に移植して出産する。
18	男	→V←	女	女	第三者間の体外受精(夫婦の希望による)。
19	男	→V←	女₁	女₂	18のヴァリエーション。
20	男	G	妻	妻	第三者の精子による簡易体外受精。15のヴァリエーション。
21	男	G	妻	女	16のヴァリエーション。
22	男	G	女	妻	17のヴァリエーション。

(注) 1) Vは体外受精 (In-Vitro-Fertilisation and Embroy Transfer) の略。
   2) (AI) は人工授精 (Artifical Insemination) の略。
   3) Bは精子銀行 (Sperm Bank) の略。
   4) Gは簡易体外受精 (GIFT) の略。
   5) 女は, 妻以外の第三者である女性。有夫の場合と単身の場合とがある。前者の場合, とくに子の身分関係が複雑になる。
   6) 男は夫以外の精液提供者 (donor) であり, その提供は, 精子銀行に経由することが多い。

(資料) 中谷瑾子『21世紀につなぐ生命と法と倫理』168頁に典拠。

第6章 精神医学と法的問題

1 精神保健福祉法と患者

━━━━━━━━━ ◆ 導入対話 ◆ ━━━━━━━━━

学生：わが国では，いつごろから精神病患者に対する法的対策がとられたのですか。

教師：江戸時代の御定書百箇条には，「乱心者」の犯罪に対する減刑や特別処遇についての規定があり，私宅監置にあたる「入檻」や非人頭に監護を任せる「溜預」などの処遇を受ける際に，年寄り同心の監督や許可および医師の診断書が必要であったという記録が残されている。それ以前の医事法制については，山崎佐という先生の研究によると，奈良時代以前から，精神障害者の処遇についての記録があるといわれており，たとえば 702年の大宝律令には，精神障害者の犯罪に対しては罪を減じ，その供述は証拠として認めないという規定があったといわれています。

学生：ずいぶん古い時代から，精神障害者の犯罪行為について一定の配慮がなされていたんですね。

教師：そうですね。法制度としては精神障害者の犯罪行為に対するものが中心で，犯罪行為と直接関係のない精神障害者については，小規模な収容施設があったようですが，もっぱら漢方薬による治療という側面が強かったと思われます。

学生：明治以降の日本の精神医療法制は，どのようなものだったんですか。

教師：まず明治6年の太政官布告「東京番人規則29条」が，治安目的のために路上の狂人を取り押さえ，警部の指揮を受けて収容できることを規定しており，これが明治維新以降最初の精神障害者に対する法律と思われます。この前年（明治5）に明治政府は，ロシア皇太子の来日に際し，路上の乞食や浮浪者を一掃し収容するための営繕会議所付属養育院を設置しており，この中には多くの精神障害者が含まれていたといわれています。そして明治33年，精神病者監護法が公布され，それまで地方ごとに異なっていた精神障害者の処遇規定を統

一し，これが現在の精神医療関連法の前身ということになります。
学生：それでは，現在の精神保健福祉法のルーツを辿っていくと，どれくらい遡ることになるのでしょうか。六法をみると，昭和25年5月1日公布となっていますが。
教師：そうですね。現行法のルーツは，昭和25(1950)年の精神衛生法であり，その後，何回かの一部改正を経て昭和62(1987)年の精神保健法，そして平成7(1995)年に精神保健福祉法に改められ，平成11(1999)年に一部改正されたのが現行法ですね。
学生：この50年間，ずいぶん紆余曲折があったようですが，それはなぜですか。
教師：現在，精神障害者に対する行政の3本柱は「福祉と医療と人権」であるといわれているが，このような考え方が行政に反映したのはごく最近のことで，古い時代はほとんど考慮されていなかったといっていいですね。人権の保障は，近代憲法の中心的なテーマであるけれども，精神障害者に対する人権については，きわめて消極的であったために細かな法の改正を必要としたのだと思う。

1.1 精神医療法制の歴史

　わが国の精神医療法制は，1900（明治33）年の「精神病者監護法」の制定に始まる。同法1条は，精神病患者を監護する義務者の順位を，後見人，配偶者，親権を行う父または母，戸主，親族会で選任された四親等以内の親族と定めており，これは「私宅監置（いわゆる座敷牢）制度」を法制化したものといえる。その後，1919（大正8）年に「精神病院法」が制定され，精神病者の保護治療の場を私人に委ねていたこれまでの制度から，国家と地方公共団体を中心とした体制に改めることとなった。同法によると，各道府県は，主務大臣の命令を受けて公立の精神病院を設置しなければならず，精神病者の入院を地方長官の権限によって実施することとなった。しかし，財政上の理由と戦争の影響などが重なって病院の設置が進まず，実際にはこの制度の運用は十分に行われることはなかった。

　日本国憲法施行（昭和22年）後の1950（昭和25）年，新たに「精神衛生法」が制定された。それに伴い前述の2法は廃止され，同時に私宅監置制度も廃止された。同法の内容は，旧法との比較から，つぎの6点にその特徴をまとめる

ことができる。
  (1) 保護治療の対象を狭義の精神病者に限定せず，精神薄弱者，精神病質者を加える（3条）
  (2) 各都道府県に精神病院の設置義務を課す（4条）
  (3) 精神障害の発生を予防し，国民の精神的健康の保持および向上のため，精神衛生相談所を設置し，訪問指導なども行う（7条・42条）
  (4) 精神保健行政の推進を図るため，関係官庁と専門家の協力による精神衛生審議会を設置する（13条～17条）
  (5) 精神障害者を拘束する必要があるかを決定する精神衛生鑑定医制度を設ける（18条）
  (6) 精神障害の特殊性から，仮入院および仮退院の制度を設ける（34条・40条）

精神衛生法は，1965（昭和40）年に一部改正が行われたが，その直接的なきっかけとなったのは，ライシャワー駐日アメリカ大使の刺傷事件（1964年3月24日に発生した精神病院入院歴のある少年による傷害事件）であった。事件後，警察庁は，厚生省に対し，保安的な側面を強調した法の改正を強く求めたといわれている。この改正法の特徴は，**緊急措置入院制度**を新設し，その通報義務者を保護観察所および矯正施設の長や精神病院管理者としたことである。さらに措置患者が無断離脱した際に，警察へ通報する義務などが加えられた。同法の主な改正点は，以下の通りである。
  (1) 精神保健に関する援助機関として精神衛生センターを設置し，保健所を対象とした技術指導を行う（7条）
  (2) 適正な精神医療を確保するため，新たに病院管理者による届出制度，緊急措置入院制度，入院措置の解除，守秘義務を明記する（26条の2・29条の2～29条の5）
  (3) 通院を中心とする在宅患者の医療を重視するため，通院医療費公費負担制度を創設する（32条）
  (4) 保健所を精神保健行政の第一線機関とし，精神衛生相談員の配置と在宅精神障害者の訪問指導および相談事業を強化促進する（42条・43条）

37年間にわたり運用された精神衛生法は，その間，何度かの部分改正を経て，

1987（昭和62）年9月に精神保健法と改められ，翌年7月1日から施行された。精神衛生法が改正された直接のきっかけは，栃木県宇都宮病院で発生した入院患者二名の死亡事件であった。この事件は，看護職員による暴行が原因であったことが判明したため，1984（昭和59）年3月14日の参議院特別委員会は，同事件を入院患者の人権問題として取り上げ，これを契機に精神病院の実態（医療スタッフの不足，患者の過剰収容，無資格診療など）が明らかにされることとなった。厚生省は，直ちに各都道府県に対して「精神病院に対する指導監督等の強化徹底に関する通達」を出し，精神病院に入院している患者に対する人権問題の解決を図ることに着手した。この宇都宮病院事件は，国連の人権小委員会でも取り上げられ，国連人権規約のB規約（市民的及び政治的権利に関する国際規約）9条（身体の自由および逮捕抑留の要件）1項に違反している疑いがあり，患者に対する虐待や不当な入院措置があったことが指摘された。これを受けて国際保健専門委員会（ICHP）と国際法律家委員会（ICJ）の合同調査団は，1985（昭和60）年5月4日から12日間にわたり，日本の精神科医療の実態調査を行った。この調査結果をふまえて同年6月，同調査団は日本政府に対して精神医療の改善勧告を行った。その主たる内容は，日本の精神科医療の遅れを指摘したうえで，精神衛生法の改正と精神保健サービスの改善，および精神保健分野における教育トレーニングの改善などを求めるものであった。わが国の政府は，このような国の内外からの批判を受けて，早期に法改正へと動くこととなった。

　厚生大臣は法律改正の理由の中で，精神保健法の理念は，精神医療における患者の人権保護の強化，および入院中心から地域中心の医療保護体制を整えること，そして精神病院から社会復帰施設への流れを確立することにあると説明した。精神医療法制の目的が，精神障害の発生予防およびその治療にあるという従来の考え方から，最近では，広く国民の健康を保持し増進を図るべきであるという主張が強調されるようになってきた。とくに思春期の心の問題やアルコール依存症，そしてストレス社会など，このところ顕著に現れはじめている問題状況に即応して，「精神衛生」から「精神保健」に改められたのも時代の要請だったといえよう。

1.2 精神保健福祉法の制定

1999（平成11）年6月4日に改正された「精神保健及び精神障害者福祉に関する法律」（以下，「精神保健福祉法」と略す）は，わが国の精神医療における中核となる法律であり，平成12年4月1日から施行された。同法は，精神障害者に対する医療および保護，社会復帰の促進と自立，さらに精神医療福祉の増進を図ることを目的とし，さらに精神病院への入院手続に関する規定を置き，実体法と手続法の性格を兼ね備えた内容となっている。なお，現行の精神保健福祉法は，精神保健法の改正法として，1995年5月に制定された精神保健福祉法を，さらに改正（1999年6月）したものである。

旧精神保健福祉法（1995年）の特徴は，それまで一線を画してきた保健行政と福祉行政の統合を図り，障害者福祉への積極的な対応と，地域精神保健福祉活動を推進することを目的とした，抜本的な改革を試みるものであった。その内容は，身体障害者と同様に精神障害者に対しても，福祉サービスを受けるための精神障害者保健福祉手帳を交付し，精神障害者が社会の中で普通に生活していけるよう（ノーマライゼーション）にするために就労を促進する政策を実施して生活の援助を行い，さらに医療面においては，公費負担制度を見直し，保険制度が優先されることとなった。

現行の精神保健福祉法は，障害者の人権擁護と福祉増進をより一層強化するために，旧法を改正したものである。その一貫として同法は，厚生大臣が指定した精神保健指定医を，患者の家に訪問させて診療し，必要と認めた場合に保護者の同意を得たうえで患者を精神病院に移送することができることを明記した（精神保健福祉法33条）。しかし問題は，妄想や病的な衝動に支配された患者が，自傷他害行為を起こすことを事前に防ぐために，患者に対する監督義務を保護者に課すべきであったが，改正法はその義務を削除しており，被害者の権利を保護する意味でも疑問の残るところとなった。

〈わが国の精神医療法制の流れおよび関連事項〉

1872（明治5）年　営繕会議所付属養育院を設置
　　　　　　　　　（ロシア皇太子来日に際し浮浪者収容のため）
1875（明治8）年　日本最初の公立精神病院を開設（京都）

1878（明治11）年	日本最初の監獄精神病室を設置（名古屋）
1900（明治33）年	精神病者監護法の制定
1902（明治35）年	精神病者慈善救治会を設立（民間）
1919（大正8）年	精神病院法の制定
1940（昭和15）年	国民優生法の制定
1949（昭和24）年	日本精神病院協会設立
1950（昭和25）年	精神衛生法の制定
1960（昭和35）年	精神薄弱者福祉法の制定
1964（昭和39）年	ライシャワー大使刺傷事件
1965（昭和40）年	精神衛生法の一部改正
1970（昭和45）年	心身障害者対策基本法の制定
1984（昭和59）年	宇都宮病院事件
1987（昭和62）年	精神保健法の制定
1993（平成5）年	精神保健法の一部改正
1993（平成5）年	障害者基本法の制定
1994（平成6）年	地域保健法の制定
1995（平成7）年	精神保健福祉法の制定
1999（平成11）年	精神保健福祉法の一部改正

【展開講義　33】　精神障害者の人権

　精神障害者は，意思能力または社会的な適用能力が不十分であるため，自分自身の利益となる医療的保護を，自主的かつ主体的に受け入れる能力に欠けている。この精神障害者に対し，適切かつ十分な医療を施し，さらに社会に復帰させることをめざすためには，時には強制的な医療上の保護を行うことも必要とされる。この強制力を伴う医療上の保護がなぜ許されるのかをめぐって，つぎのような異なった見解が対立している。まず「警察権力（ポリス・パワー／police power）思想」である。国家は，自分の行動をコントロールする能力に欠ける精神障害者に対し，そのまま放置すれば社会に危険を及ぼす可能性の高い患者に限定して，強制的な措置をとることが許されると考える立場である。ここでは，何が社会的に危険であるかを判断する基準（dangerousness　standard）の設定が必要となり，その基準からみて危険性がないと判断された精神病者に対しては，脱施設化（deinstitutionalization）を図ることが可能となる。これは精神障害者を精神病院から解放することにつながり，市民的自由や人権上の側面からもみても正当性が

認められるという主張である。

　つぎに「国親（パレンス・パトリエ／parens patoriae）思想」である。国家（社会）は，自己決定能力を欠く精神障害者に対し，彼らに代わって医療上必要な保護を選択し決定することができるという主張である。この立場は，社会的に適用能力がなく，しかも医療上の保護を必要とする者に対し，国家（社会）が後見的な立場から医療保護を加えるべきで，そうすることがむしろ患者の幸福追及権を保障することになるという考え方である。ここでは医療保護の必要基準（treatment standard）を設定することが求められ，社会に対する危険性のない患者に対しても，広く精神医療を施すことができるというものである。

　パレンス・パトリエ思想は，1940年代にアメリカ合衆国で主張されたもので，とくにマサチューセッツ州最高裁判所の判決（1945年）が強く影響したといわれている（岩井宜子『精神障害者の福祉と司法』7頁参照）。以来，精神障害者に対する保護者の権限としてのパレンス・パトリエ思想を正当と認め，強制入院を手段とする医療保護の原則が確立した。わが国においてもこの思想の影響を受けて，1950（昭和25）年の精神衛生法が制定されたといわれている。しかし，このパレンス・パトリエ思想による精神障害者の強制処遇は，ケネディ米国大統領の一般教書（1963年）の中で批判の対象とされ，これを契機にアメリカ合衆国は，精神医療の急進的な改革を行うこととなった。その改革を支えた背景にポリス・パワー思想があり，その後この思想は世界的な流れとなっていった。

　思うに，十分な社会的適応能力を持たない精神障害者に対し，憲法25条で保障している健康権の保障（1項）および福祉を図る（2項）という見地から，国が医療保護の必要基準を示したうえで強制措置をとることは，憲法上の人権規定になんら抵触するものではない。さらに，病識を欠き適切な自己決定ができない精神障害者に対し，国や社会が後見人として医療保護を加えることは，むしろ国の責務とも考えられ，憲法13条の個人を尊重する（自己決定権，幸福追及権）という規定にも叶うものといえる。また，精神障害者による犯罪を未然に防止することが，医療保護そのものであるという考え方に立脚すれば，パレンス・パトリエ思想を根拠とした強制的な医療保護も認めていかざるをえないのではないだろうか（大谷實『精神科医療の法と人権』54頁，大谷實『精神保健福祉法講義』92頁，町野朔『精神医療と強制』29頁，加藤久雄「法と精神医療」2号59頁を参照）。

2　犯罪を犯した精神障害者の処遇

◆　導入対話　◆

学生：刑法39条1項は，「心神喪失者の行為は，罰しない」と規定し，同条2項は，「心神耗弱者の行為は，その刑を減軽する」と規定していますが，これは，精神障害者の場合をいったものですか。

教師：そうです。精神障害者は，正常人とは異なり，精神的に異常な状態にあるものですから，正常人と同じような刑事責任は問えないということなのです。つまり，刑事責任を問うためには，犯行時に，ある程度，正常な精神状態になければなりません。ですから，犯人を処罰するためには，刑事責任を負うことができるだけの**精神的な能力**が要求され，このような能力のことを**刑事責任能力**（以下，責任能力と呼ぶ）といっています。

学生：心神喪失とか心神耗弱というのは，医学的な概念なのですか。

教師：違います。これは，あくまでも法的な概念なのです。つまり，どのような状態ならば，刑法上の責任を負いえないか，あるいは，どの程度の責任を負いうるかといった観点から考えられなければならないのです。ここで注意すべき点は，そのような状態になった原因が精神障害によるものでなければならないということです。

学生：たとえば，知的障害によって，何が悪いことなのかを理解できないような者は，心神喪失者として，責任能力がないといえるのでしょうか。そのほかにもあるのでしょうか。

教師：知的障害は，精神障害の一種で，それによって，何が悪いかを理解できないのですから，たしかに，心神喪失者です。しかし，心神喪失は，こういった理解といった面からのものだけではないのです。判例によると，心神喪失者とは，**精神障害により，物事の理非善悪を弁識する能力**（以下，「弁識能力」と呼ぶ）**を喪失している者**，あるいは，**かような弁識はできるが，その弁識にしたがって行動する能力**（以下，「自制能力」と呼ぶ）**を喪失している者**（つまり，「悪いことだ」とわかってはいるが，やめられない者です）をいい，心神耗弱者とは，同じく**精神障害により，これらの能力が著しく減退した者**をいうとされています。刑法学の通説も，だいたいこれと同じです。このように，理解面，つまり，「弁識能力」の喪失だけでなく，それにしたがって行動できるか否かの面からの能力，つまり，「自制能力」の喪失も，心神喪失なのです。

心神耗弱は，これらの能力が著しく減退している場合なのです。もちろん，これらの能力の喪失や減退の原因となるのは，知的障害だけではありません。たとえば，精神分裂病や躁うつ病などのときは，このような能力が喪失あるいは著しく減退していることが多いと思います。

学生：友人のなかに非常に酒癖の悪い者がおり，飲酒すると人が変わったようになるのですが，このような場合にも，責任能力の問題は生ずるのでしょうか。

教師：そのとおりです。飲酒による酩酊も，一種の精神障害（中毒精神病の1つです）ですから，それによって，「弁識能力」または「自制能力」が喪失していたならば，心神喪失として，無罪になり，これらの能力のいずれかが著しく減退しておれば，心神耗弱として，刑が減軽されることになるでしょう。

学生：自分で勝手に酔っ払って，いい気持になって，犯罪を犯して，無罪とか刑の減軽というのは，あまりにも虫がよすぎるのではないでしょうか。

教師：たしかに，虫がよすぎるといえるかもしれませんね。そういうことからでしょうか，酩酊犯罪の場合は，なかなか心神喪失や心神耗弱を認めないというのが，刑事司法実務の実状のようです。

学生：件数は，他の精神障害よりも少なくても，心神喪失や心神耗弱が認められることがあるというのでしたら，何か犯罪を犯したければ，飲酒してやればよいということになりはしないでしょうか。

教師：君がいっているのは，事前に故意がある場合，たとえば，飲めば心神喪失状態になって暴力を行使する自己の酒癖を利用して，仲の悪い上役を殴るといった場合でしょう。このような場合だと，殴るときは，心神喪失状態ですが，かかる心神喪失の原因となる飲酒行為のときは，正常で自由に意思決定ができる状態であったということから，このような場合を「原因において自由な行為」と呼んでいます。心神喪失状態で殴っているから，処罰できないということになりますと，君がいうように，何か罪を犯したければ，飲酒してやればよいということになり，これでは，困りますので，その場合の可罰性を，どう根拠づけるかが，いろいろと論議されています。

学生：以上，お聞きした点からしますと，責任能力の問題を学ぶためには，医学の勉強もしなければなりませんね。

教師：そのとおりです。医学のなかでも，特に精神障害の診断や治療などに関係する精神医学を勉強しなければならないでしょう。ただ，勉強する場合，精神医学の教科書や論文を読むだけでは，不充分でしょうね。できれば，なんらかのかたちで，精神障害をほんとうに理解することができる場を探して，できる

> だけ参加していくことが必要でしょう。

　刑法典で規定されているなんらかの罪（たとえば，199条の**殺人罪**とか，235条の**窃盗罪**など）を犯した場合，裁判所は，犯人（刑事裁判では，**被告人**という）の刑法上の責任つまり刑事責任を確定し，それに見合った刑罰を言い渡すのであるが，しかし，犯人が**精神障害者**（たとえば，精神分裂病者）で，犯行時に荒唐無稽な幻覚や妄想によって，その行為を犯したことが判明した場合，かような者に対し，正常人と同じように刑事責任を問うことは，無意味である。少なくとも，犯行時に，犯人が，ある程度，正常な精神状態にあったのでなければ，責任を問うことはできないだろう。ここからわかるように，犯人を処罰するためには，刑事責任を負いうるだけの**精神的な能力**が犯行時に存在していたことが要求され，かような能力のことを**刑事責任能力**（以下，責任能力と呼ぶ）という。

2.1　精神障害者と刑法

　精神障害者の責任能力に関し，刑法典は，その39条1項で，「心神喪失者の行為は，罰しない」と規定し，同2項で，「心神耗弱者の行為は，その刑を減軽する」と規定している。**心神喪失**も**心神耗弱**も，精神医学上の概念ではなく，刑法上の責任を負いうるかどうか，あるいは，どの程度，負いうるかといった観点から考えられなければならない**法律上の概念**である。

　判例（前出）によれば，心神喪失者とは，**精神障害により，「弁識能力」**（前出）**を喪失している者**，あるいは，**「自制能力」**（前出）**を喪失している者**をいい，心神耗弱者とは，同じく**精神障害により，これらの能力が著しく減退した者**をいうとされている（大判昭6・12・3刑集10巻682頁）。刑法学の通説も，だいたい，これと同じである。

　要するに，なんらかの精神障害が原因となって，「弁識能力」または「自制能力」を喪失している者が心神喪失として無罪にされ，やはり精神障害が原因で，これらの能力のいずれかが著しく減退している者が心神耗弱として，刑を減軽されるのである。ここで注意しなければならないのは，**これらの能力の喪失や減退の原因が精神障害によるものでなければならない**という点である。し

たがって，たとえば，「カッとなって」罪を犯すといった激情にかられたときとか，無我夢中で罪を犯すといったようなときは，たしかに，犯行時には，「弁識能力」や「自制能力」が喪失していたり，著しく減退していたりするであろうが，おおくの場合，それらの原因は，精神障害ではないので，これらの場合は，心神喪失や心神耗弱にはならないということになる。

　原因となる精神障害は，精神医学で精神障害とされているものであれば，どれでもよい。すなわち，精神分裂病や躁うつ病といった**内因精神病**，器質精神病や中毒精神病あるいは症状精神病といった**外因精神病**，その他のいずれであってもよい。ただ，ここでは，以下の点に注意しなければならない。まず，第一に，いわゆる精神病質の問題がある。精神病質の概念については，精神医学者達のあいだで，議論の多いところであるが，一般に，精神病質とは，平均的な基準から逸脱した異常な人格で，その異常性のために，みずからが悩むか，あるいは，社会が悩む人格をいうとされている。**精神保健及び精神障害者福祉に関する法律**（以下，**精神保健福祉法**という）5条は，精神病質を精神障害の一種としているが，その異常性が著しい場合は別として，検察や裁判といった刑事手続の実務では，心神喪失にも心神耗弱にもあたらないと判定されるのが一般のようである。つぎに第二に，原因となる精神障害は，異常な精神状態が比較的長期にわたって継続する精神疾患（たとえば精神分裂病）だけでなく，**一時的**に異常な状態になる精神疾患（中毒精神病の場合に多い）であってもよい。かような中毒精神病の代表例としては，飲酒による**酩酊**があるが，これについては，特殊な問題があるので，【**展開講義　34**】のところで，解説する。

2.2　責任能力の判定

　当の犯罪を犯した行為者が，心神喪失か心神耗弱か，それとも，いずれにもあたらない正常な精神状態であったかの判定，つまり，責任能力の判定は，現行刑事手続のなかでは，検察官によってなされる場合と，裁判所によってなされる場合とがある。

(1)　検察官による判定

　検察官が，当の刑事事件について，**起訴**（当の刑事事件について，検察官が裁判所の審判を求める意思表示のこと：刑訴247条以下を参照）するまえに，行為者（起訴前の捜査段階では，**被疑者**と呼ばれている）の犯行時における責任能力に疑

いをもった場合，検察官は，勾留期間中（警察・検察・裁判といった刑事手続の実務では，「検事勾留」と呼ばれており，検察官は原則として，被疑者の身柄を合算して最高20日間拘束する勾留を裁判官に請求することができる：刑訴204条―208条の2を参照）に，精神科医に，被疑者の犯行時の精神状態についての**鑑定**を嘱託することができる（同223条を参照）。かかる嘱託を受けた精神科医は，同期間中の半日ないし1日程度をかけて被疑者を検診し（必要ならば，脳波検査や心理テストなどをすることがある），その検診結果ないし診断だけを簡略に記載した鑑定書をすみやかに提出する（実務では，こういった鑑定を**簡易鑑定**あるいは**簡易精神鑑定**と呼んでいる）。検察官は，かような鑑定にもとづき，被疑者が犯行時に心神喪失であったことが明白と判断するに至ったならば，**不起訴**（裁判所に起訴しないこと）の裁定をするのが，普通である（このような被疑者の場合，起訴しても，裁判所は，心神喪失として無罪を言い渡す可能性が高いから，検察官は，不起訴処分にするのである）。心神耗弱であったこと，あるいは，正常であったことが明白となると，起訴するのが普通である。

　これらの点が簡易鑑定だけでは判然としなかったときは，検察官は，裁判官に**鑑定留置**を請求し（鑑定のために，一定期間，被疑者を病院や拘置所のなかの病舎などの適当な施設へ留置すること，刑訴224条を参照），その留置期間中に，詳細に被疑者の犯行時の精神状態を鑑定するように，精神科医に嘱託するのが普通である（実務では，これを**正式鑑定**あるいは**本鑑定**と呼んでいる）。かかる鑑定にもとづいて，検察官は，被疑者の犯行時の責任能力を判定し，つまり，心神喪失か心神耗弱か，あるいは，責任能力が完全であったかどうかを判定し，起訴か不起訴かを決めるのである。なお，以前に鹿児島大学の教官として，医学部法医学教室で精神鑑定の介助をしていた筆者の経験では，捜査段階でのこうした鑑定留置の期間は1カ月程度の場合が多かったようである。しかし，精神障害を正確に把握するためには，少なくとも3カ月を要したので，鑑定留置の期間が1カ月だけというのは，本鑑定にとっては，短かすぎるように思われた。もちろん，裁判官によっては，3カ月を認めてくれることもあった。

　(2) 裁判所による判定

　検察官によって起訴され（起訴によって，被疑者は被告人と呼ばれるようになる），被告人の犯行時における責任能力が問題となった場合（刑訴335条2項を

参照),裁判所は,被告人の犯行時の精神状態について,精神科医に鑑定を命ずることができる(同165条)。この鑑定は,捜査段階における検察官の嘱託による本鑑定(前記)と,だいたい同じ要領でなされる。裁判所は,かかる鑑定にもとづき,犯行時の被告人を心神喪失と判断したならば,無罪を言い渡し,心神耗弱と判断したならば,法定刑(各犯罪について,刑法で規定された刑のことをいう)を減軽した範囲内(刑68条以下を参照:なお,同72条で規定されている順序にしたがわなければならない)で量定した刑を言い渡さなければならない(刑39条を参照)。

2.3 精神障害犯罪者と精神保健福祉法

裁判所によって心神喪失と判断された者は,上記のように刑法39条1項によって**無罪**を言い渡されるのであるが,なんらかの犯罪事実(たとえば,殺人)を犯したことに違いはないのであるから,同じ無罪でも,当の犯罪事実を犯したことについて,裁判所が有罪の確信を得ることができなかったために無罪を言い渡された者と,同一に論ずることはできないだろう。後者の無罪の場合は,ただちに,その人達を釈放して,社会のなかに帰すべきことは,当然である。しかし,前者の人達は,犯罪を犯したことに違いはないのであるから,無罪ということで社会に戻せば,その精神障害によって再び犯罪を犯す**危険性**があると考えられるのが普通であり,したがって,そのまま,社会に戻すことに人々が不安を感ずることは,それなりに理解できよう。

諸外国のなかには,精神障害によって無罪にされた者を,強制的に特定の施設へ収容し,一定期間,治療を施して,その者の危険性を除去し,社会復帰させることを目的とした制度を刑法典で規定している国がある。その者をかように社会から隔離することによって,その者が再び犯すかもしれない犯罪から社会が防衛されるという利点もあるというのである。これが,**保安処分**と呼ばれているものの1つの形態である。

わが国の現行刑法典のなかには,こういった保安処分に関する規定はない。だからといって,心神喪失として無罪にされた者(以下では,かようにして無罪とされた者を,**精神障害犯罪者**と呼ぶことにする)を,その精神障害が治癒しないまま,社会に戻すこともできないので,現在では,前述の精神保健福祉法で規定されている強制入院の形態の1つである**措置入院**(そちにゅういん)の制度が活用されてい

る。以下，精神保健福祉法のこの点にかんする規定の内容を要約しておこう。

　精神保健福祉法25条は，「検察官は，精神障害者又はその疑いのある被疑者又は被告人について，不起訴処分をしたとき，裁判（懲役，禁こ又は拘留の刑を言い渡し執行猶予の言渡をしない裁判をのぞく。）が確定したとき，その他特に必要があると認めたときは，すみやかに，その旨を都道府県知事に通報しなければならない」と規定している。一般に，この通報のことを，**検察官通報**と呼んでいる。かかる通報の対象となる精神障害者のうち，本節に関係するのは，以下の精神障害犯罪者である。①検察官が心神喪失として不起訴の裁定をした者，②裁判所が心神喪失として無罪の言渡しをし，その裁判が確定した者，③検察官が心神耗弱と判定したが，起訴猶予の裁定をした者（起訴猶予も，不起訴処分の一種である），④裁判所が心神耗弱と判断し，有罪と認定したが，執行猶予を言渡し，その裁判が確定した者。

　知事は，かような検察官通報があった精神障害犯罪者について調査の上必要があると認めるときは，**精神保健指定医**（3年以上の精神科医療を含む5年以上の医療経験を有し，厚生大臣の定める精神医療に従事し，かつ，厚生大臣またはその指定する者が厚生省令により行う研修の課程を修了した者から厚生大臣が指定した医師のこと〔精神18条を参照：なお，19条の4も参照〕で，以下，**指定医**という）に診察させなければならない（同法27条1項：なお，同条2項を参照）。指定医は，その者について，医療および保護のために入院させなければ，精神障害のために自身を傷つけ又は他人に害をおよぼす（以下では，「**自　傷　他　害**」という）おそれがあるかを判定し，かかる判定にもとづき，知事は，医療および保護のために入院させなければ「自傷他害」に至るおそれがあると認めたときは，その者を国または都道府県の設置した精神病院または指定病院（19条の7以下を参照）に入院させることができる（28条の2・29条1項，なお，同条2項を参照）。以上が，精神障害犯罪者に対する措置入院の入院手続である。ここで注意しなければならないのは，かような精神障害犯罪者に対する入院の手続は，犯罪を犯していない一般の精神障害者のそれと，ほぼ同じで，さらに，入院させる病院も，区別されていないという点である。

　つぎに，退院手続であるが，知事は，その指定する指定医による診察結果にもとづき（この場合，知事は，あらかじめ，その者を入院させている精神病院また

は指定病院の管理者の意見を聞かなければならない），あるいは，その精神障害犯罪者が入院している病院の管理者からの届出（指定医の診察の結果，退院後に「自傷他害」に至るおそれがないと認めるに至った旨などの届出）にもとづき（この場合，知事は，上記管理者の意見を聞かなくてもよいと解されている），退院後に「自傷他害」に至るおそれがないと認めるに至ったときは，ただちに退院させなければならない（精神29条の4および29条の5）。その他の退院手続としては，病院からの**定期報告**や当該精神障害犯罪者などからの**退院請求**があった場合における**精神医療審査会**（同法12条以下を参照）の審査にもとづいて知事が退院させる手続（同法29条3項，38条の2～38条の5），および，6カ月を超えない期間の仮退院の手続がある（同法40条を参照）。

　精神障害犯罪者に対する上記のような措置入院については，まず第1に，病院側は，これらの者と，なんら犯罪を犯していない普通の精神障害者とを同列において，治療にあたらなければならないのであるが，これは，かならずしも妥当ではないだろう。やはり，処遇の面では，区別されるべきと思われる。つぎに第2に，原則として「自傷他害」に至るおそれがなくなるまで，退院は認められないのであるが，精神障害犯罪者は，すでに，なんらかの犯罪（たとえば，殺人や傷害致死）を犯した者であるから，とくに「他害のおそれ」がなくなったとは，なかなか認められないのではないだろうか。そうすると，これらの者達の病院への収容期間が不当に長くなるおそれが，そこには十分にあるといえよう。

【展開講義　34】　飲酒・酩酊犯罪者の問題

　アルコールによる場合だけでなく，**麻薬**や**覚醒剤**などの薬物による異常状態の場合も，「酩酊」というときがあるが，ここでは，アルコールの飲用つまり飲酒による**酩酊**だけに限定する。

　(1)　飲酒・酩酊と責任能力

　飲酒による酩酊も，一種の精神障害（前述のように，中毒精神病の一種）といえるから，これによって，「弁識能力」または「自制能力」の喪失に至ると，心神喪失として無罪，あるいは，これらの能力のいずれかが著しく減退していると，心神耗弱として刑が減軽されることになるはずである。だが，酔いの快楽を求めて自分で勝手に飲酒・酩酊した挙句，罪を犯したのに無罪とか刑の減軽というの

では，あまりにも虫がよすぎて，国民の健全な処罰感情に反するということからであろうか，なかなか心神喪失や心神耗弱を認めないというのが，刑事司法実務界の実状のようである。しかし，たとえば，意識障害などの強い高度の**酩酊**や，病的といえる幻覚などが発現している著しい酩酊の場合，検察官や裁判所が心神喪失や心神耗弱を認めることが，時々ある。このような高度ないし著しい酩酊は，本人の素質的なものによる場合が多いだろうが，飲んでいない平素は，精神的にさほどの異常はないのであるから，精神保健福祉法による措置入院の手続をすすめることは，困難であろう。したがって，けっきょく，酩酊によって心神喪失であったと上記のように判定されれば，無罪として釈放され，心神耗弱であれば，刑の減軽ということになる。しかし，特に心神喪失の場合は，将来，ふたたび酩酊して，なんらかの罪を犯す危険性は十分にあり，**社会防衛**の面から問題があると指摘されることになろう。

(2)「原因において自由な行為」

上で論議した酩酊犯罪は，酔ったいきおいで，たまたま喧嘩などをして，相手を殺傷したような場合で，その罪を犯すことについて，事前に**故意や過失**のないことが前提とされているが，では，事前に故意がある場合，たとえば，**飲酒・酩酊して心神喪失状態になれば，他人に暴力を行使する酒癖**のある者が，それを利用して憎い上司を殴ってやろうと計画し，みずから飲酒・酩酊し，計画どおり，心神喪失状態で，その上司を殴って大怪我をさせたというような場合は，どうであろうか。このような場合，罪となるべき事実を生じさせたときは，心神喪失状態であったが，その心神喪失の「原因」となった行為（つまり，飲酒行為）のときは，「自由に」意思決定できる状態だったということから，刑法学では，このような場合を「**原因において自由な行為**」と呼んでいる。このような場合，たしかに罪となるべき事実を生じさせたときは心神喪失（つまり，**責任無能力**の状態）であるが，だからといって，これを理由に無罪にすると，なんらかの罪を犯そうと思っている者は，事前に飲酒・酩酊しておけばよいということになり，これは，妥当ではない。

そこで，刑法学の通説は，以下のように考えて，「原因において自由な行為」の場合の処罰を肯定している。すなわち，「原因において自由な行為」の場合は，他人をあたかも道具のように使って罪を犯す場合（つまり，**間接正犯**の場合），たとえば，患者を殺そうと思っている医師が，**事情を知らない看護婦**に毒物をわたして，患者に投与するように指示して，殺害させた場合（この場合，看護婦が殺人罪を犯したようにみえるが，実は，医師が彼女を「道具」のように使って，

殺人を実行したのであって，医師に殺人罪が成立し，彼女は殺人行為を犯したことにならない）と構造的に同じである。なぜならば，「原因において自由な行為」の場合は，心神喪失状態の自分を「道具」のようにして，罪となるべき事実を生じさせており，そこでは，自分を「道具」とするか，他人を「道具」とするかの違いがあるのにすぎない。そして，上の看護婦の例の場合，医師が看護婦に毒物をわたして，投与を指示する行為が殺人の実行行為だと考えると，それと同様の構造の「原因において自由な行為」の場合は，自己を心神喪失状態に陥れる行為（つまり，飲酒行為）が当の犯罪（上司を殴る上の例では，傷害罪）の実行行為ということになる。要するに，飲酒行為が傷害罪の実行行為であって，殴る行為はかかる行為の単なる結果にすぎないのである。この実行行為たる飲酒行為のときは，上記のように，自由に意思決定ができ，心神喪失の状態ではないから，けっきょく，処罰可能ということになる。通説は，このように説いている。以上は，「原因において自由な行為」の故意犯の場合であるが，たとえば，平素から飲めば酩酊して心神喪失状態で人の身体に暴力を行使する酒癖の者は，**普段から飲酒をつつしむように注意しなければならないのに**，今回，過失により，つまり，不注意にも飲酒・酩酊して，心神喪失状態で人を殺傷したような場合には，「原因において自由な行為」の過失犯（刑209条や210条あるいは211条後段の罪）として処罰されることがある（たとえば，最判昭26・1・17刑集5巻1号20頁）。

3　精神医療と患者の入院と社会復帰

◆　導入対話　◆

学生：精神障害者に対する強制的な入院には，措置入院，医療保護入院，応急入院がありますけど，それぞれの違いはどこにあるのですか。

教師：まず応急入院は，保護者の同意を得ることができないが急速を要する場合にのみ認められるものです。したがって措置入院との違いは，患者に自傷他害のおそれがあるか否かによって区別されます。

学生：そうすると措置入院に該当する患者が，応急的入院が必要な場合はどうなるのでしょうか。

教師：応急入院は，特別の指定病院でのみ認められる入院形態だから，措置入院に該当する患者でも応急的な対処が必要なときには応急入院の方を適用すべき

でしょうね。
学生：たとえば患者の保護者と連絡がとれなかったり，あるいは保護者が所在不明であった場合に，医療保護入院はできないことになるのでしょうか。
教師：応急入院の対象となる患者は，保護者の同意が直ちに得られない場合を想定して設置された制度ですが，そのような場合には，精神障害者の現在地（または居住地）の市町村長が保護者となり，また緊急の場合には夜間でも電話などによる同意が得られる制度になっているので，事実上は医療保護入院が可能となります。
学生：そうすると応急入院制度は必要なかったのではないでしょうか。
教師：そのような意見もあるようです。しかし応急入院制度の意義は，保護者がいても連絡がとれなかったり，また保護者が入院に同意しなかった場合でも，患者の医療保護を図る必要があるときには，この制度は有効なのではないでしょうか。

3.1 精神医療施設への入院とその手続

精神障害者が診療を目的として一定の期間，精神医療施設へ滞在することを入院といい，その形態は任意と非任意とに分類される。任意入院は，本人の同意による入院で一定の範囲で自由が制限される。非任意入院は，本人の同意によらない強制による入院であり，3種類に分類される。まず「措置入院」は，都道府県知事が自傷・他害のおそれのある者に対して行い，緊急措置入院を含む。つぎに「医療保護入院」は，医療保護の目的で保護者の同意のもとに入院させるもので，これには仮入院を含む。そして「応急入院」は，急を要するために保護者の同意を得ないままで入院させるものである。

(1) 任意入院

精神保健福祉法22条の3は，**任意入院**について「精神病院の管理者は，精神障害者を入院させる場合においては，本人の同意に基づいて入院が行われるように努めなければばれならない」と規定している。この任意入院の要件である同意は，患者が自分の入院を積極的に拒んでいない状態が認められればよく，患者の人権を保護すると同時に医療保護のうえでも治療効果が期待できる。したがってこの任意入院の対象は精神障害者であり，障害者ではない者の任意によ

る入院は自由入院となる。

任意入院の患者は，その性質上行動の制限を受けることになるが，人権上の側面から適正な手続が求められる。まず病院の管理者は，精神障害者に対して書面による入院への同意が行われなければならない。したがって障害者本人が権利の内容を理解できないときは，この手続による入院はできないということになる。

任意入院患者から退院の申出があった場合には，病院管理者はその患者を退院させなければならない（同法22条の4第2項）。しかし指定医の診断で医療保護のための入院を継続するべきと判断した場合には，病院管理者は任意入院患者が退院の意思表示をしたときから，72時間を限度として退院制限をすることができる（3項）。

(2) 措置入院

措置入院とは，精神保健福祉法23条以下に規定されているように，指定医の診察結果，患者が精神障害のため自傷他害のおそれありと認められる場合，都道府県知事の権限（措置権）により強制的に指定精神病院に入院させることをいう。

精神障害者またはその疑いがある者を知ったときは，誰でも都道府県知事に対して，その者の診察および必要な保護を求める申請をすることができる。このほかに警察官，検察官，保護観察所長，矯正施設の長などは，職業上，精神障害者またはその疑いがある者の入院治療を求めて知事に通報できることになっている。

申請を受けた知事は，指定する2人以上の指定医の診察結果が，入院させなければ精神障害のために患者自身が自傷他害のおそれがある認めた場合に，措置権を行使しなければならない。なお措置要件を満たす精神障害者の入院が，急速を要するときは，措置入院の正規の手続（申請に必要な指定医の診察，家族への通知など）を省略して入院措置をとることができる。

(3) 医療保護入院

指定医による診断結果が精神障害者でありかつ入院が必要と判断した場合，患者本人の同意がなくても保護者の同意のみで，精神病院の管理者による強制入院ができる（同法33条1項）。この**医療保護入院**は，法定の保護者の同意を要

件とすることによって，濫用を防ぐためである．この保護者は，後見人または保佐人，配偶者，親権を行う者および扶養義務者である（同法20条）．

医療保護入院と並ぶ仮入院とは，指定医の診察で精神障害の疑いがある者が，正式な診断結果が出るまで相当の時間を必要とする場合，患者の後見人，配偶者，または親権を行う者，その他扶養義務者の同意だけで，1週間を超えない限度で仮に入院させることができるという制度である．

(4) 応急入院

指定医の診察の結果，精神障害者で直ちに入院させなければ医療保護の立場から支障をきたすと認められた場合，精神病院の管理者は，本人並びに保護者の同意がなくとも72時間を限度に入院させることができる．ただし保護者以外の親戚，知人，保健所，福祉事務所，警察などの担当者から，当該患者に対する医療および保護の依頼が事前にあった場合のみ実施することができる．

3.2 社会復帰

精神障害者の医療保護が，施設内医療保護から地域社会内医療保護へと政策の転換が図られてきたことは，関連法の改正の流れから十分に把握できるものである．その理念は，精神障害者の人権保護と，地域社会内での生活の中から必要な医療保護を受け，そして社会復帰や社会参加を果たそうというところにある．しかし現実には，精神障害者に対する社会的な偏見や，社会復帰のためのインフラ整備も十分に進まないのが現状である．

さて，わが国の社会復帰対策については，精神保健福祉法51条の2に精神障害者社会復帰センターを指定し，社会復帰の促進に関する研究および関連事業を行うとしている．そして具体的には，精神障害者社会復帰施設設置運営要綱を基に，適切な構造と設備を備えた良好な環境を確保することによってし社会復帰のための処遇が行われることになっている．たとえば精神障害者生活訓練施設は，障害者が日常生活に適応できるように，居室その他の設備をある一定期間（2年以内）利用させて生活の場を与え，専門知識をもった職員が生活指導を行う．また精神障害者福祉ホームでは，ある一定程度の自活能力のある精神障害者に対し，生活の場を与えて必要な指導を行い，社会参加の促進を図っている．さらに精神障害者授産施設では，雇用されることが困難な精神障害者に，必要な作業訓練および指導を行い，自活を促すことを目的としている．そ

のほかにいくつかの訓練施設があるが，精神障害者の幸福追求権を確保するための体制としては十分に機能していないのが現状である。

【展開講義　35】　インフォームド・コンセントと同意能力

　任意入院制度を規定している精神保健福祉法22条の3は，入院の際に精神障害者本人の同意を得ることを原則としている。医師と患者間のインフォームド・コンセントについては，法律上の規定はないが，現在では実務や判例においてほぼ認知されている法理といえる。その成立要件は，医師による適切な説明を受けた患者が，その内容を十分に理解したうえで，任意による同意があったことが認められなければ有効とならない。その際，患者には，同意能力があるという前提が必要である。それでは任意入院制度の下では，どのような要件を満たしたときに，**精神病患者の同意**が得られたということになるのだろうか。

　精神保健福祉法37条によると，厚生大臣は精神病院に入院中の者の処遇について，必要な基準を定めることができると規定している。しかし精神病患者の任意性について，これまで法律上の具体的な基準は示されていないが，参考となるのは，1988（昭和63）年5月13日の厚生省保健医療局精神保健課長通知16号である。同通知によると「任意入院にあたって行う"同意"とは，民法上の法律行為としての同意と必ずしも一致するものではなく，患者が自らの入院について積極的に拒んでいない状態をいう」と説明している。それでは，積極的な拒否がないというだけで，患者が精神病院に入院することを受認したと認めていいのだろうか。精神科医療の中でも他の医療現場と同様に，インフォームド・コンセントを原則とするならば，患者が同意した内容をどの程度認めるべきかが問題となり，障害の程度に応じた患者の同意の意味について，医師側の共通理解が必要となる。

　したがって，精神障害者のどの段階での能力を基準として，同意の存否を認定するのかが重要となる。ここでは患者の精神的状況を段階的かつ個別的に検討し，本人の最も真意に近い部分を推測することが必要である。そしてつぎの問題は，誰が同意を得たと判断するのかである。もちろん担当医が判断するのが原則だが，精神障害者の同意については特別に客観性をもたせるために，第三者による監視制度を検討してもいいのではないだろうか。

4 薬物濫用者の処遇

◆ **導入対話** ◆

学生：麻薬や覚せい剤の濫用者について，精神保健福祉法はどのように対応しているのですか。

教師：麻薬や覚せい剤の取締り自体は，それぞれ麻薬及び向精神薬取締法と覚せい剤取締法で行われているが，問題はそれらの薬物の常用者が精神障害を引き起こしたときに，どのような処遇を受けるかですね。

学生：精神保健福祉法5条は，精神障害者を定義して，精神分裂病，精神作用物質による急性中毒またはその依存症，そして知的障害，精神病質その他の精神疾患を有する者と規定していますね。そうすると麻薬や覚せい剤による精神障害者は，この規定の依存症に該当しますね。

教師：そうですね。しかし麻薬による中毒者は，身体的な症状が現れるから診断しやすいけれども，覚せい剤の場合には身体的症状が現れにくいために治療方法に限界があるといわれている。したがって覚せい剤による精神障害者を特定することは簡単ではないし，入院治療の充実度も十分とはいえないのが現状といえるようだ。

学生：薬物濫用者対策は，まだまだ多くの解決すべき課題があることがわかりました。

4.1 規制対象薬物

規制対象薬物とは，法律によって規制が必要とされる薬物をいう。これはその薬物を濫用することにより，保健衛生上の危険を生じさせるおそれがあるためにとられる措置で，麻薬及び向精神薬取締法，大麻取締法，あへん法，覚せい剤取締法のいわゆる薬物四法によって制限が加えられている。これらの法律に規定されている禁止事項は，製造（栽培），輸入，輸出，譲渡し，譲受け，所持，施用，使用となっており，違反すると刑罰が科せられることになる。そしてこの薬物により障害に陥った者に対し，精神保健福祉法が適用される。

4.2 麻薬及び向精神薬取締法と処遇

麻薬及び向精神薬取締法は，旧麻薬取締法（1953年制定）の改正法として

1990（平成2）年に制定されたもので，その後1997（平成9）年に一部改正が行われたものである。この法律の目的は，麻薬及び向精神薬の輸入，輸出，製造，製剤，譲渡しなどについて必要な取締りを行い，中毒者については必要な医療上の措置を講じて，薬物の濫用による保健衛生上の危害を防止し，結果として公共の福祉の増進を図ることにある（1条）。ここで麻薬とは，アヘン，モルヒネ，コカイン，ヘロインベンジンなど同法2条が定めている別表1に掲げる薬物をいう。これらの薬物は痛覚伝導路に作用して鎮痛効果があり，とくに癌の痛みを和らげるために使用することが多い。また依存性が強いため，これらの薬物を連用すると耐性（抵抗性）がついて慢性中毒となり，精神錯乱や記憶力が低下するなどの症状が現れるといわれている。そしてこの薬物の連用を突然中止すると禁断症状が現れ，精神科医による治療が必要となる。

　つぎに**向精神薬**とは，同法2条による別表3に掲げる，抗不安薬（精神安定剤），睡眠薬，抗うつ薬，抗躁薬，抗精神病薬（神経安定剤，神経弛緩薬）など合わせて85種類の薬物をいい，精神面を安定させる効果があるといわれている。

　麻薬及び向精神薬取締法は，**麻薬中毒者**またはその疑いのある者を都道府県知事に届け出ることを義務とし，その通報者として医師（58条の2），麻薬取締官・麻薬取締員・警察官・海上保安官（58条の3），検察官（58条の4），監獄・少年院・少年鑑別所・婦人補導院の矯正施設の長（58条の5）と定めている。通報の方法は，書面による必要はなく，適宜の処置でよいとされている。この通報義務者の通報時期について，医師は受診者が麻薬中毒またはその疑いがあると診断したとき，**麻薬取締官**・警察官等は麻薬中毒者またはその疑いのある者を発見したとき，検察官は麻薬中毒者またはその疑いのある被疑者を不起訴処分にしたとき，または被告人の刑が執行猶予つきの懲役・禁固・拘留の裁判が確定したとき，そして矯正施設の長は麻薬中毒者またはその疑いのある収容者を釈放するときと規定している。通報の必要ありと認識したときは，すみやかにその者の氏名，住所，年齢，性別およびその理由を示さなければならない。

　都道府県知事は，麻薬中毒者またはその疑いのある者に対し必要があると認めるときは，精神保健指定医の診察を受けて，その者を麻薬中毒者医療施設に入院させることができる。そして指定医が定めた期間を超えて入院を継続する

必要があるときは，麻薬中毒審査会に通知し，その適否について審査を求めなければならない。また措置入院の継続を要しないと判断された者について，都道府県知事は速やかに退院させなければならない。しかし治療の結果，麻薬に対する精神的あるいは身体的な依存性がなくなったとしても，再度中毒に陥る危険性も否定できないのが実情であり，退院後の対応が重要といえる。

4.3 覚せい剤取締法と処遇

　覚せい剤には交感神経や中枢神経の興奮作用があり，精神的依存性や耐性（抵抗性）が強いために連用することによって，幻覚や妄想を伴う精神分裂状態に陥る。この覚せい剤による中毒者が精神障害を起こしている場合には，精神保健福祉法の適用を受けることになる。しかし覚せい剤の慢性中毒者は，精神的依存性が顕著だが身体的症状が現れにくいために，診断が困難とされ医療的な措置が十分に行われにくいという特徴がある。この点で身体的依存性が顕著である麻薬中毒者と異なる。したがって治療方法については，精神療法や作業療法などを取り入れることにより，性格の矯正も含めた実社会に近い環境の中で入院治療を行うことがのぞましい。

5　エイズ患者と法的コントロール

―――――　◆　導入対話　◆　―――――

学生：先生，エイズは現代の黒死病（ペスト）といわれていますが，このエイズを他人に感染させたら法的な処分はどうなるのですか。

教師：かつて性病を感染させた者は，暴行によらない傷害が成立するという判例がありましたが，エイズの場合は現代医学では不治の病であり，感染すれば死が確実とされるので，故意による感染者は理論的には殺人罪を構成すると考えられますね。

学生：では，殺人罪が適用された事例があったのでしょうか。

教師：わが国では殺人罪が適用された事例はないが，かつてドイツのバイエルン州では，故意にエイズを感染させた場合に殺人罪とする特別法案が提出されたが，結局は傷害罪または傷害致死罪で対応することになったようです。理論的には殺人罪を構成しても，実際は感染から発症そして死亡までにかなりの時間がかかるし，殺人の故意や実行行為の認定についてもかなり難しいものがある

学生：それではエイズ患者の法的なコントロールはどのように行われるのでしょうか。

教師：法的なコントロールを，行政的措置と民事・刑事的措置の2つの側面からみると，まずエイズに感染した者の感染経路を解明し，発生の予防と蔓延の防止，さらに患者に対する医療上の措置を十分に行うことが必要ですね。これを行うのが行政の役割であり，平成11年4月1日に施行された「感染症の予防及び感染症の患者に対する医療に関する法律」の役割は大きいといえます。ここで注意を要するのは，感染した患者の人権の問題ですね。エイズに対する一般の人たちの無知による予断や偏見が，いろいろな場面で差別や迫害となって現れることが多く，行政はこの点の配慮をしなければならない。したがって，医師やその他の医療関係者の守秘義務を徹底させ，国や地方自治体が十分な医療上の措置を行う環境を整えることが必要とされる。そうでないと検診を避ける感染者が増えることになり，予防目的が損なわれてしまうからです。したがって，まずは強制的な入院も含めた行政的措置が最優先とならなければならない。

　もうひとつの側面は，エイズ感染の原因を明らかにし，民事的措置や場合によっては刑事的措置も必要ということですね。民事についてはすでに国や製薬会社に対する被害者救済の訴訟が行われているが，刑事についても先ほどの話にあったように，故意による感染行為者に対しては，被害者感情も考慮すれば刑罰をもって対応せざるをえないだろうと思う。

学生：非常に難しいところですが，法的なコントロールについて，何が問題なのかがよく解りました。

5.1　エイズ患者の実態

　エイズ（AIDS）とは，後天性免疫不全症候群（Acquired Immunodeficiency Syndrome）をいい，**ヒト免疫不全ウイルス**（HIV/Human Immunodeficiency Virus）によって発症する病気をいう。このウイルスが血液中に入ると，全身の免疫機構が破壊されて抵抗力を失い，通常では病気の原因とならない弱い病原性の微生物によっても，重い病気を引き起こすことになる。このHIVに感染してから，早くて1年，通常は5年〜10年後に本格的なエイズ関連症候群といわれる症状（微熱，寝汗，体重減少，リンパ節腫脹など）が現れ，さらにカリニ

肺炎やカポシ肉腫の症状が現れはじめると、正真のエイズが発症したことになる。これらのエイズ患者を放置すれば、1年以内には約50％が確実に死亡するといわれている。

　世界保健機関（WHO/World Health Organization）がまとめた各国のエイズ患者の状況報告書によると、1997年6月30日現在で世界には164万4,183人のエイズ患者がおり（その実数は十数倍とも推測されている）、その中でもアメリカ合衆国が58万1,429人と最も多く、次にブラジルの10万3,262人と続く。アフリカ諸国（54カ国）では57万6,972人ものエイズ患者がおり、その中で最も多い国がタンザニアで8万2,174人、次にケニアの6万9,005人、ジンバブエの6万1,037人と続く。アジア諸国（43カ国）では7万949人のエイズ患者がおり、その中でタイが5万9,782人と極端に多く、次にインドの2,996人となっている。わが国の状況をみると、1997年6月末現在で1,609人のエイズ患者が報告されており、そのうち男性が1,480人、女性が129人であり、HIV感染者については届出数が4,081人（男性3,061人、女性1,020人）となっている。これを原因別にみると、凝固因子製剤によるとみられるエイズ患者が689人（全体の42.82％）、HIV感染者が1,808人（全体の44.3％）おり、全体の40％以上という高い数値を示している。原因の第二が異性間の性的接触によるもので、エイズ患者が386人（27.24％）、HIV感染者が1,112人（24.17％）、そして原因の第三が同性間の性的接触によるもので、それぞれ243人（15.1％）と500人（12.25％）となっており、この場合はいずれも男性である。さらに薬物注射の濫用や母子感染によるものと続いている。

5.2　エイズ感染行為と法的対応

　HIVやエイズの感染経路は、8割以上が性交渉によるか輸血による場合といわれているが、最近では薬物注射の濫用者による場合も増えつつあるといわれている。アメリカ国立防疫センター（CDC）が最初のエイズ患者を発表（1981年6月5日）してから20年が経過し、この間、世界中にエイズ患者やHIV抗体陽性者（キャリア）が急激に増加していった。これに伴って人間社会の性道徳や性行動にも大きな変化がみられ、また輸血についても血液採取時の厳格なエイズ抗体検査を要求する権利など、エイズ予防に関する社会的な認識も高まってきたといえる。

さて，エイズ感染行為に対するわが国の法律的な対応については，まず1987（昭和62）年3月に厚生省保健医療局長の通知として発せられた「エイズ問題総合対策大綱」がある。これは各都道府県，政令市，特別区に対し，エイズ対策推進体制を整備すること，衛生教育及び広報活動の推進，相談窓口の充実，検査体制の整備などを求める内容となっている。そして1989（平成元）年1月17日には「後天性免疫不全症候群の予防に関する法律（以下エイズ予防法という）」が制定された。この法律は，**エイズの予防**に関する必要な措置を定めてその蔓延を防ぐこと（同法1条）を目的とし，16カ条から成るものである。このエイズ予防法の役割は，あくまでも感染の予防であるため，医師に対するエイズ感染者およびその保護者への指示または都道府県知事への通報義務（同法5条〜7条）や，知事による健康診断の受診勧告（同法8条2項）などが規定されているのみである。したがって，**エイズ患者**の感染行為については，遵守事項としての注意規定（同法6条）にとどまり，罰則規定が置かれていない。

1998（平成10）年10月2日，「感染症の予防及び感染症の患者に対する医療に関する法律」が制定された。そして同法の施行日（1999年4月1日）に，伝染病予防法（明治30年制定），性病予防法（昭和23年制定）そして後天性免疫不全症候群の予防に関する法律（平成元年制定）が同時に廃止された。

この新法6条では，感染症を一類（エボラ出血熱，ペストなど），二類（コレラ，ジフテリア，腸チフスなど），三類（腸管出血性大腸菌感染症），四類（インフルエンザ，ウイルス性肝炎，マラリアなど）に分け，さらに指定感染症，新感染症を加えた6種類に分類している。後天性免疫不全症候群は四類感染症に属し，同時に国民の生命および健康に重大な影響を与えるおそれがあるとして，政令で指定されている**「指定感染症」**に該当する。さらに，従来の感染症疾病と病状や治療方法が明らかに異なり，人から人へ伝染し，かつ病状の程度が重篤である場合の「新感染症」にも属することになる。この新法は，感染症に関する情報の収集及び公表（12条〜16条），健康診断や就業制限及び入院（17条〜26条），消毒措置（27条〜36条），入院患者の医療（37条〜44条）などの規定を置き，旧エイズ予防法よりも総合的な施策の推進を図ろうとしている。しかし，医師の守秘義務やエイズ感染患者の人権に重きをおいた予防措置についての側面が強調されてはいるが，エイズ感染者の感染行為や院内感染が発生した場合の対応

について規定がなく，エイズ問題の全体にわたる統制法としての役割が十分とはいえない面があることを指摘しておきたい。

【展開講義 36】 エイズ感染行為と刑法との関係

　HIVに感染すれば，有効な治療手段のない現状では，死に直結することを意味する。感染経路としては，性的接触や輸血または母子感染などが考えられるが，感染してから免疫力が後退し，エイズ関連症候群の症状が現れるまで5年〜10年という長期間を要し，その後は死の方向へと進んでいくことになる。

　ところで，HIVに感染している者が，その事実を知りながら，他人に感染させる目的で性的な接触を行った場合，刑法上どのような犯罪を構成することになるのだろうか。判例は，性病を感染させた者を暴行によらない傷害が成立するとしている（最判昭27・6・6刑集6巻6号795頁）が，同様に考えると，感染させることを認識して性的接触を行ったHIV感染者に対し，暴行を伴わない傷害罪（刑204条）が成立するということになる。その結果死に至った場合には，傷害致死罪（同205条）または殺人罪（同199条）が成立すると考えられる。また，不注意に感染させ死亡させた場合には過失致死罪（同210条）が成立することになる。しかしながら，実際は感染から死亡という結果が発生するまでには相当の期間があり，実行に着手（感染させる行為）した時点で，結果発生（死亡）の現実的な危険が生じたとするのは，事実上は困難といわなければならない。まして新しい治療方法が開発され，感染した患者の死亡を回避することが可能となれば，殺人の罪は成立しないことになる。また，当該患者以外の経路から感染の可能性がある場合には，因果関係の立証はさらに困難といわなければならない。このように考えると，傷害罪や殺人罪の成立は非常に難しいといわざるをえない。

　一方でエイズ患者に対する刑法によるコントロール（とくに過失犯処罰）は，基本的人権とりわけプライバシーの権利との関係で慎重であることが要求される。とくにわが国では血友病患者のエイズ感染者が多く，彼らに対する差別や迫害などのステグマ（stigma）が強いために，感染者自身が医療上の検査や治療を避けてしまう場合がある。これではエイズの予防対策に重大な問題が生じることになり，刑法（刑罰）の介入による感染防止には限界があるといえよう。

　さて1983年7月，帝京大学病院でエイズと思われる症状で死亡した血友病患者は，非加熱の血液製剤を使用したことが原因であったとことが確認された（厚生省は1985年5月に認める）。ここでは輸入した非加熱の血液製剤がエイズ感染の危険性があることを認識していたはずの厚生省と製薬会社に対し，使用禁止や回

収命令を出さなかった不作為が患者の死につながったことが問題となり，民事と刑事の訴訟が提起された事例である。

　民事については，被害を受けた血友病患者側が，国（厚生省）と製薬会社（5社）に対し被害救済の訴訟を提起したもので，1995年10月6日に東京地裁と大阪地裁から和解勧告が出され，翌年3月29日に提訴から7年目にして和解が成立したものである。この両地裁の和解勧告の内容は，基本的に共通しており，まず国（厚生省）に対しては，本件の医薬品（非加熱血液製剤）が米国の血液で製造されていることの認識があり，感染の危険性やエイズの重篤性についての認識が不十分なまま，期待される対策をとることに遅れ，HIV感染による甚大な**健康被害**の発生を防止しなかった責任があると認定した。また製薬会社に対しては，本件医薬品を製造・販売し，HIV感染による被害を発生させた第一次的責任があり，国以上に**被害者救済**の責任があると認定した。さらにHIVに感染した被害者の社会における状況として，裁判所は，種々の分野でいわれなき差別を受け，名前を明かすこともできず，絶望の淵の深さは想像に絶し，死を余儀なくされる立場に置かれた被害者とその家族に対し，深甚なる同情の念を禁じえないとした。以上の理由から，和解金は原告が連帯して負担し，その割合を製薬会社6，国（厚生省）4とし，死亡者を含む原告のHIV感染者に1人，4,500万円の和解金を，発症者に月額15万円の介護手当を支払うこととした。

　刑事については，1997年3月に東京地裁と大阪地裁で裁判が開始され現在審理中である。起訴状によると，非加熱製剤を投与し続ければ患者がHIVに感染することを予見できたのに投与を続け，1985年5月から6月までの間に男性患者をHIVに感染させて1991年に死亡させたものとしている。被告は，製薬会社の責任者・厚生省の担当官・当時のエイズ研究班の中心であった医学者の三者であり，産・官・医による構造的な過失が不作為的に行われたことが，業務上過失致死傷罪（刑211条）を構成し，責任を問うことができるかが争点となっている。このうちエイズ研究班の医学者で，当該病院の担当医師を指導する立場にあった被告については結審（2000年9月13日）しており，検察側は禁固3年を求刑している。これに対して弁護側は，当時の医学水準から非加熱製剤を使った治療方法に誤りはなく，被告に過失はなかったとして無罪を主張している。本件の判決は，2001年3月28日の予定だが，危険性の認識と感染による死亡との関係を，裁判所がどのように認定するのか興味のあるところである。

事項索引

あ行

安楽死 ………………………… *170*
医学教育 ……………………………… *6*
医学侵襲 …………………………… *11*
医　業 ……………………………… *47*
医業類似行為 ……………………… *46*
医　師 ………………………………… *4*
　――の過失 ………………………… *75*
　――の資格 ………………………… *4*
　――の情報提供義務 ……… *190, 192*
　――の説明義務 …………… *11, 185*
　――の説明範囲 ………………… *194*
意思決定無能力者と医療契約者 …… *211*
医事紛争 …………………………… *70*
医事法 ……………………………… *4*
医師免許 …………………………… *5*
移植コーディネータ …………… *152*
移植治療 ………………………… *162*
一部露出説 ……………………… *119*
医薬分業 …………………………… *17*
医療過誤（事故・紛争）……… *66, 69*
　――の刑事事件 ……………… *72, 92*
医療監視員 ……………………… *58*
医療行為 ……………………… *4, 204*
医療事故 ………………………… *70*
医療従事者の過失行為 ………… *94*
医療提供の理念 ………………… *55*
医療保護入院 …………………… *238*
飲酒・酩酊犯罪者 ……………… *234*
院内感染 ………………………… *53*
インフォームド・コンセント
　………………… *11, 188, 191, 199, 240*
エイズ患者 ……………………… *243*
衛生検査技師 ………………… *19, 20*

応急入院 ………………………… *239*
親子関係 ………………………… *213*

か行

介護サービス …………………… *43*
覚せい剤取締法 ………………… *241*
角膜腎臓移植法 …………… *154, 164*
カレン事件 ……………………… *175*
ガン告知 ………………………… *184*
看護行為 ……………………… *22, 34*
看護婦（夫）…………… *18, 63, 197*
　――による医療過誤 …………… *73*
　――の看護事故 ………………… *37*
　――の業務上過失 ……………… *35*
　――の注意義務 ………………… *81*
　――の法的責任の範囲 ………… *81*
　――の臨時応急手当 …………… *65*
看護養成課程 ……………………… *6*
患　者
　――と医療行為 ………………… *4*
　――の権利法 ……………… *12, 13*
　――のコモン・ウィル …… *179, 180*
　――の自己決定権 …… *11, 179, 182, 187*
　――の多様性 ………………… *10*
　――の治療選択権 ……………… *12*
　――の同意（能力）…… *190, 193, 195*
　――の同意権 …………………… *11*
鑑定医学 ………………………… *213*
管理者変更命令 ………………… *58*
緩和療法 ………………………… *32*
旧過失論 ………………………… *95*
救急医療 ………………………… *148*
救急救命士 ………………… *21, 148*
急性薬物中毒 …………………… *144*
強制治療 ………………………… *10*

業務上過失……………………………71
業務上過失致死傷罪……………5, 52, 71, 98
虚偽診断書作成罪………………………15
緊急事務管理……………………………9, 212
緊急措置入院（制度）…………………10, 212
刑事責任能力……………………………227
結果回避義務……………………………71
検案書……………………………………15
検　死……………………………………165
口腔外科…………………………………18
向精神薬物………………………………5
厚生大臣の緊急命令……………………42
厚生大臣の廃棄命令……………………42
呼吸停止説………………………………140
呼吸抑制…………………………………84

さ行

在宅医療…………………………………36
裁判用診断書……………………………15
サリドマイド薬害………………………109
歯科医師…………………………………17
始芽期……………………………………104
試験管ベビー……………………………131, 213
自己決定（権）…………………………157, 179, 182
死産証書…………………………………16
自制能力…………………………………229
施設サービス……………………………43
自然分娩…………………………………9
指定感染症………………………………246
死の判定…………………………………139
司法解剖…………………………………166
死亡診断書………………………………15
社会保険医療制度………………………41
集中治療室（ICU）……………………151
手術介護…………………………………30
手術療法…………………………………28
受診義務…………………………………10
術後管理…………………………………27
――に関係する過誤……………………88
出産・胎児の医療………………………102
出生証明書………………………………16
術前の過誤………………………………85
術中管理に関係する過誤………………85
准看護婦（士）…………………………18, 65, 77
条件説……………………………………94
植物人間（植物状態患者）……………171, 184
助産婦……………………………………18, 197
死を選ぶ権利（死ぬ権利）……………174, 176, 186
新過失論…………………………………95
新感染症…………………………………246
人工授精…………………………………126, 128, 212
人工心肺装置……………………………139, 158
人工生殖医学……………………………212
人工妊娠中絶……………………………118
人工変異の禁止…………………………133
深昏睡……………………………………143
心神耗弱…………………………………229
心神喪失…………………………………229
心臓死……………………………………158
診断行為…………………………………22
診断書交付義務…………………………15
心停止……………………………………84
心肺蘇生…………………………………149
信頼の原則………………………………99
診療義務…………………………………14
診療協力義務……………………………9
診療許否…………………………………15
診療行為の多様性………………………10
診療所……………………………………57
診療の補助………………………………46, 63, 77
診療の補助行為…………………………65
診療放射線技師…………………………19
診療録（カルテ）記載・保存義務……17
精子銀行…………………………………215
生殖医学…………………………………111, 131
生殖技術乱用の禁止……………………132

生殖補助行為	215
精神衛生法	221
精神障害者	229
精神障害犯罪者	232
精神病院法	221
精神保健福祉法	220
精神保健法	223
成年後見制度	205
生命維持管理装置	91
生命の始期	111
生命保護優先の原則	132
絶対的医行為	47, 50, 78
絶対的欠格事由	5
全脳死	141
臓器移植法	32, 142, 153
臓器提供の意思	155
相対的医行為	47, 50
相対的欠格事由	5
相当因果関係説	94
措置入院	10, 232, 238
尊厳死	174

た行

体外受精	125, 214
胎児期	103
胎児傷害	108
胎児性水俣病	103
胎児に与える薬害	103, 107
代謝内分泌障害	144
代 諾	204
大脳死	141
代理母	133, 212, 216
堕胎罪	119
ターミナル・ケア	32
地域医療支援病院	55
チーム医療	4
千葉大採血ミス事件	80
聴性脳幹反射	150

治療行為	22
低体温	144
同意の原則	33
瞳孔反応	140
特定機能病院	40, 55
ドナーカード	152
ドナーの同意書	128

な行

任意入院	237
脳幹死	141
脳幹死判定基準	142
脳 死	141, 149, 153
脳死説	139, 159
脳死判定の死亡時期	144
脳死判定の信頼度	146
脳死臨調答申	155

は行

胚芽期	104
配偶者間人工受精（AIH）	127
胚子保護法	131
胚の乱用の禁止	133
反復継続意思説	13
ヒト免疫不全ウイルス	244
非配偶者間人工受精（AID）	127
秘密漏泄罪	19
病院到着時死亡	16
病院等の管理者	53, 57
不可侵の原則	33
不妊手術	118
不法行為	5
不法行為責任	71
分娩時出血事故	36
平坦脳波	143
弁職能力	229
放射線照射	31
訪問看護	36

保健婦 …………………………… 18
保佐人 …………………………… 206
ホスピス・ケア ………………… 32
母体保護法 ……………………… 118

ま行

麻　酔 …………………………… 84
　——に関する医療過誤 ……… 83
麻薬及び向精神薬取締法 ……… 241
麻薬中毒者 …………………… 5, 242
マン・マシン・患者システム … 91
未婚の母 ………………………… 212
見習看護婦 ……………………… 77
脈拍停止説 ……………………… 140
無免許医業禁止 ………………… 14
免疫抑制剤 ……………………… 164
免許医業類似行為 ……………… 48

や行

薬害問題 ………………………… 41
薬事監視員 ……………………… 42
薬事保健制度 …………………… 41

薬物療法 ………………………… 27
ヤコブ病 ………………………… 12
優境学 …………………………… 121
優生学 …………………………… 121
優生保護法 ……………………… 121
輸血許否（エホバの証人）…… 207
予見可能性 ……………………… 95
予見義務 ………………………… 71

ら行

らい予防の廃止に関する法律 … 122
理学療法士 …………………… 19, 20
リビング・ウィル …………… 174, 180
療養型病床群を有する病院 …… 40
療養上の世話 ……………… 46, 77, 82
　——の過誤 …………………… 82
臨床検査技師 …………………… 19
臨床工学技士 ………………… 19, 20
臨床工学技術による医療過誤 … 91
臨床脳死 ………………………… 150
老人介護医療（介護保険制度）… 42
老人保健法 ……………………… 39

判 例 索 引

大判明40・12・5刑録13輯1338頁………48
大判明43・10・31刑録16輯1792頁………48
大判大2・11・25刑録19輯1288頁………49
大判大2・12・18刑録19輯1457頁…49,81
大判大3・4・7刑録19輯1457頁………48
名古屋区判大3・9・4新聞970号26頁
　………………………………………27
大判大5・2・5刑録22輯109頁………48
大判大6・2・10刑録23輯49頁…………49
大判大13・3・31刑集3巻295頁………98
東京地判昭4・7・3新聞3014号8頁…18
大判昭6・11・30刑集10巻666頁………50
大判昭6・12・3刑集10巻682頁………229
大判昭8・7・8刑集12巻1190頁………50
大判昭9・8・27刑集13巻1086頁……173
大判昭12・5・5刑集16巻638頁………50
東京地判昭13・2・2新聞4262号5頁…18
最判昭23・3・12刑集2巻3号191頁…172
東京地判昭25・4・14裁時58号4頁…173
福岡高判昭25・12・21高刑集3巻4号
　672頁……………………………………98
最判昭26・1・17刑集5巻1号20頁…236
大阪高判昭26・12・10高刑集4巻11号
　1527頁……………………………………77
最判昭27・6・6刑集6巻6号795頁…247
名古屋高金沢支判昭27・6・13高刑集
　5巻9号1432頁…………………………52
最判昭28・12・22刑集7巻13号2608頁…28
広島高岡山支判昭29・4・13高刑特31巻
　87頁………………………………………50
最判昭30・5・24刑集9巻7号1093頁…49
福岡高判昭32・2・26高刑集10巻1号
　103頁……………………………………97
大阪高判昭32・3・30高刑集10巻4号
　333頁……………………………………95

広島高判昭32・7・20高刑特報4号696
　頁…………………………………………37
広島高判昭32・7・20特報4巻追録696
　頁…………………………………………67
名古屋高金沢支判昭33・4・8高刑裁特
　5巻5号157頁…………………………49
広島地呉支判昭36・4・8判時259号32
　頁…………………………………………58
仙台高判昭37・4・10判時340号32頁
　………………………………………52,80
東京高判昭37・4・12下刑集4巻3＝
　4号193頁………………………………81
名古屋高判昭37・12・22刑集15巻9号
　674頁……………………………………172
最判昭38・6・20判時340号32頁……52,77
横浜地判昭39・2・25下民集15巻2号
　360頁……………………………………30
静岡地判昭39・11・11下刑集6巻11＝
　12号1276頁……………………………97
東京地判昭40・7・14判時428号67頁…81
東京高判昭41・3・25判夕191号198頁…81
高知地判昭41・4・21医民集2042頁……10
大阪高判昭41・6・29高刑集19巻4号
　407頁……………………………………32
東京高判昭42・3・16高判刑特報18巻
　3号82頁………………………………13
最判昭42・12・20刑集20巻10号1212頁…99
最判昭43・7・16判時527号51頁………30
東京地判昭45・3・10判時587号57頁…83
東京地判昭46・5・19下民集22巻5＝
　6号626頁……………………………190
最判昭46・6・17刑集25巻4号567頁…94
甲府地判昭46・10・18判時655号72頁…91
東京地判昭47・5・2刑月4巻5号963
　頁…………………………………………89

東京地八王子支判昭47・5・22刑月4巻
　5号107頁 ……………………………… *81*
東京地判昭47・8・8判時699号964頁 … *11*
千葉地判昭47・9・18刑月4巻9号1539
　頁 ………………………………………… *80*
大阪高判昭47・11・29判時697号55頁 … *10*
宮崎地判昭47・12・18判時702号94頁 … *88*
千葉高判昭47・12・22刑月4巻12号2001
　頁 ………………………………………… *80*
東京高判昭48・5・30判時713号133頁
　……………………………………… *80, 92*
最決昭48・9・27刑集27巻8号1403頁 … *50*
京都地判昭48・10・19判時765号89頁 … *35*
神戸地尼崎支判昭49・6・21判時753号
　111頁 ……………………………… *68, 80, 85*
神戸地判昭50・5・30判時800号84頁 … *86*
東京地判昭50・6・17判タ323号125頁 … *82*
鹿児島地判昭50・10・1判時808号112頁
　………………………………………… *172*
札幌高判昭51・3・18高刑集29巻1号
　78頁 …………………………………… *38, 100*
最判昭51・9・30民集30巻8号818頁 … *26*
福岡地判昭52・3・29判時867号90頁 … *31*
浦和地判昭52・3・31判時846号24頁 … *97*
仙台地判昭52・11・7判時882号83頁 … *97*
東京高判昭53・2・22判タ369号364頁 … *82*
大阪高判昭53・7・11判タ364号163頁 … *86*
大津地判昭53・7・18判時921号140頁 … *90*
東京地判昭53・10・27判タ378号145頁
　……………………………………… *35, 82*
大阪地判昭54・9・10判タ401号142頁 … *31*
宮崎地延岡支判昭55・8・27判タ678号
　56頁 ……………………………………… *97*
福岡地判昭55・11・25判時995号84頁 … *83*
仙台地判昭56・3・18判タ443号124頁 … *26*
大阪高判昭56・10・29判時1039号87頁 … *97*
最判昭56・11・17判タ459号55頁 …… *14, 49*
大阪高判昭57・10・27判タ486号161頁 … *83*

札幌地判昭57・12・21判時1089号107頁
　…………………………………………… *75*
大阪高判昭58・2・22判タ501号232頁 … *90*
大阪高判昭58・6・30判タ507号262頁 … *26*
東京高判昭58・7・20判時1078号70頁 … *26*
名古屋地判昭58・8・19判時1104号107
　頁 ………………………………………… *14*
大阪高判昭59・8・16判タ540号272頁 … *27*
東京地八王子支判昭59・12・26判時1158
　号216頁 ………………………………… *83*
札幌高判昭60・2・27判タ555号279頁 … *75*
徳島地判昭60・11・27判時1209号123頁
　…………………………………………… *87*
大分地判昭60・12・2判時1180号113頁
　………………………………………… *208*
東京地判昭61・2・24判時1214号97頁 … *88*
最判昭61・5・30民集40巻4号139頁
　………………………………………… *192*
千葉地判昭61・7・25判時1220号118頁
　……………………………………… *15, 75*
東京地八王子支判昭62・3・2判タ652
　号217頁 ………………………………… *91*
最決昭63・2・29刑集42巻2号314頁 … *116*
横浜地判昭63・7・20判タ686号233頁 … *91*
東京高判平元・2・23判タ691号152頁 … *14*
東京地判平元・3・13判タ702号217頁 … *30*
鹿児島地判平元・10・6判タ770号75頁
　…………………………………………… *73*
最判平2・3・6判時1354号96頁 ……… *50*
東京地判平2・3・9判時1370号159頁
　……………………………………… *49, 50*
千葉地判平3・6・26判タ771号201頁
　……………………………………… *28, 80*
千葉地判平3・6・26判時1432号118頁
　…………………………………………… *92*
高松地判平3・12・9判タ783号197頁 … *30*
那覇地判平4・1・29判タ783号190頁 … *30*
東京地判平5・12・7判タ847号252頁 … *82*

東京高判平6・11・15高刑集47巻3号
　299頁 ………………………………… *50*
東京地判平7・2・17判時1535号95頁…*83*
最判平7・4・25民集49巻4号1163頁
　……………………………………… *185*

最判平8・1・23判時1571号57頁……… *88*
東京地判平9・9・17判タ983号286頁…*50*
最決平9・9・30刑集51巻8号671頁 …*50*
最判平12・2・29判時1710号97頁 …… *210*

導入対話による 医事法講義

2001年4月5日 第1版第1刷発行

ⓒ著者 佐 藤 　 　 司
　　　 田 中 　 圭 二
　　　 佐々木 　 みさ
　　　 佐 瀬 　 一 男
　　　 転法輪 　 慎 治
　　　 池 田 　 良 彦

発行 不 磨 書 房
〒113-0033 東京都文京区本郷 6-2-9-302
TEL 03-3813-7199／FAX 03-3813-7104

発売 ㈱信 山 社
〒113-0033 東京都文京区本郷 6-2-9-102
TEL 03-3818-1019／FAX 03-3818-0344

制作：編集工房 INABA　　印刷・製本／松澤印刷
2001, Printed in Japan

ISBN4-7972-9269-5 C3332

———— 導入対話シリーズ ————

1. **導入対話による民法講義（総則）**〔補遺版〕009202-4　■ 2,900円（税別）
   大西泰博（早稲田大学）／橋本恭宏（明治大学）／松井宏興（関西学院大学）／三林 宏（立正大学）

2. **導入対話による民法講義（物権法）** 649212-1　　　　　■ 2,900円（税別）
   鳥谷部茂（広島大学）／橋本恭宏（明治大学）／松井宏興（関西学院大学）

3. **導入対話による民法講義（債権総論）** 649213-X　★近刊 予価2,800円（税別）
   今西康人（関西大学）／清水千尋（立正大学）／橋本恭宏（明治大学）／三林 宏（立正大学）

4. **導入対話による刑法講義（総論）** 009214-8　　　　　■ 2,800円（税別）
   新倉 修（國學院大学）／酒井安行（青山学院大学）／高橋則夫（早稲田大学）／中空壽雅（関東学園大学）
   武藤眞朗（東洋大学）／林美月子（神奈川大学）／只木 誠（獨協大学）

5. **導入対話による刑法講義（各論）** 649262-8　★近刊 予価2,800円（税別）
   新倉 修（國學院大学）／酒井安行（国士舘大学）／大塚裕史（岡山大学）／中空壽雅（関東学園大学）
   関哲夫（国士舘大学）／信太秀一（流通経済大学）／武藤眞朗（東洋大学）／宮崎英生
   勝亦藤彦（海上保安大学校）／北川佳世子（海上保安大学校）／石井徹哉（拓殖大学）

6. **導入対話による商法講義（総則・商行為法）** 009215-6　■ 2,800円（税別）
   中島史雄（金沢大学）／末永敏和（大阪大学）／西尾幸夫（龍谷大学）
   伊勢田道仁（金沢大学）／黒田清彦（南山大学）／武知政芳（専修大学）

7. **導入対話による国際法講義** 009216-4　　　392頁　　■ 3,200円（税別）
   廣部和也（成蹊大学）／荒木教夫（白鴎大学）共著

8. **導入対話による医事法講義** 009269-5　　　　　　■ 2,700円（税別）
   佐藤 司（亜細亜大学）／田中圭二（香川大学）／池田良彦（東海大学文明研究所）
   佐瀬一男（創価大学）／転法輪慎治（順天堂医療短大）／佐々木みさ（前大蔵省印刷局病院）

～～～～～～～～～～～～～～～～～ 以下、続々刊行予定

9. 導入対話による**刑事政策講義** 649218-0
   土井政和（九州大学）／赤池一将（高岡法科大学）／石塚伸一（龍谷大学）／葛野壽一（立命館大学）

10. 導入対話による**憲法講義** 649219-9　　　　向井久了（帝京大学）ほか

11. 導入対話による**民法講義**（債権各論）649260-1　橋本恭宏（明治大学）／大西泰博（早稲田大学）

12. 導入対話による**民法講義**（親族・相続法）649261-X　橋本恭宏／松井宏興（甲南大学）ほか

13. 導入対話による**商法講義**（会社法）649263-6　　　　中島史雄（金沢大学）ほか

14. 導入対話による**商法講義**（手形・小切手法）649264-4　中島史雄（金沢大学）ほか

15. 導入対話による**商法講義**（保険・海商法）649265-2　中島史雄（金沢大学）ほか

16. 導入対話による**民事訴訟法講義** 649266-0　椎橋邦雄（山梨学院大学）／豊田博昭（広島修道大学）
    福永清貴（名古屋経済大学）／高木敬一（愛知学院大学）／猪股孝史（桐蔭横浜大学）

17. 導入対話による**破産法講義** 649267-9　　　　佐藤鉄男（同志社大学）ほか

18. 導入対話による**ジェンダー法学講義**（仮称）649268-7
    浅倉むつ子（都立大学）／相澤美智子（都立大学）／山崎久民（弁護士）／林瑞枝（駿河台大学）
    戒能民江（お茶の水女子大学）／阿部浩己（神奈川大学）／武田万里子（錦城大学）
    宮園久栄（中央大学）／堀口悦子（明治大学）／橋本恭宏（明治大学）

19. 導入対話による**独占禁止法講義** 649217-2
    金子 晃（会計検査院長）／田村次朗（慶應義塾大学）／鈴木恭蔵（東海大学）
    石岡克俊（慶應義塾大学産業研究所）／山口由紀子（国民生活センター）ほか

発行：不磨書房／発売：信山社